정지천 교수의
약이 되는
음식
상식사전

"음식이 건강을 만든다!"

정지천 지음

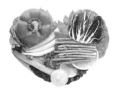

중앙생활사

지난 2003~2004년에 방영되었던 드라마 〈대장금大長今〉을 기억하십니까? 국내는 물론이고 중국, 동남아, 중동지역 등에서 엄청난 인기를 끌었으며, 심지어 이란에서는 90%를 넘는 시청률을 기록했다고 합니다. 그 이유가 뭘까요?

주인공의 빼어난 미모가 큰 몫을 했다는 얘기가 있는가 하면, 밑바닥까지 추락한 뒤 역경을 딛고 성공한 그야말로 드라마틱한 스토리가 너무나 흥미진진했다는 분석도 많았죠. 엄격한 신분사회였던 조선시대에 일개 의녀醫女로서 왕의 건강을 지키는 어의御醫에 버금가는 역할을 수행했으니 엄청난 사건이었습니다. 의녀 장금은 실존했던 인물로서, 왕실에 속하지 않았던 여인으로서는 거의 유일하게 《조선왕조실록》에, 그것도 30년 동안 10회나 등장한 대단한 인물이기도 했습니다.

더욱이 우리가 일상적으로 먹는 음식을 소재로 했다는 것이 시청자들의 관심을 끌지 않았나 싶습니다. 과도한 업무나 스트레스로 기력이 떨어진 왕, 만성질환·고질병으로 고생하던 환자가 한약 대신 음식을 먹고 낫는 것을 보며 신기하다고 느낀 사람이 많았을 겁니다.

실제로 음식은 건강을 유지시키며 질병을 예방하고 치료하는 데 상당한 역할을 합니다. 체질에 맞지 않는 음식을 먹으면 질병이 생겨나고, 질병에 해로운 음식을 먹다간 악화되기 마련이죠. 왕이라고 하더라도 매일같이 보약을 복용했던 것은 아니고, 평소에는 보양식으로 기력을 보강하다가 가벼운 병증이 생기거나 심하지 않은 질병에는 약차를 마셨으며 심해지면 탕약을 복용했습니다. 왕이 먹는 탕약은 물론이고 음식이나 약차의 재료도 '어의'가 선택했습니다. 그러니 어의는 당연히 '식치食治'에 밝은 '식의食醫'가 맡을 수밖에 없었던 것이죠.

식의는 음식의 성분에 따라 먹게 하는 것이 아니고 음식의 성질과 맛에 따라 체질과 몸 상태에 맞게 음식을 섭취하도록 하여 질병이 생기지 않게 하고, 만약 병이 생겼다면 환자의 상태와 체질에 맞게 음식을 처방해줍니다. 그러니 '음식 예방의학 전문가'이자 '건강 컨설턴트'이기에 질의疾醫: 내과의사와 양의瘍醫: 외과의사보다 우대받은 최고의 의원이었습니다.

장금도 진찰, 약물, 침구 등에 모두 뛰어났지만, 특히 양생법과 보양식에 조예가 깊었던 식의였습니다. 그래서 과도한 업무에다 반정 공신 및 후궁들로 인해 엄청난 스트레스를 받아 기진맥진한 중종을 위해 적합한 음식으로 기력을 보충해주다 보니, 의녀 신분이었지만 왕의 전폭적인 지지를 받았고 '대장금'이란 칭호를 받았던 것이죠.

식의의 원조는 중국 당나라 때의 명의였던 손사막孫思邈, 581~682입니다. 6,000여 종이 넘는 처방을 집대성하여《천금방千金方》을 저술했기에 별명이 약왕藥王이었지만, "질병을 치료하는 데 있어 먼저 음식으로 치료하고 그래도 낫지 않으면 약을 쓰라"고 했습니다. 원나라의 인종 황제가 발기부전이 되었을 때 양신구채죽羊腎韭菜粥으로 완치시킨 홀사혜忽思慧라는 의원도 식의였기에 황제가 먹고 마시는 음식을 담당하는 음선어의飮膳御醫가 되었습니다.

조선의 식의로서 세종, 문종, 세조 임금의 어의를 지냈고 동양 최대의 의학 백과사전인《의방유취醫方類聚》의 편찬에도 참여했던 전순의全循義는 음식 치료를 집대성하여《식료찬요食療纂要》를 편찬했습니다. 서문에는 "세상을 살아가는 데 음식이 으뜸이고 약물이 그다음이다. 음식의 효능이 약의 절반을 넘는다. 오곡, 오육, 오과, 오채로 병을 고쳐야지…… 이것이 선조들이 병을 음식으로 치료한 이유다"라고 나와 있습니다.

한편, 왕을 모시는 내시들의 명칭에도 주요 관직에는 음식에 관한 용어가 붙어 있습니다. 내시 중에 가장 높은 벼슬이 종2품 상선尙膳인데, 선膳은 반찬, 음식을 의미하죠. 한 명은 행정 책임을 맡았고, 다른 한 명은 왕을 비롯한 왕실 어른들이 먹는 음식을 총괄하는 책임을 맡았습니다. 그 아래 정3품 당상관 상온尙醞의 온醞은 술, 정3품 당하관 상다尙茶의 다茶는 차, 그리고 종3품 상약尙藥의 약藥은 복용하는 약으로서 각각 술, 차, 약을 담당했습니다. 이처럼 품계를 음식, 술, 차, 약의 순으로 정해놓은 것을 보면, 내시도 음식과 약에 대한 전문가가 되어야 출세할 수 있었고 왕이 매일 먹는 음식을 최고 관직 명칭에 넣었다는 것을 알 수 있죠.

노령 인구가 증가하면서 매일 섭취하는 음식을 어떻게 먹어야 건강·장수에 도움이 될지가 점점 강조되고 있습니다. 그런데 음식에 따라 건강에 큰 도움을 주는 경우도 있는 반면 부작용도 많이 발생하고 있죠. 몸에 좋다고 입증된 비타민이나 폴리페놀, 칼슘, 철, 아연 등의 성분이 들어 있는 음식이나 건강식품을 먹었다가 오히려 몸에 이상이 생기고, 심지어 질병이 생기거나 이전에 앓고 있던 질병이 악화된 경우가 적지 않습니다. 모든 음식과 약은 성질과 맛에 따라 약효가 다르기에 누구에게나 효과가 있는 것이 아니고, 체질에 맞지 않는 사람에게는 독毒이 될 수도 있기 때문이죠.

음식과 약의 성질에는 차갑고 서늘하고 따뜻하고 뜨거운 4가지에다 중간도 있으며, 위로 상승시키게 하거나 아래로 내려가게 작용하는 것이 있습니다. 밖으로 발산시키는 작용을 나타내는 것이 있는가 하면, 밖으로 나가지 못하게 수렴시키는 작용을 나타내는 것이 있습니다. 맛도 시고 쓰고 달고 맵고 짠 5가지에다 떫은맛, 담담한 맛도 있는데 각각 작용이 다르죠. 이런 것들을 고려해서 체질과 몸 상태에 맞게 먹어야 합니다. 또한 음식 사이에도 궁합이 있으니 함께 먹어서 좋은 경우가 있는 반면, 함께 먹으면 상극이 되어 탈을 일으키는 경우도 있죠.

그러므로 평소에 먹어서 아무런 문제가 없던 음식은 괜찮지만 새로이 보양식이나 건강 기능 식품 혹은 민간 약을 선택할 때는 신중해야 합니다. 광고에 나오는 효능이나 효과를 보았다는 사람의 말만 믿어서는 안 되죠. 좋다니까 무턱대고 먹거나 선물 받았다고 먹는 것은 탈을 자초하는 일입니다.

그래서 한의학의 최고 원전인《황제내경黃帝內經》에서도 질병 없이 백세까지 장수할 수 있는 비결 중에 하나가 '식음유절食飮有節', 즉 음식을 절도 있게 먹는 것이라고 했습니다. 그리고 허준 선생이 지은《동의보감東醫寶鑑》에도 탕액편湯液篇에 각종 음식의 성질과 효능이 실려 있습니다. 약식동원藥食同源, 즉 음식이 바로 약이기 때문이죠.

저는 한의대 교수가 된 이래 성인병, 노인병 및 노화 억제에 큰 관심을 가지고 우리 주변에 있는 약물과 음식의 약효와 작용을 다룬 역대 문헌을 검토하고 실험적 연구를 진행하면서 많은 자료와 연구 결과를 정리해왔습니다. 그러면서 1997년부터 MBC 라디오〈싱싱한 아침 세상〉,〈라디오 동의보감〉,〈건강한 아침〉, KBS TV〈무엇이든 물어보세요〉,〈아침마당〉, KBS 라디오〈건강 365일〉,〈건강하게 삽시다〉,〈건강플러스〉등을 비롯한 수많은 건강 프로그램에 출연하여 음식 요법을 비롯한 한방 건강에 대해 알려드리고 있습니다.

이 책에는 우리가 평소 먹는 곡류·채소류·과일류의 성질·효능, 먹어서 좋은 경우와 나쁜 경우, 활용법 등을 체계적으로 다루고 있습니다. 뿐만 아니라 클레오파트라와 양귀비가 38세의 한창 나이로 세상을 떠나지 않았더라면 세계 최고의 과일이 되었을지도 모를 석류, 트로이전쟁을 일으킨 사과, 모택동 주석의 식단에서 빠지지 않았던 고추, 오사마 빈 라덴이 먹었던 귀리 이야기 등을 담고 있으며, 세계적인 장수촌인 훈자·빌카밤바·조지아그루지아·오키나와 등의 장수 음식에 대한 이야기도 들어 있습니다. 아울러 지난 2004년 〈타임〉 지에서 선정한 10대 장수 음식, 즉 슈퍼푸드에 대해서도 자세하게 설명해놓았습니다.

이 책을 통해 건강·장수에 도움이 되는 각종 음식에 대한 이해를 넓히고, 그러한 음식이 내 몸에 적합한지, 부적합한지를 판단하는 지혜도 얻게 되리라 생각합니다.

끝으로 책으로 펴내는 데 도움을 주신 중앙생활사의 편집부 여러분, 바쁜 가운데 귀한 시간을 내어 꼼꼼하게 교정을 봐주신 동국대학교 일산한방병원 내과 전공의 선생님들, 포항중앙고등학교 조복현 선생님께 감사드리며, 그동안 성원해주시고 격려해주신 많은 분께 고마움을 전합니다. 아울러 이 책이 '건강 백세'를 추구하는 여러분의 질병 예방과 노화 억제에 조금이라도 도움이 되기를 바라는 마음입니다.

東岳 연구실에서 정지천

차례

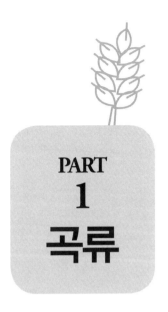

PART
1
곡류

쌀 | 찹쌀 | 좁쌀 | 보리 | 수수 | 기장 | 귀리 | 밀 | 율무 | 메밀 |
옥수수 | 콩 | 팥 | 녹두 | 검은깨

쌀
오곡의 으뜸인 최고의 음식

1981년 이후 1인당 연간 쌀 소비량이 엄청나게 줄고 있습니다. 2017년에는 61.8kg으로 1988년의 122.2kg에 비해 절반 수준으로 감소했습니다. 그러나 김소운 선생의 수필에 나온 '왕후의 밥'처럼 윤기가 자르르 흐르는 흰쌀밥에 조기 반찬은 보릿고개 시절에 대다수의 사람들이 동경했던 음식이었지요.

10여 년 전 어느 TV 방송사에서 의약계 전문가 100명에게 전화로 가장 좋은 음식이 무엇인지 조사한 적이 있었습니다. 딱 한 가지만 추천하라기에 저는 잠시 머뭇거리다가 '쌀밥'이라고 답변했습니다. 세상에 좋은 음식이 하고 많은데 하필이면 쌀밥이냐고 하겠지만, 반만년 역사를 이어온 우리 민족의 주식으로 평생토록 계속 먹어도 싫증이 나지 않는 것을 보면 특별한 이유가 있지 않을까요?

왜 쌀밥이 가장 좋은 음식일까?

영양학적으로 쌀은 맛이 좋고 수분이 많아 먹기 쉬우며 다른 곡물에 비해 소화·흡수율이 높습니다. 게다가 질적으로 우수한 영양소가 다양하게 들어 있고, 부식이 많이 필요하지 않기 때문에 영양의 과잉 섭취를 막아서 비만을 방지할 수 있지요. 특히 쌀의 지방 함유량은 밀가루의 3분의 1에 불과합니다. 그래서 한식이 서구 사람들로부터 비만과 성인병을 막는 자연 건강식으로 호평을 받고 있는 것이지요. 그렇지만 쌀을 한평생 매일같이 먹어도 물리지 않는 결정적인 이유로는 부족합니다. 그보다는 다음의 3가지 특성을 가졌기 때문입니다.

첫째, 모든 음식과 약에는 각기 한열온량寒熱溫凉의 성질이 있는데 쌀은 어디에도 치우치지 않는 중간 성질平, 평이기 때문입니다. 그래서 열성이건 냉성이건 중간이건 어느 체질의 사람이 먹어도 해를 주지 않으면서 기운을 넣어줍니다.

둘째, 쌀은 천지간의 중화中和시키는 기운을 받고 자라서 모든 것을 조화시켜주는 효능을 가졌기 때문입니다. 그래서 몸에 들어가 오장을 조화시켜 두루 평화롭게 하고 생기를 줄 뿐만 아니라, 콩이나 팥 같은 곡식은 물론이고 나물·버섯·채소를 비롯하여 어느 것과 섞어서 밥을 해도 좋고 어느 반찬과도 조화를 이룰 수 있습니다. 우리의 비빔밥이 기내식 경연에서 줄곧 1위를 차지하는 이유는 바로 이런 까닭이라고 생각됩니다. 그래서 콩밥·팥밥·덮밥·볶음밥·버섯밥·죽순밥·시래기밥·고사리밥 등의 골동밥骨董飯·솥밥釜飯 등 수많은 별미 밥이 있는 것이지요.

셋째, 비·위장을 보익하는 데 으뜸이 되는 약이기 때문입니다. 한의학에서는 우리 몸의 근본을 2가지로 인식하는데, 하나는 부모로부터 물려받은 정기를 간직한 곳인 신장腎臟으로 선천先天의 근본이라 하고, 다른 하나는 음식물을 소화·흡수시켜 영양을 공급하게 하는 비장脾臟으로 후천後天의 근본이라 합니다. 근본이 무너지면 목숨을 지탱하기 어려운데, 비·위장의 기가 극도로 쇠약해지면 어떤 약으로도 다스리기 어려워집니다. 이러한 후천의 근본인 비·위장을 보익하는 약이 오곡五穀이며, 그중에서 으뜸가는 것이 바로 쌀입니다.

쌀은 한의학에서 가장 중시되는 균형과 조화 그리고 중용中庸의 덕을 가졌습니다. 그래서 곡식 곡穀 자에 벼 화禾 자가 들어 있는 것이고, 만물을 움직이는 동력인 기운 기氣 자에 쌀 미米 자가 들어 있는 겁니다. 그러니 "밥이 보약이다"라는 선인의 말이 결코 빈말이 아니었다는 것이지요.

쌀(粳米, 갱미)의 약효

쌀은 인체의 12경락 가운데 주로 비장과 위장에 작용을 하지만, 중화시키는 기운을 받고 자랐기에 오장을 두루 평화롭게 합니다. 오장에 생기를 주므로 혈맥血脈과 정수精髓가 이로 인해 충실해지고 뼈·근육·살집·피부가 강건해지는 것이지요. 한의서에는 쌀을 오래 먹으면 몸이 가벼워지고 안색이 좋아지며, 정精을 보태주고 의지를 강하게 하며, 눈과 귀를 밝게 하고 성기능을 강하게 한다고 나옵니다.

현미의 영양 성분

현미는 대사증후군을 비롯한 각종 성인병의 예방과 치료에 효과가 크고 피부 미용에도 좋습니다. 쌀눈배아과 속껍질에 비타민 $B_1 \cdot B_2 \cdot B_6 \cdot E \cdot$ 니아신niacin · 판토텐산Pantothennic acid · 비오틴 · 엽산 · 미네랄 · 식물성 섬유 등이 풍부하게 들어 있지요. 또한 흰쌀과 비교해도 식물성 섬유와 비타민 B_1이 4배나 함유되어 있습니다. 비타민 E는 토코페롤tocopherol과 토코트리에놀tocotrienol로 구성되어 있는데, 이 가운데 전립선암의 증식을 막는 효과가 있는 감마토코트리에놀이 완두나 키위보다 3~6배나 많습니다.

동맥경화와 당뇨병을 예방하는 현미

현미에는 몸에 좋은 콜레스테롤인 HDL고밀도 지단백을 높여주고 해로운 콜레스테롤인 LDL저밀도 지단백을 낮추는 피토스테롤phytosterol이 들어 있는데, 그중에서도 작용이 탁월한 베타시토스테롤β-sitosterol이 백미보다 5배가량 많이 들어 있습니다. 또한 동맥경화증을 예방하는 비타민 E도 많이 포함되어 있으므로 심뇌혈관 질환에 좋습니다.

그리고 가바GABA라는 성분은 식후 혈당치 상승을 억제하는 작용이 있어 당뇨병 예방에 좋고 학습 능력 · 기억력 증진 · 치매 예방 등에도 좋습니다. 연구 논문에 의하면 현미를 매주 2번 이상 먹는 사람은 한 달에 1번 먹는 사람에 비해 당뇨병 위험이 11% 낮았다고 합니다.

현미의 다른 효능은?

현미에는 지방을 빠르게 분해시켜 에너지로 바꾸고 글리코겐의 저장량을 늘려 체력을 보강해주는 폴리코사놀polycosanol도 들어 있는데, 그중에서 기능이 가장 우수한 옥타코사놀octacosanol이 백미와 밀보다 훨씬 많이 들어 있습니다.

그리고 수용성과 불용성 식이섬유가 모두 들어 있어 변비에 효과적입니다. 변이 장내에 머무르는 시간을 짧게 해주고 노폐물이 체외로 배출되는 것을 촉진시켜 비만·변비를 예방해줍니다. 현미는 백미에 비해 3배 이상 섬유질이 많아 조금만 먹어도 포만감이 크고 흡수를 지연시키므로 다이어트에 효과적이지요. 이처럼 현미는 체내의 독성이나 노폐물 배출에 효과적이므로 피부 미용에도 도움이 됩니다.

쌀죽으로 먹어도 좋을까?

일반적으로 죽이라고 하면 입맛이 떨어진 경우에 별미로 먹거나 소화 기능이 떨어졌을 때, 혹은 환자나 노인들이 먹는 음식으로 생각할 것입니다. 하지만 죽은 어떤 재료를 넣고 끓이느냐에 따라 밥보다 훌륭한 보양식, 건강식이 될 수 있어서, 곡물 음식 중 가장 원초적인 형태로 초기 농경 시대부터 다양하게 이용돼왔습니다.

죽을 먹으면 속이 편안하고 소화에 부담을 주지 않기에 즐겨 먹는 사람도 많을 겁니다. 비·위장을 보강하여 후천의 근본을 북돋워주는 가장 좋은 방법이 바로 죽을 먹는 것이지요. 특히 몸이 허약하거나 임신부나 산모

그리고 질병을 앓고 조리하는 사람에게는 더욱 적합하지요. 쌀죽은 위와 장을 보양하고 소변을 잘 나오게 하며, 쌀을 볶아서 탕으로 먹으면 위장을 돕고 습기를 물리치는 효과도 있습니다.

실제로 죽은 어떻게 활용되었을까?

조선시대에는 아침에 밥 대신 죽이나 미음을 먹는 문화가 발달해 있었습니다. 조선 후기에 서유구 선생이 지은 《임원십육지 林園十六志》에서는 "매일 아침 죽 한 사발을 먹으면 위장에 좋다. 이것은 음식의 최묘결 最妙訣이다"라며 죽의 효능을 칭찬했습니다. 이런 분위기에서 왕부터 서민에 이르기까지 두루 즐기는 음식으로 죽이 인기를 누렸는데, 이덕무의 《청장관전서 靑莊館全書》에는 "한양에 여인들의 죽 파는 소리가 개 부르는 듯하다"라는 대목도 나옵니다. 18세기에는 죽을 파는 장사꾼이 아침마다 골목을 울릴 정도로 흔했다는 얘기지요.

《정리의궤 整理儀軌》란 책에는 왕이 잠자리에서 일어나면 초조반상 또는 자리조반이라 하여 이른 아침 식사로 죽이나 미음을 먹었다는 기록이 나옵니다. 그리고 아침 10시경에 본격적인 아침 식사를 들었는데, 그때 차려진 상이 바로 수라상이라고 하는 12첩 반상입니다. 오후 1시경에 낮것상이라고 하여 점심 식사를 하는데, 그때도 보통 죽이나 미음 혹은 면 종류나 만두 등을 들었습니다. 청나라 황제들은 이른 아침에 바다제비집 수프 燕窩湯. 연와탕를 먹었지요.

죽의 효능은 얼마나 도움이 될까?

죽은 위장에 부담을 주지 않아 소화·흡수가 잘되는 장점도 있고, 소변을 잘 나오게 하며 비장의 습기를 물리쳐줍니다. 그러니 과로와 운동 부족, 잦은 음주 등으로 허약해져 있던 왕의 비·위장을 서서히 깨어나게 하는 데 안성맞춤이었던 것이지요. 노인들이 매일 공복에 죽을 먹으면 몸에 쌓인 묵은 노폐물을 몰아내고 새롭게 하며 진액을 생기게 하고 위장을 쾌청하게 해준다고 합니다.

그리고 죽은 다른 재료를 받아들여 변용하는 능력이 밥보다 뛰어납니다. 밥에도 곡식이나 채소류 등을 넣을 수 있지만, 죽에는 곡식·채소·과일·견과류는 물론이고 고기·해조류·어패류까지 무엇이든 넣을 수 있지요. 게다가 한약재를 넣어 약죽을 만들 수도 있으니 죽의 포용력과 응용력은 실로 무한하다고 할 수 있습니다. 중국의 황제들도 매일 아침 약죽을 먹었지요.

죽의 포용력은 주재료인 알곡이 본래의 자기 모습을 잃어버림으로써 생기는 것으로 보이는데, 물의 양과 관계가 있는 것 같습니다. 밥과 떡, 죽 가운데 떡이 가장 마른 음식이고, 죽은 물기가 가장 많지요. 그런 점에서 떡은 곡식의 양陽적 변용이고, 죽은 음陰적 변용으로 볼 수 있습니다. 그리고 밥은 적당한 물기를 머금고 있어 음과 양의 중간적인 성질이지요.

장수의 비결, 죽

1991년에 세계 제5대 장수촌으로 인정받은 중국 광시 좡족자치구 바마현은 죽을 먹는 장수촌으로 불립니다. 그곳은 외부와 멀리 떨어져 고립된 지역에 있어 대부분 자급자족하고 있는데, 주로 농업에 종사하며 쌀·옥수수 재배를 위주로 하고 있습니다. 양식이 부족한 탓인지 주식은 옥수수 또는 흰쌀죽입니다. 그곳 노인들 가운데서 하루 두 끼 먹는 사람이 60%, 세 끼 먹는 사람이 40%랍니다.

국제적으로 100세 이상 노인이 인구 10만 명당 7.5명 이상이면 장수촌으로 인정되고, 20명 이상이면 세계적인 장수촌이지요. 바마현 인구 23만 8,000명 가운데 100세 이상 노인은 76명으로 10만 명당 31.9명이니 국제기준의 4배가 넘습니다. 특히 '세계 장수촌의 성전'이라는 별명이 붙은 바마현 펑안平安촌 바판巴盤둔에는 510명 중에 100세 이상이 7명입니다. 국제 기준의 183배나 되지요. 그리고 2000년대 들어 100세 이상 노인의 비율이 줄고 있는 다른 장수촌과는 달리 바마 지역은 늘고 있다고 합니다.

찹쌀
위장병에 좋은 병후 회복식

찰밥을 먹으면 속이 든든한 느낌이 들지 않던가요? 먼 길을 떠나는 사람에게 힘내라고 해주는 음식이 바로 찰밥이지요. 특히 찹쌀 인절미는 간편하면서도 속을 편하게 해주기 때문에 아침 식사 대용으로 먹는 사람이 꽤 많습니다.

찹쌀은 선천적으로 기운이 허약하거나 냉하고 허약한 폐를 보강해주는 효능이 있습니다. 그래서 기운이 허약하여 저절로 땀이 흘러내리는 것을 거두어주는 효능이 있어 중병을 앓고 난 환자의 회복식으로도 좋습니다. 그리고 기와 혈을 보충해주는 약에 넣어 먹으면 약효가 더욱 좋아집니다. 대표적인 예가 바로 삼계탕이지요. 물론 몸이 냉한 체질에 적합합니다. 그리고 소변이 잦은 것을 줄여주고, 설사를 멎게 하는 효능도 큽니다.

위장병의 예방과 치료에 도움이 되는 찹쌀

찹쌀에 위 점막을 보호하는 기능이 뛰어난 프롤라민prolamin이라는 물질이 많이 들어 있다는 것이 밝혀졌습니다. 멥쌀 등의 다른 곡식에도 프롤라민이 들어 있지만 위염과 위궤양을 예방하고 치료하는 효과는 찹쌀에 크게 미치지 못하거나 아예 효과가 없다고 합니다. 2008년 한국식품과학회에 "찹쌀의 프롤라민 성분이 위염·위궤양의 예방과 치료에 효과가 있다"는 연구 결과가 발표되었습니다.

연구팀이 2cm 크기의 소화성 위궤양이 있는 사람에게 찹쌀 추출물을 4주 동안 섭취하게 한 결과 위궤양이 거의 치료됐다고 합니다. 찹쌀 추출물을 먹기 전에 내시경으로 위를 들여다봤을 때는 백태가 낀 상태의 위궤양이 선명하게 나타났지만, 11주 동안 섭취했을 경우에는 완치되어 위궤양의 흔적만 보였다는 것이지요. 찹쌀 추출물은 위장의 점액 단백질 분비를 촉진시켜 위장벽을 보호합니다. 쥐를 대상으로 한 실험에서도 이 같은 치료 효과가 입증되었는데, 찹쌀 추출물을 먹은 쥐의 위에서는 그렇지 않은 쥐보다 50% 이상 더 많은 위 점액 단백질이 나왔다고 합니다. 위 점막 내의 항산화 기능도 찹쌀 추출물을 먹은 쥐가 그렇지 않은 쥐보다 30% 가까이 더 높았습니다.

기존 위궤양 치료 약품의 경우 장기 복용할 경우 부작용이 나타나는 경우가 많았지만, 찹쌀 추출물은 곡물로서 오랫동안 인류가 섭취했기 때문에 그런 부작용이 전혀 관찰되지 않았던 것입니다.

찹쌀의 약효

찹쌀은 멥쌀에 비해 따뜻한 성질을 가지고 있으므로 비·위장이 차서 소화가 잘되지 않는 사람들에게 아주 좋습니다. 선천적으로 기운이 허약하거나 폐가 차고 허약한 것을 보강해주고 오랜 설사를 멎게 하며 잦은 소변을 줄이고 기운이 허약하여 저절로 땀이 흘러내리는 것을 거두어주는 효능이 있어 기와 혈을 보해주는 약에 넣어 먹으면 약효가 더욱 좋아집니다. 물론 몸이 냉한 체질인 소음인에게 적합합니다.

그 외 찹쌀의 효능

찹쌀은 임신부에게 참 좋은 약이 됩니다. 태를 튼튼하게 하는 효능이 있기 때문이지요. 태아가 빈번하게 요동하여 임신부의 배가 아프고 아래로 뻗쳐 내려오는 느낌이 있는 것을 태동胎動이라 하고 심하면 출혈이 보이는 병증을 태루胎漏라고 하는데, 잘못하면 유산이 될 수 있습니다. 이때 황기와 천궁 등의 한약재와 찹쌀을 함께 달여 먹이면 유산을 방지할 수 있습니다. 물론 태동·태루를 치료하는 한약 처방에는 찹쌀을 한 숟가락씩 넣습니다.

찹쌀이 소화되지 않고 체하는 이유는?

찹쌀을 먹으면 소화가 잘된다는 사람도 있지만 소화가 되지 않고 잘 체한다는 사람도 있습니다. 찹쌀은 기운이 허약한 것을 보강하고 저절로 땀이 흘러내리는 것을 막아줄 뿐만 아니라 잦은 소변을 줄여주고 설사를 막아주며, 임신부의 태胎가 떨어지려는 것을 방지하는 효능이 있습니다. 특히 몸에서 빠져나가는 것을 방어하는 효능, 아래로 처지는 것을 막아주는 효능이 탁월하지요.

소화는 위에서 아래로 내려와야 하는데 찹쌀은 막아주므로 방해가 되기 때문이지요. 게다가 끈끈한 성질이어서 체하기 쉽습니다.

찹쌀은 어떤 경우에 부적합할까?

찹쌀은 끈끈하고 체하기 쉬우며 소화가 힘들므로 많이 먹어서는 안 됩니다. 찹쌀은 열성이므로 몸이 냉하거나 냉하지도 열하지도 않은 사람의 경우에 소화를 잘되게 해줍니다. 위염이나 위궤양에도 효과를 볼 수 있으나, 몸에 열이 많은 사람에게는 오히려 열을 일으켜 좋지 않습니다.

특히 찹쌀은 환자에게 이롭지 않습니다. 환자는 주로 실내에서 누워 있거나 앉아 있고 움직임이 적으므로 기의 소통이 원활하지 못한 상태인데, 찹쌀을 많이 먹으면 기가 막히기가 쉬워지기 때문이지요. 특히 몸에 담열痰熱이 있어 풍병이 들었거나 위장병으로 소화·흡수에 장애가 있는 사람이 먹으면 뱃속에 덩어리가 생길 수도 있습니다. 그러니 "누워서 찰떡 먹기"가 결코 쉬운 일이 아니며, 실제로 찰떡을 먹고 체하는 경우가 많습니다.

좁쌀
왕의 보양식에 들어간 당뇨병 예방약

좁쌀은 오곡의 하나로서 비장을 건실하게 하고 위장을 조화롭게 하는 효능이 있습니다. 뱃속을 부드럽게 조화시켜주고 장을 부드럽게 하여 구토·설사·이질을 치료합니다. 좁쌀은 서늘한 성질로서 비·위장에 쌓인 열을 없애주는데, 특히 묵은 좁쌀은 찬 성질이므로 위장의 열을 없애주어 소갈消渴: 위장과 대장에 열이 많은 것이 주된 원인으로, 당뇨병이 여기에 해당됨을 치료합니다. 그러니 당뇨병으로 입이 마르는 환자는 쌀밥 대신 묵은 조밥이나 보리밥·팥밥을 먹는 것이 좋습니다.

좁쌀은 오장 중에 신장의 곡식입니다. 신장병에는 좁쌀을 먹으라고 하는데, 소변을 잘 나오게 하는 효능이 있어 신장의 나쁜 기운을 배설시키기 때문이지요. 또한 기운을 돕는 작용이 있는데, 특히 신장의 기를 길러줍니다. 좁쌀로 죽을 끓여 먹으면 단전의 기운을 돕고 허약한 것을 보충하며 입맛을 좋게 하지요. 평소 기력이 쇠약하거나 산후에 몸이 허약한 경우에는 좁쌀에 대추를 넣고 죽을 쑤어 먹으면 좋습니다.

왕의 보양식에 들어가던 좁쌀

내의원에서 왕의 보양식으로 처방했던 인삼속미음人蔘粟米飮이 있습니다. 찬 성질인 좁쌀과 따뜻한 성질인 인삼을 조화시킨 것으로, 물을 많이 붓고 푹 끓여서 체에 내렸으므로 죽보다도 묽지요.

이는 주로 상례와 제례 기간에 처방되었습니다. 국상을 당했을 때나 제사를 앞두면 왕의 심신이 여느 때보다 상하기 마련인데, 그때 심신의 조화와 균형을 유지하고 피로와 스트레스로 인한 질병을 예방하려고 했던 것이지요. 사실 상례나 제례 기간에 왕은 애도의 표시로 육식을 삼가고 반찬의 가짓수를 줄이는 등 음식을 줄였는데, 그 와중에 왕의 건강을 지키기 위해 희멀건 미음이지만 몸을 보충하는 음식을 처방했던 것입니다.

한편 속미죽은 미음보다 물을 적게 하여 죽을 끓인 것으로, 노인의 비·위장이 약하여 음식을 먹지 못해 점점 말라갈 때 처방합니다.

보리
비만에 좋은 성인병 예방식

날씨가 더워지면서 입맛이 떨어질 땐 보리밥에 열무김치와 된장을 비벼 먹어보세요. 예전에는 가난해서 보리밥을 먹거나 쌀이 모자라 보리를 섞어 먹었지만, 요즘은 건강을 위해 일부러 꽁보리밥을 찾는 사람이 많습니다. 실제로 보리는 섬유질이 많고 장운동을 활발하게 하여 변비에 좋을 뿐만 아니라 콜레스테롤을 떨어뜨리는 작용도 있습니다.

보리는 어떤 질병에 좋을까?

보리는 열을 내리고 소변을 잘 나오게 하는 효능이 있으므로 열이 나서 입이 마르고 소변이 시원찮게 나오면서 아픈 경우에 좋습니다. 또한 비·위장을 건실하게 하고 소화 작용이 있으므로 식체로 인해 배가 더부룩하게 막힌 것을 치료하며, 유아가 젖을 먹고 체한 경우에도 효과적입니다.

당뇨병에 좋은 보리밥

흔히 당뇨병 환자는 보리밥을 먹는 것이 좋다고 알려져 있는데 서양 의학에서는 쌀밥을 먹는 것과 별 차이가 없다는 얘기도 있습니다. 한의학에서 당뇨병을 소갈이라 하는데, 뱃속에 열이 쌓여 있는 병이기에 당뇨병 환자는 쌀과 밀가루를 피하고 서늘한 성질인 보리와 메밀을 먹어야 하는 것이지요.

한의서에도 보리는 소갈, 즉 당뇨병을 치료한다고 나와 있습니다. 그러므로 보리는 중·노년기에 비만하면서 고혈압·당뇨병·변비 등이 있는 사람에게 좋은 성인병 예방식이라 할 수 있습니다.

체질적으로 보리가 맞지 않는 사람도 있을까?

건강에 좋다고 해서 보리밥을 먹었는데 소화가 잘되지 않고 방귀가 많이 나오는 사람도 있습니다. 보리는 겨울에 자라서 찬 성질이기에 속이 냉하고 소화 기능이 약한 사람에겐 적합하지 않습니다. 그러므로 보리의 일종인 호프를 원료로 해서 만든 맥주를 속이 찬 사람이 마시면 설사하기 쉬운 것이지요. 사상 체질로 보면 보리는 열성 체질인 소양인에게 적합하고, 한성 체질인 소음인에게는 해로운 음식입니다.

보리를 한약으로 쓸 때는?

보리를 발아시켜 햇볕에 말린 것이 보리길금인데 한방에서는 맥아麥芽라고 합니다. 맥아는 따뜻한 성질이어서 속이 냉한 사람에게 좋습니다.

또한 위장을 편안하게 하는 효능이 커서 곡식이나 과일을 먹고 체한 것을 치료하는 데 널리 쓰이는 한방 소화제이지요. 맥아는 식혜, 즉 감주의 재료이기도 하므로 식사 후에 식혜를 마시면 소화가 잘되겠지요.

그러나 맥아는 젖을 말리는 작용이 있으므로 젖이 잘 나오지 않는 산모는 피하고, 산모의 젖이 너무 많이 나오는 경우와 젖을 나오지 않게 할 경우에 달여 먹습니다.

수수

항산화 물질도 들어 있는 고량주의 원료

수수는 오곡의 하나로서 어린아이의 생일상이나 돌잔치에 빠지지 않고 올랐으며, 나쁜 기운의 접근을 막고 장수와 건강을 기원하는 수수경단의 재료로 사용돼왔습니다. 곡식 가운데 키가 제일 크고 알도 많이 달립니다. 부드럽고 맛이 좋아 밥이나 떡·경단·부침개·엿·죽·과자 등의 먹을거리로 만들어지며, 술의 원료·머리 염색제·공업용 원료·동물의 사료로도 활용돼왔습니다. 또 씨를 제거한 이삭 꽃대는 빗자루를 만들어 사용했고 아이들의 수수깡 공작 놀이에도 활용되는, 우리의 일상과 친숙한 곡식 중 하나지요.

옛날부터 먹어온 수수의 효능

원산지는 아프리카 혹은 동아시아에서 중앙아시아에 걸친 지역으로 알려져 있으며, 신석기시대인 기원전 3000년경부터 이집트에서 재배되기 시작한 것으로 추정됩니다. 4세기 초에 중국에 전해졌고, 이어서 우리나라에 들어왔습니다. 수수의 한자 이름은 고량高粱·촉서蜀黍·출촉秫蜀 등인데, 고량주의 원료입니다. 중국 영화 〈붉은 수수밭〉에도 등장했지요.

　따뜻한 성질로서 비장·위장·대장·폐에 작용하여 비장을 건실하게 하고 위장을 조화시키는 효능을 나타냅니다. 《동의보감東醫寶鑑》에는 속을 따뜻하게 해주어 장 기능에 도움을 주고 설사를 멈추게 한다고 나오는데, 소변을 잘 나오게 하고 정신을 안정시키는 작용도 있습니다. 그래서 소화불량·설사·이질·토사곽란·소변 장애·불면·다몽 등을 치료하고, 기침을 멎게 하며 가래를 삭이는 효능이 있으므로 감기·기관지염·폐렴을 비롯해 어린이의 천식과 아토피 등 알레르기성 질환을 완화하는 데 효과가 있습니다. 그러나 열이 많은 사람은 주의해야 하고, 당뇨병이 있는 경우에는 피해야 합니다.

수수의 영양 성분

　수수가 붉은색을 띠는 것은 페놀 화합물인 안토시아닌anthocyanin과 안토시아니딘 색소, 플라보노이드flavonoid의 조합 때문입니다. 모두 항산화 성분이지요. 또 수수의 배젖에 역시 항산화 물질인 카로티노이드carotinoid가 많이 들어 있는데, 카로티노이드에는 제아잔틴zeaxanthin·루테인lutein·크산토필xanthophyl·베타카로틴β-carotene 등이 함유되어 있습니다. 게다가 곡물 가운데 유일하게 폴리페놀polyphenol의 일종인 타닌tannin을 함유하고 있는데, 역시 항산화 활성이 강합니다. 그래서 수수는 적포도주의 6배, 흑미의 2배나 되는 높은 항산화 활성을 나타냅니다. 최근 항암 및 유전자 돌연변이 억제에 대한 연구 결과가 발표되었고, 항염증, 항노화 효과도 있습니다.

탄수화물·단백질·지방이 고루 들어 있고, 지방산은 리놀레산linoleic acid·올레산oleic acid·팔미틴산palmitic acid·리놀렌산linolenic acid 등의 불포화지방산이 들어 있습니다. 비타민 B_1·B_6·E·니아신·식이섬유와 회분·인·철·칼슘·칼륨 등의 미네랄이 함유되어 있습니다.

수수의 약효

콜레스테롤 흡수를 억제하는 효과가 커서 고지혈증과 동맥경화에 좋고, 혈당을 떨어뜨려 당뇨병의 예방과 치료에도 효과적이며, 혈전血栓 생성을 억제하는 효과도 아스피린과 비슷할 정도로 크다는 것이 밝혀졌습니다. 타닌과 페놀 성분이 항돌연변이·항산화·항암 작용을 한다고 합니다. 이만하면 슈퍼푸드에 버금갈 정도입니다.

모세혈관을 튼튼하게 하고 콜레스테롤을 떨어뜨리므로 심혈관계 질환 등 생활습관병에 효과가 있는 것으로 밝혀졌습니다. 특히, 국내산 수수에 대한 동물실험 결과에 의하면 수수 추출물을 먹인 1형 및 2형 당뇨 모델 쥐 모두에서 혈당 강하 효과가 확인되었습니다. 또 콜레스테롤 흡수를 최고 50% 정도 억제하는 효과가 나타났으며, 몸에 해로운 LDL은 현저히 감소시키고 몸에 좋은 HDL은 크게 변화시키지 않는 것으로 나타났습니다.

쌀 대신 현미, 귀리, 수수를 먹으면 건강하게 장수할 수 있을까?

쌀밥을 먹는 것은 몸에 해로우니 잡곡밥을 먹는 것이 좋다고 생각하는 사람이 적지 않습니다. 그러나 쌀은 비·위장을 보익하는 약인 오곡 중에서도 으뜸이고, 균형과 조화 그리고 중용의 덕을 가지고 있습니다. 그러므로 쌀을 기본으로 해서 현미·귀리·수수·보리·콩·팥·조 등을 섞어 먹는 것이 좋겠습니다.

물론 체질에 맞아야 하니 열이 많은 사람은 보리·팥·조 등이 어울리고, 몸이 냉한 사람은 찹쌀과 수수 등이 어울립니다. 소화력이 약한 경우에는 현미를 적게 먹고, 변비가 있다면 찹쌀과 율무를 피해야지요.

기장

항염증 효과 뛰어난 폐의 음식

기장은 서미黍米라고 하는데, 중간 성질로서 기를 돕고 폐를 보하며 위장을 조화롭게 하는 효능이 있어 폐가 허약해서 생긴 기침·곽란癨亂: 심한 급성 식중독, 급성 장염 혹은 콜레라 등의 수인성 전염병을 포괄하는 병증·구토·설사 등에 효과가 있습니다. 열을 없애주며 가슴이 답답하면서 갈증을 멎게 합니다. 메기장은 정백하여 쌀·조·피 등과 섞어서 밥이나 죽으로 해 먹고, 차기장은 쪄서 떡·엿·술 등의 원료로 씁니다.

한의서에 기록된 기장의 효능

맛이 달고 온화하며 무독하고, 기침·위통·화상에 좋다고 기록되어 있습니다. 《본초강목本草綱目》에는 "황기장은 곽란과 설사를 다스리고 번열을 없앤다. 백기장으로 밥을 지어 먹으면 속을 편안하게 하고 번갈煩渴: 가슴이 답답하고 목이 마름을 없앤다"라고 했고, 《명의별록名醫別錄》에는 "황기장은 속을 고르게 하고 설사를 그치게 하며, 청기장은 소갈을 다스리고 속을 보

한다. 장수하려면 기장으로 죽을 쑤어 먹는다"라고 했습니다.《식료본초
食療本草》에는 "모든 위병과 구토에는 생강과 백기장을 함께 먹으면 좋다"
라고 했으며,《의학입문醫學入門》에는 "기장은 폐의 곡물이므로 폐병에 먹
으면 좋다"라고 했습니다.

기장의 영양 성분

　기장에는 3대 영양소인 단백질·당질·지질이 이상적인 균형을 이루어
함유돼 있고, 비타민 A·B 등이 들어 있습니다. 기장의 노란색은 폴리페놀
성분으로 항산화 효과를 보이며, 상처 치료·해열에 효과가 있고, 항염증
효과가 97.3%로 수수·조·팥보다 뛰어납니다.

귀리

오사마 빈 라덴이 애용했던 10대 장수 식품

귀리는 볏과에 속하며, 모양은 보리와 비슷한데 약간 가늘고 깁니다. 그래서 이름 가운데 하나가 이맥耳麥, 즉 귀보리이기에 줄여서 귀리라고 불리기도 합니다. 제비와 참새가 잘 먹기 때문에 연맥燕麥 또는 작맥雀麥이라고도 부릅니다. 근래 들어 영양적 가치와 효능이 크다는 것이 밝혀지면서 새롭게 건강식품으로 주목받고 있기에 10대 장수 식품에 들어간 듯합니다. 이미 1997년에 미국 FDA식품의약국에서 통귀리 첨가 식품에는 콜레스테롤 저하 및 심장병 위험 감소 효과를 명기할 수 있도록 했고, 영국에서는 '콜레스테롤 저하 식품' 표기를 허용했습니다.

귀리는 우리나라에서도 먹었을까?

원산지는 중앙아시아 아르메니아라고 추정되는데, 유럽에는 기원전 2200~1300년경, 미국에는 1900년경, 중국에는 600~900년경에 들어왔다고 합니다. 우리나라에는 고려 때 몽고 병사들이 말의 양식으로 가져온 것을 재배하게 되었다는 설이 있는데, 고려시대 말의 《향약구급방鄕藥救急方》이란 의약서에 나옵니다. 귀리는 추위에는 약하지만 냉습한 기후나 척박한 토양에 적응력이 강해서 평안도·함경도·강원도의 산간지대에서 화전 등으로 소규모 경작이 이루어졌습니다.

우리나라 외에는 귀리를 많이 먹을까?

동양에서는 양식으로 먹는 경우가 별로 없지만, 영국을 비롯한 유럽에서는 많이 먹고 있습니다. 전 세계에서 재배되는 곡물의 재배 면적으로 봤을 때 귀리는 밀, 옥수수, 쌀에 이어 네 번째로 많습니다. 유럽에서는 귀리를 정백해서 오트밀oat meal로 많이 먹고 있는데, 정백한 귀리를 우유와 같이 섞은 죽과 같은 것으로 아침 식사로 애용됩니다. 그렇지만 귀리는 아주 옛날에는 훌륭한 가축의 사료였기 때문에 고대 그리스와 로마 사람들은 먹지 않았다고 합니다.

귀리는 유럽에서 언제부터 많이 먹었을까?

로마인들은 귀리를 먹는 게르만족을 혐오했는데, 로마의 정치가 카토Cato는 귀리를 근절시키자고 제안했으며, 301년에는 사료용 곡식 중에서 귀리에 가장 무거운 세금을 부과했습니다. 귀리에 대한 홀대는 로마제국을 거쳐 중세로 이어졌고, 로마제국의 지배를 받았던 영토에서는 사람이 귀리를 먹는 것을 꺼렸다고 합니다. 한편 로마제국의 지배를 받지 않았던 아일랜드와 스코틀랜드에서는 귀리를 즐겨 먹었으며, 오트밀은 스코틀랜드에서 처음 만들어졌다고 합니다.

귀리를 오트밀로 해서 먹는 이유는?

　18세기 영국의 유명한 문학가인 새뮤얼 존슨Samuel Johnson은 1775년에
《영어사전》이란 책을 썼는데, 그 책에서 귀리를 정의하기를 "스코틀랜드
에서는 사람의 음식, 잉글랜드에서는 말의 먹이"라고 했습니다. 이에 발끈
한 스코틀랜드 사람들이 응수하기를 "잉글랜드는 말이 우수하고, 스코틀
랜드는 인재가 많기로 유명하다"고 했답니다.

　귀리는 섬유질이 아주 많은데, 껍질이 단단하여 잘 벗겨지지 않기에 제
분법이 발달하지 못한 과거에는 섬유질의 껍질이 위장을 자극하므로 그대
로 먹기 힘들었습니다. 그래서 오트밀 등으로 가공해서 먹었는데, 1884년
에 압맥기가 발명되어 단시간에 조리할 수 있고 소화가 잘되게끔 가공하
면서 19세기 말에서 20세기 초에 걸쳐 기업적으로 생산하여 보급되기 시
작했다고 합니다.

귀리의 영양 성분

　단백질과 지방 함유량과 열량 면에서 쌀을 비롯한 곡류 중에 단연 으
뜸입니다. 필수아미노산도 풍부한데, 현미와 아미노산 조성이 비슷하여
라이신lysine · 메티오닌methionine · 트레오닌threonine의 함량은 적지만 우유나
콩을 섞으면 완전한 단백질 식품이 되지요. 섬유소도 현미보다 많습니다.
비타민 $B_1 \cdot B_2$는 쌀보다 많고, 비타민 $B_6 \cdot E$ · 판토텐산 · 니아신 등도 함유

되어 있으므로 균형 잡힌 영양 식품이지요. 지질 중에 불포화지방산인 리놀레산이 전체의 45% 정도를 차지합니다. 또한 마그네슘·구리·망간·셀레늄·칼륨·아연 등 미네랄이 많이 들어 있고, 폴리페놀·식물성 에스트로겐 등도 들어 있습니다.

특히 귀리 중에서도 유명한 퀘이커귀리와 현미의 영양가를 비교해보면, 퀘이커귀리는 단백질이 11.5%로 7%인 현미보다 4%나 더 많이 들어 있으며 지방도 8.5%현미 3%로 약 3배나 많습니다. 그 밖에도 현미보다 칼슘이 4.6배, 비타민 B_2가 2.3배, 철분은 약 4배나 많습니다. 그리고 식이섬유도 많이 함유되어 있는데, 식이섬유가 부족하면 비만, 콜레스테롤 과다에 걸리기 쉽고 동맥경화증·고혈압·당뇨병 등도 유발되기 쉽지요.

오사마 빈 라덴이 먹었던 귀리로 만든 약은?

오사마 빈 라덴은 한때 온 세계를 떠들썩하게 만들었던 이슬람교 무장 세력인 알카에다의 지도자였는데, 그가 죽기 직전 파키스탄 은신처에서 압수된 약 상자에서 아베나 시럽 등 10여 종의 약이 발견됐습니다. 아베나 시럽은 야생 귀리 추출물로 만든 것으로서 '자연산 비아그라'라고 할 만큼 발기부전 치료제이자 성욕을 높여주는 최음제로 효과가 크다고 합니다. 또 위궤양을 완화시키고, 기분 전환이나 신경을 누그러뜨리는 효과도 있다고 합니다. 오사마 빈 라덴이 성기능 강화를 위해 먹었는지는 알 수 없지만, 귀리의 약효를 활용했던 것으로 보입니다.

그런데 귀리의 종류는 여러 가지가 있으나, 특히 라오스에 자생하는 야생 붉은귀리의 효능이 으뜸이라고 합니다. 라오스는 베트남 옆에 있는 나라인데, 라오스의 척박한 땅에서 자란 귀리는 항산화제와 혈액순환제로 효과가 큽니다. 또 특정 발암 물질의 생성을 억제하는 역할을 하는데, 특히 결장암 예방 효과가 크다고 알려져 있습니다. 야생 붉은귀리를 미숫가루로 만들어서 마시면 혈액순환은 물론이고 노인들도 부작용 없이 정력이 되살아날 정도라고 합니다.

귀리의 약효

우선 콜레스테롤을 낮추므로 동맥경화와 심혈관계 질환 예방에 효과가 큽니다. 식이섬유가 풍부하여 유해한 콜레스테롤 배출을 도와주기 때문인데, 수용성 섬유질인 베타글루칸β-glucan을 하루 3g 정도만 먹어도 몸속의 콜레스테롤 수치를 8~23%나 낮춰줄 수 있다고 합니다. 귀리의 혈중 콜레스테롤에 대한 작용에 대해 많은 연구가 진행되고 있는데, 약 85%의 고지혈증 환자에서 유해한 LDL 수치가 20% 정도 떨어졌고 유익한 HDL 수치는 약 15% 증가했습니다. 귀리를 먹고 가장 효과를 본 사람들은 콜레스테롤 수치가 240~300으로, 약 3주 만에 최고 23%나 저하되었다고 합니다.

그리고 백미나 흰 빵 대신 귀리가 들어간 식사를 하면 혈당치와 인슐린치가 안정된다고 합니다. 귀리의 섬유소가 음식물이 위에서 머무는 시간을 길게 해주기 때문인데, 음식의 소화와 흡수가 느려져 혈당 수치가 급속히 오르지 않는 것이지요.

귀리의 항암 효과

단백질 소화 효소인 프로테아제protease의 작용을 억제하는 물질이 고농도로 함유되어 있습니다. 쌀, 콩 등에도 들어 있는 이 물질은 장관 안에서 특정한 바이러스와 발암 물질의 활성을 억제하고 인체의 정상 세포가 암세포로 변하는 과정을 막아주는 효과가 있습니다.

그래서 귀리는 소염 작용과 항암 작용, 특히 장에서 시작되는 암에 대해 항암 작용을 나타낸다고 합니다. 귀리에 섬유질이 풍부하므로 배변을 부드럽게 하여 변이 장에 머무르는 시간을 단축하고, 발암 물질이 장 점막에 흡수되는 것을 방지해주기 때문에 대장암 예방에 좋다는 것이지요. 게다가 비피더스균 등의 유익균을 증식시켜 유해균의 증식을 억제하는 작용 외에 발암 물질을 흡착시켜 체외로 배출시키는 작용도 있다고 합니다.

그 밖의 효능

항산화 작용을 통해 피부 미용과 노화 방지에 도움을 줍니다. 귀리에 함유된 비타민 E는 항산화제로서 세포의 노화를 억제하고 피부 트러블을 막아주며 피부를 탄력 있게 유지해주고 주름 개선에 효과가 있습니다.

특히 최근 연구에서 귀리에 염증을 유발하는 프로스타글란딘prostaglandin의 작용을 강하게 억제하는 작용이 있다는 것이 밝혀졌는데, 아토피 · 건선 · 접촉 습진conduct eczema 등 각종 피부병에 대한 소염 작용을 나타냅니다. 피부 미용이나 마른버짐에 귀리를 이용한 마사지 팩이 도움이 된다고 합니다.

귀리는 소화가 잘될까?

한의학적으로 보면 귀리는 쌀과 마찬가지로 차갑지도 따뜻하지도 않은 중간 성질입니다. 간의 기를 돕고 비장을 조화롭게 하는 효능이 있는 것으로 봅니다. 그러니 귀리는 소화가 잘되는 곡식으로서 위장 질환이 있는 사람에게 효과적이지요. 그리고 활장滑腸, 즉 장을 미끄럽게 하는 효능이 있으므로 대변을 잘 나오게 하는데, 식이섬유가 풍부하여 장운동을 촉진하므로 변비 예방에 도움을 줍니다. 반면 설사가 있을 때 오트밀을 섭취하면 설사가 멈춘다고 합니다.

귀리를 동양에서는 어떻게 먹었을까?

감자와 섞어서 밥을 짓거나 피와 섞어 죽을 쑤어 먹거나 국수, 떡, 술 등도 만들어 먹었습니다. 만주에서는 가루를 내어 밀가루 대용으로 썼다고 하지요. 중국 송나라 때의 약물학 책인《본초연의本草衍義》에서도 "봄에 껍질을 까서 버리고 가루를 만들어 쪄서 먹으며, 또 떡을 만들어 먹는다. 구황식물이 된다"고 했습니다.

그리고 당나라 때의 약물학 책인《신수본초新修本草》에 의하면 산모가 출산할 때 태아가 나오지 않으면 귀리의 줄기와 잎을 삶은 물을 마시라고 했습니다. 옛날에는 출산 촉진약으로 쓰였는데, 미끄러운 성질 때문이지요.

밀
식은땀 · 신경불안 · 히스테리 등에 효과

몸이 피로해서 한약을 먹어야겠는데 한약을 복용할 때는 밀가루 음식을 먹지 못한다고 해서 고민하는 사람도 있다고 합니다. 국수와 빵을 매우 좋아하는 사람이라면 그럴 만도 한데, 과연 한약과 밀가루 음식은 무조건 맞지 않을까요?

밀의 효능

소맥小麥이라고 하는데, 서늘한 성질로 가슴이 화끈거리고 답답하면서 열이 오르거나 갈증이 나는 것을 없애주는 효능이 있습니다. 또한 소변을 잘 나오게 하고 간장의 기를 보양해줍니다. 외상으로 출혈이 있거나 탕화상湯火傷: 끓는 물이나 뜨거운 불에 데어서 생긴 상처을 입었을 때는 밀을 불에 검게 볶아 가루를 내어 상처에 붙이면 잘 낫습니다.

실제로 밀을 한약재로 쓸까?

한약재로 쓸 때는 물에 담가서 위에 뜨는 것을 쓰기에 부소맥浮小麥이라고 합니다. 이것은 땀이 나는 것을 막아주는 효과가 있는데, 특히 잠잘 때 식은땀이 나는 도한盜汗에 아주 좋습니다. 또한 부인들의 신경불안·히스테리 증상을 치료하는 약재로도 많이 활용됩니다. 부인들이 감정의 변화가 심하여 울다가 웃기도 하고 한숨이나 하품, 신음을 자주 하는 증상이 나타나는 병을 부인장조증婦人臟躁證이라 하는데, 부소맥과 대추·감초를 함께 달인 감맥대조탕甘麥大棗湯이 특효약입니다.

밀가루를 먹을 때 주의할 점은?

밀가루는 기를 막는 성질이 있기에 소화 기능이 약한 사람에게는 부담이 될 수 있으므로 적게 먹어야 합니다. 체질적으로 비·위장이 허약한 사람이나, 평소에 소화가 잘되는 사람이라도 질병이나 과로, 스트레스 등으로 인해 소화력이 떨어진 상태에서는 밀가루 음식을 먹지 않아야 합니다.

밀가루 음식을 먹고 체하거나 배탈이 났을 때는 무를 먹으면 됩니다. 밀가루와 무가 상반되기 때문이지요. 그러니 국수에는 무나물이 따라 나오는 것입니다. 무씨, 즉 나복자蘿蔔子는 한약재로 쓰이는데, 대표적인 소화제로서 특히 밀가루 음식을 비롯하여 곡식을 먹고 체한 경우에 효과가 좋습니다.

한약을 복용할 때 밀가루 음식을 먹지 말라는 이유는?

밀가루는 기를 막으므로 풍기를 동하게 하는 것으로 봅니다. 그러므로 열이 많은 사람이 밀가루 음식을 먹으면 열이 더욱 오르게 되어 중풍이나 당뇨병 같은 성인병이 발생할 수 있기 때문에 성인병을 치료하는 경우는 물론이고 예방을 위해서도 주의해서 먹어야 합니다. 특히 당뇨병에는 반드시 피해야 합니다.

밀가루에 들어 있는 문제 성분

국수나 빵의 식감을 좋게 만드는 성분이 밀가루에 든 글루텐이라는 단백질인데, 최근 미국, 유럽을 중심으로 의학계에서 글루텐에 대한 유해성 논란이 끊임없이 제기되고 있습니다. 글루텐에 민감한 사람의 경우에 소화기 질환, 자가면역 질환, 천식, 비염, 두통, 피부 발진, 대사증후군 등을 일으킬 수 있다는 것이지요. 이처럼 밀가루를 비롯한 글루텐 함유 식품을 먹을 때마다 소장 점막에 면역 반응이 일어나 염증이 생기는 것을 글루텐 민감성gluten sensitivity이라고 합니다. 세계 인구의 약 10% 정도가 글루텐 민감성을 가진 것으로 추정됩니다.

글루텐 민감성은 왜 생길까?

글루텐에 민감한 사람이 글루텐 함유 식품을 먹으면 위와 장에서 완전히 분해·흡수되지 않고 소장에 남아 장 점막의 면역 체계를 자극하고 염증을 유발합니다. 염증 반응은 즉각 나타나지 않지만 오랜 시간에 걸쳐 장을 손상시키면서 온몸에 나쁜 영향을 미치게 됩니다. 그런 반응이 계속되면 소장 점막에 틈이 생겨 글루텐은 물론 엔도톡신endotoxin, 내독소도 같이 들어와 전신에 염증을 유발하지요. 글루텐 함유 식품을 계속 먹으면 불면증, 두통이 생기고, 면역계와 호르몬 분비 장애로 인해 생리불순, 피로, 감염 질환까지 생길 수 있다고 합니다.

글루텐 성분은 밀가루 외에도 어떤 식품에 들어 있을까?

글루텐은 밀가루에 주로 들어 있습니다. 최근 50년 동안 병충해에 잘 견디고 단백질 함유를 늘리기 위해 밀 품종 개량이 이뤄지면서 과거에 먹던 밀과는 전혀 다른 글루텐 유전자가 만들어졌다고 하는데, 새로운 글루텐은 훨씬 더 강력한 면역 반응을 유발하는 특징이 있어 글루텐 민감성이 있는 사람이 증가하고 있습니다. 그러니 글루텐 민감성이 있는 사람은 일단 밀가루 음식을 완전히 끊는 게 좋습니다.

가공식품 중에는 빵·튀김·파스타·맥주·엿기름·수프·소스에 들어 있을 가능성이 있고 간장·통조림 육류 등에도 들어 있다고 합니다. 또한 글루텐 민감성을 가진 사람은 우유·유제품에도 과민 반응이 나타날 수 있습니다.

율무
비만·고지혈증에 좋은 다이어트 식품

2,000년 전 중국 한나라 때 마원馬援이라는 장군이 남강南疆, 즉 베트남 지역을 토벌하러 원정을 갔습니다. 그런데 중국과 달리 기후와 풍토가 습하기에 장졸들의 건강이 나빠지고 각종 질병이 생겨 애를 먹었는데, 그 지역에서 민간요법으로 율무를 먹고서 풍토병을 치료하는 것을 보고 율무에 몸을 가볍게 하고 질병을 물리치는 효능이 있음을 알게 되었습니다. 그래서 율무를 군량으로 비축하고 장졸들에게 먹였더니 건강을 유지하면서 잘 싸울 수 있었습니다.

장군은 남강을 평정한 뒤에 율무를 본토에도 보급시켜야겠다고 생각하여 개선할 때 몇 수레에 가득 싣고 돌아왔습니다. 그러나 장군을 시기한 자들이 모함하기를 금은보화와 비단을 잔뜩 싣고 돌아왔는데 혼자 차지하려고 황제에게 바치지 않는다고 했습니다. 결국 장군은 처형되고 말았지만, 그로 인해 율무가 전해졌던 것이지요. 사실 율무가 약으로 쓰인 역사는 《신농본초경神農本草經》에도 기재되었을 정도로 매우 오래되었습니다.

율무의 약효

의이인薏苡仁이라고 하는데, 달고 담담한 맛에 약간 찬 성질입니다. 비·위장을 건실하게 하여 소화를 돕고 소변을 잘 나오게 하는 효능이 있어 설사하거나 몸이 붓는 경우에 자주 쓰입니다.

또한 습기를 없애주는 효능이 커서 습기로 인해 저리고 아프거나 근육경련이 있는 경우에 근육을 부드럽게 하여 경련을 완화시켜줍니다. 즉, 근육통과 신경통에 좋은 것이지요. 비·위장이 허약하여 팔다리에 힘이 빠지고 설사가 자주 나오는 경우에는 율무죽을 먹으면 됩니다. 또한 열을 내려주고 농을 배출시켜주는 작용이 있어 폐와 장에 염증이 있는 경우에 활용되는데, 급·만성 맹장염의 치료에도 효과가 큽니다.

성인병 예방과 치료에도 도움이 되는 율무

율무는 동맥경화와 심장병을 예방하고 콜레스테롤을 감소시키며 혈당을 내리는 작용이 있습니다. 또한 단백질의 분해를 촉진하는 작용이 있어 단백질 연소가 빠르고 혈액순환이나 신진대사를 활발하게 해주며 담낭이나 방광의 결석을 녹이는 작용도 있습니다.

그리고 단백 분해 효소는 암세포를 녹이는 작용이 있는데, 실제로 율무는 항암 효능도 있어 암환자에게 좋은 약이자 식품이지요. 코익세놀라이드coixenolide · 모노올레인monoolein 등의 항종양 작용을 하는 물질이 함유되어 있어 면역 증강 · 암 생성 억제 · 암세포 증식 억제 효과를 나타냅니다. 물론 율무에는 쌀에 비해 단백질과 아미노산 · 지방 · 칼슘 및 섬유질이 많이 함유되어 있어 영양이 우수합니다.

율무의 다이어트 효과

습기를 제거하는 효력이 커서 몸이 찌뿌듯하고 무거운 사람에게 좋습니다.《본초강목》에 의하면 오랫동안 복용하면 몸을 가볍게 하고 원기를 북돋운다고 했습니다. 비만으로 고민하는 사람이 계속 먹으면 체중이 줄고 몸이 가벼워집니다. 하지만 약 기운이 약하므로 오래 먹어야 효과가 나타납니다.

율무는 오래 먹어도 탈이 없을까요? 보통 소변을 잘 나오게 하는 약은 음기를 손상시키는 경우가 많지만, 율무는 소변을 잘 나오게 하면서도 음기를 상하게 하지 않으므로 오래 먹어도 탈이 없기에 약차로 계속 마셔도 좋습니다.

예로부터 피부에 좋은 약으로 쓰인 율무

사마귀약이라는 말도 있듯이 물사마귀를 비롯하여 여드름·기미·주근깨 등의 피부 질환 치료에 효과가 크며 거친 피부를 부드럽게 해주는 작용도 있습니다. 이때 율무를 내복약으로 먹는 동시에 외용으로 바르면 더욱 빨리 낫는데, 은은한 불에 삶고 식혀서 천에 묻혀서 바르면 됩니다.

멜라닌 색소가 피부에 침착하는 것을 막아주는 작용을 하므로 율무로 만든 팩이나 화장수를 사용하면 피부가 맑아집니다. 따라서 율무차를 계속 마시면 피부 미용에도 좋고 성인병 예방에도 효과가 크다고 하겠습니다. 양귀비는 율무기름으로 피부 관리를 했습니다. 여지·석류·살구를 즐겨 먹는 것 외에 가장 즐겨 사용한 미용 기름이 율무기름이었다는 것이지요.

율무기름에는 어떤 성분이 들어 있을까?

풍부한 단백질과 지방질이 함유되었으며, 비타민 B군과 칼슘·철분·마그네슘 등의 광물질이 들어 있습니다. 뿐만 아니라 율무의 씨눈에는 식물성 섬유가 들어 있는데, 식물성 섬유는 여드름과 각종 피부 질환 제거에 효과가 있으며, 대장암을 예방해주는 작용을 합니다. 따라서 율무는 피부 미용에 매우 좋으며, 피부에 생기는 검버섯이나 주근깨 등을 제거해줄 수 있는 것이지요.

율무가 맞지 않는 경우는?

몸이 날씬하거나 야윈 사람에게는 맞지 않고, 근육이 많고 두터우며 살집이 많은 체질인 태음인에게 딱 어울리는 약재입니다. 그러나 대변이 굳어서 변비가 있는 경우에는 적합하지 않습니다. 옛날에 생식하는 사람들은 익히지 않은 생율무와 생콩을 같은 비율로 갈아서 하루에 3번씩 공복에 복용했다고 하는데, 오래 먹으면 젊어진다고 합니다. 피가 맑아져서 피부색이 윤택하고 아름다워지기 때문이지요.

메밀
비만하고 열이 많은 사람의 성인병 예방약

여름철에 냉면이나 메밀국수·메밀묵을 자주 많이 먹어도 아무 탈이 없는 사람이 있는가 하면, 반대로 속이 불편해서 고생하는 사람도 있지요. 메밀이 성인병 예방에 좋다고 하지만 숯불구이 식당에서 고기를 구워 먹은 뒤에 냉면을 먹는 것이 과연 좋을까요?

냉면이 전통음식으로 내려온 것은 메밀의 약효 때문일까?

메밀의 약효 탓도 있겠지만, 척박한 토양이나 찬 기후에도 잘 자라 함경도·평안도에서 많이 재배되었기에 그 지방의 토속음식으로 내려온 것이지요. 이효석 선생의 소설《메밀꽃 필 무렵》에도 나오지만, 강원도에 메밀국수가 유명한 것도 역시 같은 이유입니다.

북한 지방의 겨울은 아주 추워서 거의 집 안에서 생활하기 때문에 운동이 부족하여 몸속에 열기와 노폐물이 쌓이고 대변도 원활하지 못한데, 이때 얼음이 둥둥 뜬 시원한 동치미 국물에 찬 성질의 메밀 사리를 말아 먹는 것이 딱 어울린다고 할 수 있습니다.

반면 더운 여름철에는 땀을 많이 흘리게 하여 습기를 배출하는 것이 좋으므로 열성인 고추장에 비벼 먹는 것입니다. 몸에 열이 별로 없는 사람도 고추장을 넣어 먹는 것이 좋겠지요.

메밀에는 어떤 약효가 있을까?

메밀도 한약재로 쓰여왔는데, 우리나라의 이제마 선생이 창안한 사상체질 의학에서는 태양인 체질에 좋은 한약으로 분류되어 있습니다. 메밀은 비·위장의 습기와 열기를 없애주며 소화가 잘되게 하는 약효가 있는데, 《동의보감》에서는 비·위장에 1년 쌓인 체기가 있어도 메밀을 먹으면 내려간다고 했습니다.

또한 메밀은 소변에 쌀뜨물처럼 뿌연 것이 섞여 나오는 백탁 증상이나 여성의 흰색 냉증대하에 좋습니다. 몸에 열이 많아 머리에 부스럼이 계속 생기거나, 피부에 종기가 생기거나, 반진이 생기는 경우와 임파선 결핵 및 염증성 질환에도 효과가 있습니다.

성인병 예방과 치료에 좋다는 메밀

메밀에는 성인병의 원인으로 알려져 있는 활성산소를 억제하는 항산화물질인 루틴rutin이 들어 있습니다. 동물실험 및 인체 실험에서 콜레스테롤을 떨어뜨리고 기억력을 향상시키는 등의 효과가 확인되었고, 혈액순환을 도와주며 혈압을 낮춰줍니다. 따라서 동맥경화·고혈압·당뇨병 등에 좋은데, 이는 모두 열과 습기를 내려주기 때문이지요.

성인병을 예방하거나 치료하려면 기본적으로 몸속의 노폐물을 잘 배출시키는 효능이 있어야 합니다. 메밀은 기를 아래로 끌어내리며 위장과 창자에 쌓인 노폐물을 비우게 하는 효능이 있기 때문에 성인병 치료에 좋은 것이지요. 배가 부르고 대변이 단단한 사람이 먹으면 몸을 가볍게 해주므로 체중 감량에도 좋습니다.

메밀은 어떤 체질에 좋을까?

메밀은 태양인 체질에 적합하다고 하는데, 실제로 태양인은 아주 극소수입니다. 어쨌든 메밀은 기가 왕성하고 열과 습기가 많은 사람에게 좋은데, 특히 변비가 있는 경우에 효과가 좋습니다. 또한 장에 습기와 열기가 쌓여 배가 아프면서 적은 양으로 여러 번 설사하는 열설熱泄에도 효과가 있으며, 술을 많이 마시고 체해서 응어리가 쌓인 것도 풀어줍니다.

메밀은 기운을 아래로 끌어내리는 작용을 나타내기에 기운을 더해주지는 못합니다. 그러나 체질적으로 열과 습기가 많은 사람이 먹으면 몸속에 쌓여 있던 열과 습기가 빠져나가면서 몸이 가벼워지므로 기운을 낼 수 있는 것입니다.

메밀이 맞지 않는 사람도 있을까?

비·위장이 허약하고 찬 사람이 메밀을 먹으면 소화도 잘되지 않고 설사가 날 수 있으며 기운이 떨어지게 됩니다. 사상체질 가운데 소음인은 소화

기능이 약하고 찬 음식을 먹으면 배가 아프고 설사가 잘 나오는 체질이므로 메밀이 맞지 않습니다.

몸이 찬 사람이 메밀을 계속 먹을 경우에 원기가 크게 빠져나가고 심하면 수염과 눈썹이 빠지게 된다고 했습니다. 속이 냉한 사람은 메밀면에 오이와 배를 넣지 말고 겨자를 많이 넣은 다음 따뜻한 국물을 부어 온면으로 먹는 것이 좋습니다.

메밀을 약으로 먹으려면?

뱃속에 응어리가 쌓여 있고 배가 더부룩하면서 아플 때는 메밀을 무씨, 즉 나복자와 함께 가루를 내어 따뜻한 물로 마시거나 죽을 끓여 먹으면 좋습니다. 또한 메밀가루를 설탕물로 마시면 이질을 다스리고, 볶아서 뜨거운 물로 마시면 건곽란, 즉 장이 꼬이듯이 아프면서 토하지 못하고 대변도 나오지 않아 뱃속에 부패 물질이 맺혀 있는 위중한 병증을 다스릴 수 있지요. 중국에서는 메밀의 줄기와 잎을 고혈압에 쓰며, 뇌출혈을 예방하는 효능도 있다고 했습니다.

메밀을 외용약으로 활용하는 방법

복수腹水가 찰 때 메밀을 볶아서 가루를 내어 뜨거운 물을 붓고 반죽한 다음, 창호지 위에 바르고 배에 붙이면 효과를 볼 수 있습니다. 끓는 물에 화상을 입었을 때는 메밀을 볶아서 맑은 물에 개어 붙이면 열이 내리고 진물이 덜 흐르게 되며 상처 부위에 새살이 잘 돋아나도록 도와줍니다. 또한 아이들의 피부에 뜨거운 기름이 튀어 벌겋게 부풀어 오르고 아플 때 메밀 가루에 식초를 넣은 다음 잘 섞어 붙이면 효과가 아주 좋습니다.

한편 메밀껍질은 베갯속으로 많이 쓰이는데, 서늘한 성질이어서 머리를 시원하게 하므로 건망증이나 치매 예방에 도움이 될 수 있습니다.

메밀을 많이, 자주 먹어도 괜찮을까?

몸에 맞는 음식이라도 너무 많이 먹으면 탈이 날 수 있지요. 메밀도 많이 먹을 경우에 어지럼증이 생길 수 있고, 다른 병이 생길 우려도 있습니다. 어느 의서에 의하면 오래 먹을 경우 풍이 동한다고 했습니다.

냉면이나 메밀국수에 겨자와 무를 넣어 먹는 이유는?

겨자는 메밀의 찬 기운을 완화시켜주고, 무는 메밀의 독을 풀어줍니다. 그래서 냉면에는 무채가 들어가고 메밀국수에는 무즙이 빠지지 않는 것이지요. 한의서에도 메밀의 독을 풀려면 무를 찧어서 즙을 마시거나 무씨를 갈아서 물로 마시라고 하였으므로 메밀국수를 먹을 땐 무를 함께 먹는 것이 좋습니다. 그리고 오이나 배를 함께 넣으면 서늘한 기운이 보강되어 속열을 풀어주는 효과가 강해지지요.

옥수수
대소변 배설에 좋은 암 환자의 건강식

예전에 군것질할 것이 별로 없던 시절에 옥수수를 맛있게 먹었던 추억이 있을 겁니다. 화전민의 음식으로 알려져 있는데, 1960년대에는 북한 지방이나 강원도에서 주식으로 먹었지요. 중국의 장수촌인 바마현 사람들은 옥수수를 주식으로 먹어왔습니다.

또한 세계 3대 장수촌인 남미 에콰도르의 빌카밤바 마을에서도 콩과 함께 많이 먹는 음식이 옥수수입니다. 원산지는 볼리비아나 멕시코로 7,000년 전부터 중남미 지역에서 재배되었고, 콜럼버스 일행에 의해 유럽으로 전해졌습니다.

역사적으로 오래된 농작물, 옥수수

전 세계적으로 가장 널리 분포하는 식용작물 중의 하나로서 밀 다음으로 경지 면적이 넓습니다. 그래서 연중 어느 때, 어디서나 생산되고 있지요. 미국이 세계 총생산량의 약 절반을 차지하고 다음으로 중국·브라질·

멕시코·아르헨티나 등입니다. 영국에서 메이플라워호를 타고 신대륙에 도착한 청교도들이 가장 먼저 심은 것이 옥수수였습니다. 원주민인 인디언들에게 옥수수 씨를 얻어 뿌리고 재배법도 배웠던 것이지요. 그래서 옥수수 수확을 기념하여 감사의 제사를 지냈는데, 그것이 1620년 미국 추수 감사절의 기원입니다.

우리나라에는 고려시대 때 원나라에서 전달되었다는 설이 있는데, 중국 강남에서 왔다고 하여 강냉이라는 이름이 붙었답니다. 옥수수 하면 강원도인데, 올챙이묵 혹은 올챙이국수는 옥수수가루로 죽을 쑤어 만든 향토음식이지요.

옥수수의 쓰임새

인간의 식량, 즉 팝콘이나 과자 등의 다양한 곡물식을 만드는 원료뿐만 아니라 가축 사료·산업 원료 등으로 유용하게 쓰이고 있습니다. 유럽에서는 주로 가축 사료로, 아시아와 아프리카 지역에서는 식량으로 이용되고 있지요. 옥수수의 줄기는 종이와 벽판을 만드는 데 쓰이며, 옥수수 속은 숯을 만들어 연료 또는 산업 용매의 조제에 이용됩니다. 그리고 옥수수 껍질 잎은 아주 오래전부터 실로 짠 부적이나 인형 등의 민속품 재료로 쓰여왔습니다.

옥수수의 효능

옥미玉米 혹은 옥촉서玉蜀黍라고 하는데, 차갑지도 따뜻하지도 않은 중간 성질로서 여러 가지 약효가 있습니다. 우선 옥수수를 먹으면 입맛이 좋아지는 것을 느끼곤 하는데, 위장을 건실하게 하고 뱃속을 조화시켜 편안하게 하는 효능이 있기 때문이지요. 그래서 입맛이 없고 소화불량이 있거나 설사하는 경우에 좋은데, 특히 더위를 먹은 경우에 적합합니다. 또한 이뇨 작용이 있어 요도염·방광염을 비롯해 소변이 시원하게 나오지 않으면서 아픈 병증을 치료하고, 각기병과 부종에도 효과가 있습니다. 옥수수의 섬유질은 장을 자극하여 운동을 활발하게 하므로 대변을 잘 나오게 하지요. 비타민 E도 들어 있어 노화 방지 효과가 있습니다.

성인병의 예방과 치료에도 도움이 되는 옥수수

혈압과 콜레스테롤을 떨어뜨리는 작용이 있으며 심근경색 같은 관상동맥 질환을 방지하는 효능이 있습니다. 특히 옥수수기름은 동맥경화의 예방과 치료에 효과적이지요. 또한 혈당을 떨어뜨리는 효과가 있으므로 당뇨병 환자에게 좋습니다. 항암 물질이라고 알려진 프로테아제 억제제가 고농도로 함유되어 있어 악성 종양의 생장을 억제하는 항암 작용도 있으므로 암 예방식이나 암 환자의 건강식으로도 좋습니다.

옥수수의 영양 성분

주성분은 탄수화물로 대부분 녹말이고, 단백질과 지방도 들어 있습니다. 그러나 필수아미노산인 트립토판tryptophan·라이신이 거의 들어 있지 않고 비타민 B_3, 즉 니아신도 부족하며 류신 성분이 니아신 합성을 방해합니다. 그래서 옥수수만을 주식으로 하는 아시아와 아프리카의 가난한 사람들의 경우 펠라그라병이 잘 생기는데, 얼굴·목·손발 등의 피부염, 설사·치매 등의 증상이 나타납니다.

따라서 옥수수를 주식으로 하려면 우유·고기·달걀 등과 함께 먹어야 합니다. 그래도 옥수수 씨눈에는 영양이 풍부한데, 레시틴lecithin은 신경조직에 필요하고, 비타민 E는 피부의 건조와 노화를 예방하며 피부의 저항력을 높이는 작용이 있습니다.

옥수수기름의 효능

옥수수기름은 씨눈에서 추출한 것이지요. 불포화지방산이 87%나 되므로 콜레스테롤의 합성과 흡수를 저지시켜주므로 좋은데, 리놀레산을 비롯하여 올레산·팔미트산 등이 주성분이고, 다른 식용유에 비해 인지질·토코페롤·스테롤 등의 함량이 높습니다. 토코페롤은 비타민 E의 종류로서 항산화 효과가 커서 세포막을 구성하고 있는 불포화지방산의 산화를 억제함으로써 세포막의 손상, 나아가 조직의 손상을 막아주며 노화 방지 효과가 있습니다.

옥수수 샐러드유는 산화 안정성이 다른 기름보다 우수하고 가열 처리 후 보존성과 빛에 노출되었을 때의 안정성도 우수하기 때문에 각종 식품 가공에 널리 쓰이고 있습니다.

옥수수가 국제 농산물 가격에 미치는 영향

곡류 가운데 옥수수는 국제적으로 관심의 초점인데, 국제 곡물 가격의 상승에 상당한 영향을 미치기 때문입니다. 수년 전에는 옥수수의 최대 수출국인 미국이 대체에너지, 즉 옥수수에서 에탄올을 뽑아내는 바이오 연료 개발을 위해 수출량을 대폭 줄이는 바람에 옥수수의 국제 가격이 무려 4배나 올랐던 적도 있습니다. 게다가 옥수수와 대체 관계에 있는 다른 곡물과 식료품 가격도 도미노식으로 동반 상승했지요. 앞으로도 국제 농산품 가격에 미치는 옥수수의 영향은 상당할 것이고, 그에 따라 우리 경제에도 큰 영향을 줄 것으로 전망됩니다.

우리나라가 옥수수에 관해 세계적으로 유명한 이유는?

옥수수 박사로 불리는 김순권 교수 덕분이지요. 옥수수가 아프리카와 북한에서 식량 부족을 해결하는 식품으로 재배되고 있는 데는 김 교수의 역할이 컸습니다. 김순권 교수는 17년 동안 아프리카의 자연환경과 병충해에 강한 옥수수 품종을 24종이나 개발하여 아프리카 중서부 4억 인구의 식량난 해결에 기여한 공로로 아프리카인들에 의해 여러 차례 노벨 평화상, 생리의학상 후보로 추천받았습니다.

북한의 식량난 해결을 위해 1995년에 귀국하여 북한의 토양에 맞는 슈퍼 옥수수 품종을 개발하여 매년 50만 이상의 증산을 거두게 했습니다. 1998년에 국제옥수수재단을 설립하여 세계 20여 개 나라에서 재배 환경에 적합하고 기후변화와 병충해에 강한 옥수수 품종을 보급하고 있습니다. 최근에는 아시아의 몽골·미얀마·네팔·캄보디아, 아프리카의 짐바브웨·카메룬 등의 나라에 성공적인 사업을 펼쳤지요.

옥수수는 누구나 먹어도 문제가 없을까?

옥수수만을 주식으로 먹지 않으면 큰 문제는 없습니다. 중국의 바마현 사람들도 옥수수와 쌀을 섞어서 죽을 끓여 먹거나 옥수수 죽에 화마火麻, 즉 대마를 섞어 먹습니다. 하지만 옥수수도 과식하면 장에 자극을 줄 수 있는데, 특히 비·위장이 허약한 사람이 먹으면 설사를 잘 일으키므로 주의해야 합니다. 비·위장이 냉한 사람은 많이 먹지 않는 것이 좋습니다.

그리고 비만인 사람도 옥수수를 많이 먹지 않아야겠습니다. 옥수숫가루의 100g당 열량은 쌀·보리와 비슷한 360kcal가량으로 높은 편이기 때문이지요. 특히 콘칩과 팝콘의 열량은 각각 539, 503kcal나 되므로 다이어트와는 상극입니다.

옥수수수염에는 어떤 약효가 있을까?

옥수수의 약효도 쓸 만하지만 실제로 질병 치료에는 옥수수수염이 한약재로 쓰여왔습니다. 옥수수수염은 말려서 쓰는데, 옥미수玉米鬚·옥촉수玉蜀鬚 또는 옥촉서예玉蜀黍蕊라고 부릅니다. 소변을 나오게 하는 효능이 매우 강하고 소염 작용도 있어 몸이 붓는 경우는 물론이고 요도염·방광염·신염·신우신염 등의 치료에 활용됩니다. 또한 소변이 잘 나오지 않으면서 통증이 있거나 신장이나 요관에 돌이 생긴 요로결석으로 인해 심한 통증을 호소하는 경우에도 효과가 있습니다.

중년 이후에 흔한 전립선비대증에도 옥수수수염을 달여 마시면 효과가 큽니다. 산모에게도 도움이 되는데, 임신 중 부종에 쓰고 산후에 젖이 잘 나오지 않는 경우에 달여 마시면 젖을 잘 나오게 하는 효과도 있지요. 이렇게 이뇨 작용을 돕는 것은 폴리페놀과 플라보노이드 성분이 들어 있기 때문입니다.

옥수수수염의 다른 효능은?

폴리페놀과 플라보노이드 성분은 신장 관련 질환뿐 아니라 고혈압·당뇨·황달성 간염 등에도 좋습니다. 혈압을 떨어뜨리는 작용이 있으며 황달을 물리치는 효과도 뛰어나 황달성 간염의 치료제로 쓰이고 있습니다. 담즙 분비를 촉진하고 담석으로 인한 통증을 개선시켜주는 효과도 있습니다.

강한 이뇨 작용으로 붓기를 빼주기 때문에 다이어트에도 효과가 있으며 짠 음식을 많이 먹거나 잦은 야식으로 독소와 염분이 쌓여 몸이 붓는 경우에도 효과적입니다. 물 대신 수시로 마셔주면 체내의 노폐물을 제거해 피부 미용에도 좋은 효과를 얻을 수 있습니다. 그러므로 중년 이후에 비만하면서 혈압이 높고 소변이 시원치 않거나 양이 적으며 잘 붓는 사람은 옥수수수염을 달여 수시로 마시면 좋습니다.

피부에 좋은 옥수수수염

한국식품연구원은 옥수수수염 추출물이 멜라닌 색소의 생합성을 억제해 피부 미백 효과가 있다는 사실을 확인했다고 밝혔습니다. 연구팀에 의하면, 피부세포 실험에서 옥수수수염 추출물이 세포 독성 없이 멜라닌의 생성을 37.2% 감소시키는 것으로 나타났다고 합니다. 특히 미백 화장품에 널리 사용되는 미백 기능성 물질인 알부틴arbutin이 멜라닌을 26.8% 감소시키는 것보다 10% 이상 우수한 성적을 보였다는 것이지요.

또 멜라닌 생합성을 촉진해 피부를 어둡게 만드는 데 관여하는 효소인 티로시나아제tyrosinase의 세포 내 생성량을 감소시키는 효과도 확인되었습니다. 이처럼 옥수수수염 추출물은 세포 독성이 거의 없으면서 멜라닌 색소의 생합성 억제 효과가 뛰어난 것으로 나타나 피부 미백 소재로 활용 가능성이 큰 것으로 기대된다고 합니다.

콩
해독 효과가 뛰어난 장수 음식

콩은 "밭에서 나는 소고기"라고 불릴 만큼 식물성 단백질이 풍부하고 칼슘·인·비타민 등 각종 영양분이 다량 함유되어 있어서 노화를 방지하는 효능이 있습니다. 실제로 장수 식품입니다. 세계 3대 장수촌의 하나로 남미의 안데스산맥에 있는 에콰도르의 빌카밤바 마을 사람들의 장수 비결에는 마그네슘·칼륨·철·금·은 등의 미네랄이 풍부하게 함유되어 있는 빌카밤바 강물을 마시는 것과 함께 콩을 주식으로 하는 것도 있습니다.

콩에 들어 있는 영양 성분

콩은 식물성 단백질이 풍부하다는 것은 누구나 잘 아는 사실입니다. 특히 곡류에 부족한 라이신·시스테인cysteine·트립토판을 비롯하여 아르기닌arginine·글루타민산glutamic acid 등의 아미노산이 풍부하게 들어 있습니다. 그뿐 아니라 칼륨·칼슘·인·비타민 B_1 및 B_2 등이 들어 있고 비타민 E가 상당량 들어 있어 미용과 노화 방지에도 좋습니다. 게다가 불포화지방산이 들어 있어 콜레스테롤을 줄여서 동맥경화를 예방하고, 혈당을 떨어뜨리므로 당뇨병에 좋으며, 혈압 상승을 억제하므로 고혈압이 있는 사람에게도 좋습니다. 심장병·비만의 예방과 치료에도 도움이 되지요.

또한 이소플라본isoflavone이란 성분이 들어 있는데, 여성호르몬인 에스트로겐과 구조가 비슷하여 식물성 에스트로겐이라고 불립니다. 그래서 여성 갱년기 장애에도 도움이 됩니다. 그중 게니스틴genistin이란 물질은 뼈의 형성을 촉진하고 뼈의 재흡수를 막아서 골다공증을 예방하고 악성종양의 증식을 억제하여 유방암·직장암·전립선암 등에 대한 항암 효과를 나타냅니다. 동맥경화·심장병·중풍의 예방과 치료에도 좋고 안면홍조·과민반응·수면장애 등의 갱년기 장애 증상의 개선에도 도움이 되지요.

콩은 색에 따라 차이가 있을까?

한의학에서는 색에 따라 연계되는 장부가 다르기에 작용도 다릅니다. 검은색은 신장과 연계됩니다. 그래서 검은콩흑두은 주로 신장에 작용하여 신장의 정기를 보강하고, 어지럽고 눈이 흐릿한 것을 밝게 해줍니다. 조선시대 왕들도 콩 중에서 검은콩을 주로 먹었습니다.

그 밖에도 혈을 잘 통하게 하고 경맥을 통하게 하며 소변과 대변을 잘 나오게 합니다. 그래서 몸이 붓는 것을 치료하는 등 신장병에 쓰이고, 당뇨병에도 좋습니다. 또한 심장을 진정시키는 효능이 있으며 비장을 건전하게 하고 팔다리가 저리고 아프며 떨리는 데도 활용되지요.

노란색은 비·위장과 연계되므로 노란콩황두은 비·위장을 건전하게 하여 소화를 돕는 효력이 큽니다. 그래서 비·위장이 허약하여 입맛이 없고 수척하며 기운이 없는 사람에 알맞은 음식입니다. 또한 대장을 이롭게 하여 대변을 잘 나오게 하는데, 콩의 섬유질이 대장암 예방에 좋다고 하지요. 해독제로 주로 검은콩이 많이 쓰이지만 노란콩과 흰콩백두의 해독 효과도 뛰어납니다. 음식물에 중독되었을 때 노란콩으로 즙을 내어 마시거나 갈아 마시고 토하면 낫습니다.

흰콩은 모든 종기와 창독에 붙이면 농과 독을 빨아내는데, 흰콩을 삶은 즙도 각종 독약물에 대한 해독 효과가 큽니다.

푸른색인 완두콩은 비·위장의 기를 돕는 효능이 있어 뱃속을 편안하게 조화시켜주며, 비위가 허약한 사람이 구토·구역질을 하거나, 산후에 젖이 잘 나오지 않는 경우에 쓰입니다. 또한 소변을 잘 나오게 하고, 창독을 풀어주는 효능이 있습니다. 곽란에 걸려 근육이 뒤틀리고 경련이 생기는 경우에도 쓰이는데, 푸른색은 간과 연관이 있고 간이 근육을 주관하기 때문입니다.

콩은 어떤 약효가 있어서 한약으로 쓰일까?

콩을 한약으로 쓰는 것은 해독 효과가 우수하기 때문입니다. 각종 약물에 중독되었을 때 한방에서 가장 흔히 쓰이는 해독제가 바로 검은콩과 감초를 함께 달인 감두탕甘豆湯입니다. 요즘 온갖 식품 공해와 중금속으로 식생활이 위협받고 있는 형편인데, 좋은 해독제가 되는 콩을 상용하는 것은 건강에 좋은 일이지요. 원래 콩이나 팥·녹두 등 콩류 식품은 모두 해독 효과가 뛰어납니다.

콩나물에도 약효가 있을까?

콩나물은 흔히 술 마신 뒤에 해장국으로 끓여 먹는 것으로 알고 있지만 대두황권大豆黃卷이라는 거창한 이름이 말해주듯이 한약재로서도 효능이 무척이나 많습니다. 우황청심환에 들어가는 약재로서 습기와 열기특히 위장에 쌓인 열를 풀어주며 기운을 잘 통하게 하는 효능이 있습니다.

그러므로 몸속에 노폐물과 덩어리가 쌓여 오래된 것을 풀어주며 부인들의 나쁜 피, 즉 어혈도 제거해줍니다. 또한 땀을 잘 나게 하므로 몸이 퉁퉁한 사람이 운동 부족으로 찌뿌듯하고 여기저기 결리고 저린 경우나 근육이 뒤틀리고 무릎이 아픈 경우에도 좋습니다.

단순한 감기·몸살에는 콩나물국만 먹어도 쉽게 회복될 수 있습니다. 몸이 붓거나 가슴과 배에 물이 많아 배가 부르고 답답한 것을 치료하며 소변이 잘 나오지 않는 데도 좋지요. 그러나 속이 차서 설사하거나 손발이 찬 사람은 많이 먹지 않는 것이 좋습니다.

콩으로 만든 두부는?

두부는 속 기운을 더해주고 비·위장을 조화롭게 하므로 병후에 몸이 허약하고 입맛이 없으며 숨이 찰 때 좋습니다. 또한 신기가 허약하여 소변이 잘 나오지 않거나 조금씩 자주 보는 경우, 혹은 소변이 뿌옇게 나오거나 붓는 경우에 씁니다. 뱃속에 열이 있어 입이 마른 경우에도 좋습니다.

뿐만 아니라 두부는 폐의 열을 내리고 기침을 멎게 하며 가래를 삭여줍니다. 또한 비·위장을 조화롭게 하고 대장의 탁한 기운을 내려주어 대변을 잘 나오게 하며 배가 불러 있는 것을 꺼지게 해줍니다.

또한 고혈압·당뇨병·심근경색·동맥경화의 예방과 치료에 좋으며, 아이들의 발육과 기억력을 증가시키는 효과도 있습니다. 잉어와 함께 끓여 먹으면 산후에 젖을 잘 나오게 하는 효과도 있지요. 해독 작용도 있는데 특히 유황과 소주의 독을 푸는 데 뛰어나 소주 안주로 석합합니다.

만약 소주를 너무 많이 마셔서 온몸에 붉은 반점이 생기고 가슴이 뜨거우며 견디기 힘들어 인사불성이 되었을 때는 뜨거운 두부를 전신에 붙였다가 차가워지거든 바꾸는 것을 깨어날 때까지 하면 효과가 있습니다.

콩으로 만든 메주의 효과는?

메주는 한방에서 두시豆豉라고 하는데, 몸살로 열이 많고 머리가 아픈 경우에 열을 내리고 악한 기운을 몰아내어 낫게 해줍니다. 이때 파뿌리와 함께 달여 먹으면 더욱 좋은 효과를 낼 수 있지요.

또한 메주는 가슴에 열이 있어 답답하고 잠이 오지 않는 경우에도 좋은데, 히스테리가 있는 여자들의 가슴에 열이 쌓여 맺히고 답답한 것을 해결해줄 수 있습니다.

팥
부종 · 당뇨병에 효과적인 다이어트 식품

예로부터 동짓날에는 팥죽을 쑤어 먹었는데, 액을 막고 잡귀를 없애준다는 데서 나온 풍속이었습니다. 팥의 붉은색을 귀신이 싫어하므로 대문이나 장독대 등에 팥죽을 뿌려 잡귀를 쫓았지요. 게다가 팥죽은 제철음식으로도 제격이었습니다.

왕이 받는 수랏상의 밥은 2가지였습니다. 하나는 백반白飯, 즉 흰쌀밥이고 또 하나는 홍반紅飯, 즉 붉은색의 팥물밥으로 그때그때 골라 먹었습니다. 왕에게 팥물밥을 올린 이유는 붉은색이 액운을 쫓는다는 의미가 있는데다 술과 기름진 음식을 즐기며 스트레스를 많이 받아 열이 잘 오르고 운동이 부족하여 당뇨병이 생기기 쉬운 왕들에게 팥이 딱 어울리기 때문이었지요. 게다가 맛도 좋고 비타민 B_1을 비롯하여 단백질과 당질이 많이 들어 있는 영양 식품이기도 합니다.

당뇨병의 예방과 치료에 좋은 약이 되는 팥

팥은 술에 취한 것을 잘 깨게 해주고, 당뇨병의 예방과 치료에 효과가 큽니다. 당뇨병인 소갈, 술을 많이 마셔서 생긴 주갈酒渴에는 팥이 특효약입니다. 소갈을 일으키는 열을 건조할 조 자를 붙여서 조열燥熱이라고 하는데, 열로 인해 몸에 물기가 빠지고 건조해집니다. 결국 열이 문제인데, 팥은 약간 차가운 성질로서 갈증을 풀어주며 기운을 아래로 끌어내리는 성질을 지녔기 때문에 열을 가라앉혀주므로 당뇨병에 효과적인 것이지요.

팥의 효능

적소두赤小豆 또는 홍두紅豆라고 하는데 기운을 아래로 끌어내리는 작용이 있어서 몸속의 물을 잘 유통시켜주고 소변을 잘 나오게 합니다. 그러므로 몸이 붓거나 배가 더부룩하고 불러 있는 병증과 간경화로 인한 복수를 치료하는 데 씁니다. 이 경우 잉어와 함께 삶아 먹거나 죽으로 먹어도 좋습니다. 다리가 붓는 각기병이나 신장병·심장병으로 인한 부종에도 좋습니다. 또한 신장이나 요로에 돌이 박혀 있는 요로결석 치료에도 사용되지요. 그리고 산모의 젖을 잘 나오게 하는 효능도 있으므로 비장이 허약하여 젖이 부족한 산모에게 찹쌀과 함께 죽을 끓여 먹이면 좋습니다.

해독 효능이 있어서 연탄가스 등으로 인한 중독증에 쓰입니다. 또 구토를 치료하고, 어혈을 흩어버리고 곪은 것을 배출시켜주므로 염증이 있는 경우에도 좋습니다.

팥이 좋다고 해서 누구나 먹어도 괜찮을까?

팥은 기운을 가라앉히고 물기를 많이 빠져나가게 하므로 오래 먹으면 사람을 마르게 하니 배가 나오고 비만한 사람에게 어울리며 열성 체질에 적합합니다. 비만이면 몸속에 습기가 많아 담을 생기게 하고 담이 열을 일으켜 음기를 소모시키므로 소갈로 진행되기 쉬운데, 팥이 예방해줄 수 있는 것이지요.

반면 쇠약하고 야윈 사람이나 소변량이 많은 경우에는 적합하지 않습니다. 그리고 비·위장이 냉한 사람이 팥빙수를 먹는다면 복통·설사를 자초하는 것이나 다름없지요. 사상체질로 보면 소양인에게 적합하고 소음인에게는 해가 됩니다.

녹두
염증 질환·약물중독·숙취 해소에 탁월한 해독제

병을 앓거나 과로해서 입맛을 잃었을 때 녹두죽을 먹어본 적이 있을 텐데요. 녹두는 기의 통로인 경락을 두루 잘 통행시키고 오장을 조화롭게 하며 위장을 튼튼하게 하므로, 입맛이 돌고 가슴이 시원해지면서 원기가 생겨나 기분이 한결 좋아지고 일할 의욕이 생긴 사람도 많을 겁니다.

녹두의 약효

녹두는 찬 성질이어서 몸속의 열기를 내려주므로 병으로 인한 열이 남아 있을 때에 좋습니다. 또한 열로 인한 설사, 즉 입이 마르고 찬 음식을 좋아하며 설사와 복통이 교대로 나타나고 뒤가 무직한 열설熱泄을 멎게 하는 데도 좋습니다.

녹두는 열을 내리며 갈증을 풀어주므로 여름에 더위를 먹거나 갈증이 심하고 가슴이 답답할 경우에 효과가 있습니다. 그리고 소변을 잘 나오게 하므로 신장의 기능이 떨어져 있는 경우나 몸이 붓고 배가 불러 있는 경우에 좋습니다. 당뇨병에도 효과가 있으므로 당뇨병 환자에게 적합한 음식이라 하겠습니다.

녹두의 해독 작용

녹두는 해독 작용이 탁월하여 일체의 나무와 풀·쇠·돌은 물론이고 비상의 독을 풀어줍니다. 또한 부자附子와 같은 열성 약이나 광물성 약의 독을 풀어주기 때문에 농약과 중금속 중독의 치료에 아주 적합합니다.

이처럼 해독 효능이 크므로 염증 질환을 앓거나 약물중독으로 발진이 생긴 경우, 또는 술을 많이 마신 뒤에 녹두죽을 먹으면 좋습니다. 특히 소주의 독을 잘 풀어주므로 소주를 많이 마시는 사람에게 좋습니다. 단, 한약을 먹을 때 녹두를 먹으면 약효가 떨어지므로 피해야 하겠지요.

녹두를 먹지 않고도 약으로 활용하는 경우는?

외용으로는 녹두를 갈아서 물에 개어 바르면 피부의 기름기가 빠지고 고와지며 땀띠·여드름은 물론이고 햇볕에 그을린 경우에도 좋지요. 땀띠가 심할 때는 녹두가루를 뿌려주는 것도 좋습니다.

또한 녹두를 베갯속으로 넣은 베개를 베고 자면 습기와 열을 물리쳐서 머리를 서늘하게 하므로 눈을 밝게 하며, 머리가 무겁고 어지럽거나 아픈 것을 치료하는 효과가 있습니다.

녹두가 적합한 경우와 적합하지 않은 경우는?

무더운 여름날이나 장맛비가 쏟아지는 날에 빈대떡 맛은 별미지요. 녹두와 돼지고기가 들어가므로 소주 마실 때 안주로 제격이겠고, 역시 몸에 열이 많은 체질에 적합하겠지요.

그러나 녹두는 비·위장이 허약하고 차서 설사하거나 양기가 허약한 사람에겐 적합하지 않습니다. 조금 먹을 때는 문제가 없겠으나 계속 먹으면 소화 기능이 떨어지고 설사를 일으킵니다.

검은깨

신장을 보익하는 노화 방지 음식

봄이 깊어가면서 기운은 점점 떨어지고 밥이 먹기 싫어져 좋은 음식이 없을까 하는 사람이 많은데요. 이럴 때 깨죽을 쑤어 먹으면 어떨까요? 예로부터 선가仙家의 식품으로 알려졌는데, 항산화 효과가 매우 커서 성인병 예방과 노화 방지에 좋습니다.

검은깨의 약효

《포박자抱朴子》라는 옛 양생서養生書에 의하면 검은 참깨로 환을 만들어 하루에 3번씩 100일을 먹으면 일체의 고질병을 없앨 수 있다고 했습니다. 또한 1년을 먹으면 얼굴과 몸에 광택이 나고 배고프지 않으며, 2년을 먹으면 흰 머리카락이 다시 검어지고, 3년을 먹으면 빠진 이가 다시 난다고 했지요. 심지어 4년을 먹으면 더위와 추위를 타지 않고, 5년을 먹으면 빠른 말처럼 다닐 수 있다고 했습니다.

과장된 표현이긴 하지만, 예로부터 건강·장수 식품으로 각광을 받아온 것은 틀림없지요. 검은 참깨는 호마자胡麻子라고 하는 한약재로서 속 기운을 도와주고 오장을 자양하며 추위와 더위를 견디게 하고 오래 먹으면 몸이 가벼워지고 늙지 않는다고 했습니다. 그래서 질병을 앓다가 회복기에 접어든 환자들이나 허약하고 피로한 사람들이 검은깨로 죽을 끓여 먹고 원기를 차렸던 것이지요.

검은깨의 약효는 검은색과 관계가 있을까?

한의학에서 색은 오장과 연계되어 있습니다. 검은색은 신장과 연계되므로 검은깨는 주로 신장을 보하며 정精과 뇌수腦髓를 채워주는 효능이 있습니다. 뇌 기능을 도와 머리를 좋게 하므로 어린이의 두뇌 발육은 물론이고 수험생에 좋으며, 노인의 치매 예방에도 좋습니다. 또한 몸이 허약하거나 어지럼증이 있거나 병후 회복기의 사람들에게 필요합니다.

신장은 뼈를 주관하므로 검은깨는 뼈를 단단하게 하는 효능도 큽니다. 아이들의 뼈 성장에도 좋으며 허리를 강하게 하고, 골다공증의 예방과 치료에 효과가 있습니다. 노인이 풍으로 팔다리에 힘이 없고 허리와 무릎이 시큰거리고 아픈 경우에도 좋습니다.

또한 신장과 관계있는 머리카락·눈·귀·대변에도 효과가 있습니다. 머리카락이 시들고 윤기가 없거나 희어지는 것을 치료하며 눈과 귀를 밝게 하고 대변을 잘 나오게 합니다. 동맥경화·고지혈증·고혈압 치료에도 효과가 있으며, 피부가 건조하고 윤기가 없을 때 좋고, 두드러기의 치료에도 활용됩니다.

약으로 활용하는 방법은?

　신장과 간장의 정기가 부족하여 때로 눈병이 생기고 피부가 건조하며 대변이 잘 나오지 않는 경우에는 검은깨와 서리를 맞은 뽕나무 잎, 즉 상상엽霜桑葉을 함께 가루를 내어 꿀에 개어 환을 만들어 먹으면 좋습니다. 산모의 젖을 잘 나오게 하는 효과도 있는데, 검은깨를 볶아서 가루를 내어 소금을 조금 넣어서 먹으면 됩니다.

　검은깨로 술을 담그면 신장과 간장을 보익하고 기와 혈을 돕는 효력이 더욱 강해지므로 예로부터 약주로 많이 마셔왔습니다. 호마주는 기력이 쇠약하고 어지러우며 변비가 있는 노인들이 항시 마시거나 청·장년기에 질병을 앓고 나서 몸이 쇠약해진 경우에도 좋습니다. 그러나 비장이 허약하여 대변이 묽고 설사를 잘하는 사람은 검은깨를 주의해야 합니다.

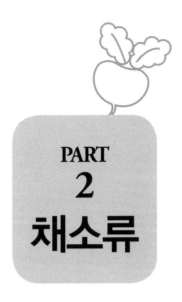

PART 2
채소류

마늘 | 양파 | 파 | 배추 | 무 | 순무 | 양배추 | 브로콜리 | 케일 | 쑥 | 도라지 | 더덕 | 아욱 | 표고버섯 | 우엉 | 가지 | 감자 | 고구마 | 시금치 | 당근 | 상추 | 부추 | 고추 | 생강 | 고사리 | 미나리 | 오이 | 호박

마늘

우리 민족 양기의 원천인 최고의 항암제 · 항노화제

우리나라 사람들에게 가장 좋은 장수 음식은 무엇일까요? 사람마다 체질이 다르지만 일반적으로 보면 곡식류로는 쌀 · 콩, 채소류로는 마늘 · 양파, 과일류는 베리류 · 견과류, 해산물로는 고등어 · 김, 그리고 육류로는 소고기 · 닭고기 · 돼지고기 등이 중요한 장수 음식이라고 생각됩니다. 그중에서도 쌀과 마늘을 꼽고 싶습니다. 쌀은 주식이니까, 마늘이 첫 번째라고 봐야지요.

마늘을 첫 번째로 꼽은 이유는 우리 몸의 전반에 걸쳐 광범위하게 효과를 나타내어 인체가 항상성homeostasis을 유지할 수 있도록 전신 기능을 조절해주기 때문입니다. 그리고 마늘은 면역력이 아주 강하여 감기 · 독감을 비롯한 각종 감염성 질병에 대한 예방 효과가 탁월합니다. 뿐만 아니라 각종 성인병의 예방과 치료에 도움이 되는데, 특히 미국 국립암연구소가 권장하는 항암 식품 40여 종 가운데 1위에 올라 있는 최고의 항암 식품이기도 하지요.

마늘은 실제로 질병 치료에 많이 활용되었을까?

마늘의 약효는 무척이나 많습니다. 그중에서 가장 기본적인 약효는 몸에 훈기薰氣, 즉 양기陽氣를 넣어주어 추위와 찬 기운을 물리치고 따뜻하게 해주는 것에서 비롯됩니다. 단군신화에 등장하는 마늘과 쑥은 우리 조상들이 한반도로 이동하면서 가져온 것이지요. 바이칼 호수 부근을 비롯한 북방 시베리아에서 유목을 하며 옮겨 다니던 기마민족이기에 따뜻한 성질을 가진 마늘과 쑥은 음식이자 약으로도 중요한 역할을 했습니다. 물론 그때의 마늘은 요즘 재배되고 있는 마늘이 아니고 산야에 자생하는 산마늘이나 달래로 추정됩니다.

추위를 타고 손발이 차가운 사람들에게 효과가 큰 마늘

한의서에 의하면 마늘을 먹고 나면 몸이 뜨거워진다고 했는데, 실제로 온몸이 후끈후끈해지는 것을 느낄 수 있습니다. 이것은 마늘이 열성이 강할 뿐만 아니라 매운맛이 강하기 때문이기도 하지요. 매운맛은 기를 잘 통하게 하며 발산시키는 작용을 합니다. 그래서 마늘은 "신온주찬 무처부도 辛溫走竄 無處不到"라고 했는데, 맵고 따뜻하여 어디로든 달려가지 않는 곳이 없다는 뜻이지요.

수족냉증은 기본적으로 신장의 양기를 보익해서 몸에 따뜻한 기운을 넣어주고 비·위장을 따뜻하게 보강해줘야 합니다. 마늘은 양기를 넣어주어 찬 기운이 맺혀 있는 것을 풀어주는 효과가 클 뿐만 아니라 비·위장을 따뜻하게 하므로 비·위장이 주관하는 수족의 냉증에 효과가 큽니다.

그리고 단군신화에서 웅녀가 마늘을 먹었다는 것은 특히 여성 건강에 필수적임을 암시합니다. 머리가 흔들리고 눈이 어질어질하며 얼굴색이 창백하고 몸에 기운이 없어 말하기도 귀찮아하고 피로하며 숨이 차고 심할 경우에는 쇼크가 와서 의식을 잃고 쓰러지기도 하는 여성이 꽤 많은데, 혈압이 낮은 경우가 대부분이지요. 심장의 양기가 부족하기 때문인데, 평소 마늘을 먹으면 예방에 큰 도움이 됩니다.

마늘을 먹으면 약효가 빨리 나타날까?

발산시키는 약효가 있는 데다 그것도 신속하게 발휘합니다.《본초강목》에서는 "기기훈열 통오장 달제규其氣薰烈 通五臟 達諸竅"라 하여 오장을 통하게 하고 우리 몸이 외부와 통하는 모든 통로, 즉 눈·코·귀·입·요도·항문에 기를 빨리 도달시켜준다고 했습니다. 그러니 마늘의 효과는 우리 몸의 전반에 걸쳐 광범위하게, 그리고 매우 빨리 나타나는 것이지요. 그래서 인체가 항상성을 유지할 수 있도록 전신 기능을 조절해줍니다.

마늘이 몸을 따뜻하게 해주는 또 다른 이유

마늘에는 혈액순환을 잘되게 하는 작용도 있습니다. 혈이 순환되려면 기가 소통되어야 하는데, 마늘은 기의 소통을 잘되게 함으로써 혈의 유통을 잘되게 하는 것이지요. 혈의 유통이 원활하지 않으면 전체적으로, 혹은 부분적으로 냉증과 통증이 생겨나는 것이니, 냉기를 물리치고 통증을 멎게 하는 마늘의 효과는 이 때문입니다.

더위에 상한 경우에도 효과가 있는 마늘

열성이지만 더운 여름에 먹어도 효과를 나타냅니다. 열사의 나라인 이집트에서 피라미드를 세울 수 있었던 것은 마늘 덕분이라고 알려져 있지요. 피라미드 공사 현장에 동원된 노예들에게 매일같이 마늘을 먹였다는 사실은 벽에 새겨진 상형문자의 판독으로 확인된 바 있는데, 노예들의 체력을 유지하게 하고 피로를 회복시키는 데 마늘이 결정적인 역할을 했습니다. 노예들이 마늘을 먹고 원기와 활력을 얻었으니 무더위에도 체력 증강과 피로 회복 효과가 크다는 것을 알 수 있지요.

실제로 마늘은 더위 먹은 병에도 약이 됩니다. 한의서에 "다용우서월多用于暑月"이라 하여 더운 계절에 많이 쓰인다고 했고, "해서기 치중서불성解暑氣 治中暑不醒"이라 하여 더위를 풀어주고 더위에 손상되어 생긴 병증으로 깨어나지 못하는 것을 치료한다고 했습니다. 중서中暑는 더위에 맞았다는 것으로 한여름의 더위에 손상되어 발생하는 일사병에 해당됩니다. 이때 중 자는 맞았다는 뜻으로, 중서는 더위에 맞은 병이고 중풍은 바람에 맞은 병입니다.

마늘은 사계절에 필수적인 음식일까?

"이열치열以熱治熱"이라는 말이 있는데, 뜨거운 여름에 오히려 뜨거운 음식을 먹어야 한다는 의미가 아닙니다. 열이 있기는 하지만 어디까지나 겉으로 드러나 보이는 가상假像일 뿐이고 실제로는 몸속에 찬 기운이 많은 것이 근본인 병증에 열약을 써야 치료가 된다는 의미입니다. 그러니 여름에도 속이 냉한 체질은 따뜻한 음식을 먹어야 하고, 차가운 성질의 음식이나 냉장된 음식을 먹을 때는 마늘을 함께 먹어야 배탈이 나지 않습니다.

또한 항균 효과가 뛰어나서 식중독·이질을 치료하고 어류·육류·채소류의 불쾌한 맛을 없애주며 독을 풀어주는 작용이 있기에 여름을 비롯한 사계절 언제나 필수적인 음식인 것이지요.

그러나 마늘을 먹으면 몸에 열을 넣어주기 때문에 마늘로 인한 부작용도 주로 그 때문에 생겨난다는 것을 알아야 합니다.

마늘의 두 번째 효능, 면역 기능 증강

히포크라테스는 치료약 중 약 400여 종의 처방에 마늘을 사용했다고 합니다. 마늘을 약으로 상당히 많이 쓴 것이지요. 그리고 사스SARS, 즉 중증 급성 호흡기 증후군이 한창일 때 중국에서는 매일 마늘을 먹는 사람이 늘었고 김치도 불티나게 팔렸다고 합니다. 마늘과 김치를 먹으면 사스에 대한 면역력이 생긴다는 소문이 돌았기 때문이었지요. 실제로 마늘의 주성분인 알리신allicin은 페니실린에 견줄 만큼 면역력이 아주 강하여 사스뿐만 아니라 감기·독감 등 각종 감염성 질병에 대한 예방 효과를 나타냅니다.

마늘은 왜 면역 기능을 증강시킬까?

면역세포에는 후천성 면역 반응에 관여하는 B세포체액성 면역 반응을 담당하여 혈액 속에 흐르는 항체를 만드는 작용을 가지는 것·T세포세포 매개성 면역 반응을 담당하여 세포와 강하게 결합하여 떨어지지 않는 세포성 항체를 가지는 것·사이토카인cytokine: 면역세포들의 상호작용에 관여하는 단백질이 있습니다.

선천성 면역 반응에 관여하는 세포로는 대식세포macrophage: 식균 작용, 종양세포 파괴, 염증 반응 및 면역 반응 조절 · 자연살해세포NK cell, natural killer cell: 암세포나 바이러스에 감염된 세포를 죽이는 기능 등이 있습니다. 숙성된 마늘은 이러한 면역 세포들의 활성을 증강시키는 복합적인 효과를 나타냅니다. 그래서 면역 시스템의 항상성을 유지시켜주는 작용을 가지고 있는 것으로 알려져 있습니다.

옛날에도 질병을 막기 위해 쓰인 마늘

마늘은 한의서에 벽예구사辟穢驅邪 · 벽오산사辟惡散邪라고 하여 나쁜 기운이나 물질을 밖으로 몰아낸다고 했는데, 제풍사除風邪 · 살독기殺毒氣라고 한 것도 마찬가지 의미입니다. 더욱이 벽온역辟瘟疫이라고 했는데, 온역은 급성 전염성 질병을 총칭하는 말로 천연두 · 콜레라 · 장티푸스 · 페스트 등에 해당됩니다. 그러니 마늘이 강력한 면역 증강 효과를 가지고 있다는 것을 알 수 있지요.

감기나 독감에 대한 예방 효과도 있는 마늘

마늘은 감기에 대해 탁월한 예방 효과를 가지고 있는 것으로 보고되었습니다. 영국의 어느 의과대학의 조사 연구에 의하면, 마늘을 먹은 그룹의 사람들이 먹지 않은 그룹의 사람들에 비해 감기에 훨씬 적게 걸렸다고 합니다. 동물실험에서도 마늘은 인플루엔자 바이러스 감염에 대해 방어 효과를 나타내는 것으로 밝혀졌습니다. 쥐 실험에서 백신을 접종시킨 그룹은 85%가 인플루엔자에 감염되지 않았으나, 마늘 추출액을 15일간 투여한 그룹에서는 95%가 감염되지 않았다고 합니다.

인플루엔자에 감염되지 않으려면 마늘을 어느 정도 먹어야 할까?

적은 양을 1~2번 먹어서는 안 되고, 매일 10쪽 정도는 먹어야 될 것 같습니다. 그러나 열이 많은 편이거나 열이 조금 있는 편인 사람이 열성이 강한 마늘을 매일같이 많이 먹을 경우에는 열을 일으키며, 심할 경우 눈에 장애를 주고 뇌를 상하게 할 수도 있습니다. 그런데 우리 몸의 면역 기능은 마늘만으로 유지되지 않습니다. 마늘 외에도 면역 기능을 증강시키는 음식은 많고, 운동으로도 면역 기능은 증강됩니다. 그러니 적은 양의 마늘이라도 꾸준히 먹는 것이 면역 강화에 큰 도움이 될 것입니다.

감기나 독감에 걸렸을 때 마늘을 먹으면 치료에도 좋을까?

감기에 걸렸을 때는 마늘을 먹더라도 효과를 기대하기는 어렵지요. 동물실험에서도 감기 바이러스를 주입시킨 쥐에게 마늘 추출액을 투여했으나 증상이 개선되지 않았습니다. 오히려 열성 체질의 경우에는 열을 더욱 오르게 하여 악화될 수도 있지요. 물론 감기 초기에 땀을 내게 할 목적으로 마늘을 생강이나 파 혹은 귤피 등과 함께 달여 마시는 것은 도움이 될 수도 있지요. 그리고 여름감기, 즉 냉방병의 예방과 치료에도 도움이 됩니다.

마늘을 먹으면 냉방병을 예방하거나 치료할 수 있을까?

냉방병은 여름철에 찬바람과 찬 음식을 즐기다가 발생하는 것이지요. 더위가 싫고 땀을 흘리지 않으려다 보니 더위를 피해서 지내느라 적당한 땀을 흘려야 하는 생리작용을 어긴 탓입니다. 장시간 에어컨을 틀어놓은 실내에서 근무하거나 차를 탈 경우에 생기기 쉬운데, 특히 병약자·노인·어린아이 및 몸이 마른 사람들에게 잘 생기며 여성들에게 많지요.

냉방병을 예방하고 치료하려면 기를 보익해주고 비·위장을 튼튼하게 하며 습기를 없애주고 땀을 나게 해야 합니다. 마늘은 매운맛에 따뜻한 성질로서 기를 잘 통하게 하며 발산하는 작용을 하고 비·위장을 돕고 습기를 없애주는 효과를 나타내므로 냉방병 예방에 적합한 음식인 것입니다.

마늘의 세 번째 효능, 항균 및 해독 작용

이집트에서 피라미드 공사에 동원된 노예들에게 마늘을 먹인 것은 피로 회복과 체력 증진을 위해서기도 했지만, 돌림병을 예방하려는 목적도 있었을 것으로 짐작됩니다. 즉, 방역防疫 효과가 있는 것이지요. 중세 유럽에서는 마늘이 페스트·결핵·콜레라 같은 전염병의 치료제로 사용되어 큰 효과를 보았습니다. 그래서 마늘에 악마를 쫓는 힘이 있다고 하여 출입문이나 기둥에 매달아놓는 풍습이 생겼다고 합니다.

일본 사람들이 아주 무서워하는 질병인 이질에 한국 사람은 적게 걸리는 이유가 마늘을 많이 먹기 때문이라는 얘기도 있지요. 소설가 손소희 선생의 《남풍南風》이란 소설에 보면 일제시대에 만주 지방에 돌림병이 유행

했는데, 일본인이나 중국인에 비해 조선인이 적게 걸린 이유가 마늘을 많이 먹기 때문이라고 했습니다.

마늘의 강력한 항균 작용

마늘이 항균력을 나타내는 이유는 알리신이라는 천연 항균 물질이 들어 있기 때문이라는 것이 밝혀졌습니다. 식중독을 일으키는 포도상구균·장염균·비브리오균을 비롯하여 연쇄상구균·대장균·폐렴간균 등의 각종 세균에 대하여 광범위하게 강력한 항균력을 나타냅니다.

마늘즙을 10만 배로 희석한 용액도 콜레라균·장티푸스균·이질균에 대해 살균 효과를 발휘한다고 합니다. 과거에는 결핵 치료 목적으로 복용하기도 했는데, 결핵균에 대한 살균 효과도 큽니다. 그리고 장관 내에 있는 유해 세균에 대해서도 항균 작용을 나타내어 장운동을 정상으로 하는 정장整腸 작용도 있습니다. 특히 위궤양과 위암을 유발하는 헬리코박터균에 대한 항균 작용이 있다는 것도 밝혀졌지요.

곰팡이를 없애주는 작용도 하는 마늘

마늘은 병원성이 있고 생활에 유해한 사상균이나 효모균에 대한 항진균抗眞菌 작용을 가지고 있습니다. 사상균에 속하는 것으로는 피부사상균증을 일으키는 백선균·소포자균·피부균·황선균·전풍균 그리고 털곰팡이·푸른곰팡이 등이 있고, 효모균에 속하는 것으로는 아구창이나 칸디다증을 일으키는 칸디다 알비칸스candida albicans가 있지요.

그리고 마늘은 고대 이집트·그리스·로마·인도·중국 등에서 기생충을 박멸할 목적으로도 먹었다고 합니다. 한의서에도 마늘의 살충 효능이 명시되어 있는데 선충·요충 등에 대한 구충 효과가 밝혀졌습니다.

외용약으로도 활용하기도 한 마늘

마늘은 예전에는 무좀·습진·백선 등에 외용약으로 쓰이기도 했습니다. 또한 외상 치료에도 쓰였으니, 칼에 벤 상처나 종기 등에도 효과가 있을 뿐만 아니라 지네·뱀·전갈 등에 물렸을 때도 마늘을 갈아 환부에 붙였다고 합니다. 1차 세계대전 당시에 영국군은 부상당한 병사의 상처가 화농되어 덧나는 것을 막을 목적으로 마늘을 사용했다고 합니다. 마늘 목욕을 하거나 습포제로도 활용되어왔습니다.

마늘의 해독 작용

우리 몸에서 유독 물질을 처리하는 화학공장의 역할을 수행하는 곳은 간장이지요. 간장은 우리가 먹은 음식물이나 약물에 함유된 각종 독성 물질은 물론이고, 몸속에서 생성되는 유해 물질을 분해하여 독성을 제거시켜 몸 밖으로 배출시키는 작용을 합니다. 마늘의 알리신 성분은 간세포의 기능을 활성화시키고, 메티오닌·시스테인 성분은 강력한 해독 작용으로 간 기능을 향상시키므로 해독 효과를 증강시켜줍니다. 그래서 마늘은 간장 질환을 예방하는 효과가 있고, 알코올을 분해하는 작용도 강해지므로 숙취 해소에도 도움이 됩니다.

중금속으로부터 우리 몸을 보호해주는 마늘

공해 시대인 요즘은 대기·수질·음식물 등을 통해 어쩔 수 없이 중금속류를 조금씩 섭취하게 되는데, 일부는 땀이나 대소변을 통해 배출되기도 하지만 대부분은 몸에 쌓이게 됩니다. 체내에 들어가면 장에서 흡수된 후 간에서 해독되어 담즙과 함께 십이지장으로 가는데, 다시 장벽을 통해 흡수되어 간으로 되돌아가는 사이클을 반복하면서 축적되기 때문이지요.

마늘에는 수은·납·카드뮴 등의 중금속이 장벽에서 재흡수되는 것을 방지하여 몸속에 쌓이지 않게 하는 작용이 있습니다. 알리인alliin과 알리신이 킬레이트 시약chelating agent으로 작용하기 때문에 중금속과 킬레이트 화합물chelating compound을 형성하여 해독 효과를 나타낸다는 것이 동물실험을 통해 밝혀졌지요. 또한 시스테인, 디알릴 설파이드diallyl sulfide 등의 화합물이 체내 조직에 붙어 중금속의 배설을 촉진한다고 보고되었습니다.

마늘이 맞지 않는 사람은 배추·무·브로콜리·미나리·우엉 등의 채소가 체내 중금속의 배출을 돕는 천연 킬레이트가 되고, 미역·김·다시마 등의 해조류와 녹차도 좋습니다.

마늘의 네 번째 효능, 체력 증강과 피로 회복

마늘은 겨울에 먹으면 추위를 이기고, 여름에 먹으면 더위를 이기게 하는 음식이지요. 이것만 봐도 체력 증강과 피로 회복 효과는 충분히 설명되고도 남습니다.

또한 피라미드를 건설한 노예들과 고대 그리스 검투사들이 마늘을 먹고 힘을 내었고, 마케도니아의 알렉산더 대왕의 군대도 마늘을 먹고 힘을 내어 싸움에 이겼다고 알려져 있습니다.

마늘이 체력 유지와 피로 회복에 좋은 이유는?

마늘에 들어 있는 비타민 B_1은 당질을 운동에너지로 변화시키는 작용을 하므로 항피로 비타민이라 하는데, 당질을 많이 섭취할수록 비타민 B_1도 많이 필요합니다. 비타민 B_1이 부족할 경우, 각기병에 걸려 다리가 붓고 몸이 나른해져 힘을 쓰지 못하게 되지요. 그러니 노예들이나 병사들에게 계속 공사와 싸움을 시키기 위해 마늘을 먹인 것입니다.

각기병은 쌀을 도정해서 먹기 시작할 때부터 많이 생겨난 병으로서, 쌀겨로 깎여나간 부분에 비타민 $B_1 \cdot B_2 \cdot E$ 등이 많이 들어 있기 때문입니다. 그런데 쌀을 주식으로 하는 우리나라와 중국 사람들에게 각기병이 상당히 적은 이유가 바로 마늘을 많이 먹기 때문이라고 합니다.

노동이나 운동으로 생긴 피로를 풀어주는 마늘

피로는 근육의 수축 활동에 요구되는 힘을 발현하지 못하거나 유지하지 못하는 상태지요. 혈액 중에 산소가 부족하여 근육에 공급되는 산소가 부족해져 젖산 등과 같은 대사성 부산물이 축적되기 때문입니다. 또한 세포가 오래되면 세포막의 투과성이 떨어져서 외부로부터 영양 물질을 흡수하기 어렵고, 아울러 내부의 노폐물을 밖으로 배출시키기 어렵게 됩니다. 즉, 세포의 신진대사가 나빠져 세포 기능이 저하되므로 체력이 떨어지고 피로를 느끼게 되는 것이지요.

마늘에는 비타민 B_1·B_2·니아신 등이 들어 있어 젖산 처리에 도움이 됩니다. 또한 알리신이 세포막을 활성화시켜 투과성을 증가시켜주므로 신진대사가 활발해져 세포 기능이 활발해져서 피로 회복과 체력 개선에 큰 도움이 되지요.

마늘의 피로 회복 효과는 다른 음식들에 비해 강할까?

원래 비타민 B_1은 몸이 지치거나 피로할 때 사용되므로 피로 회복이나 체력 증강에 필수적인 비타민인데, 특히 마늘의 비타민 B_1이 더욱 강한 효과를 나타냅니다. 알리신 성분이 몸속에서 비타민 B_1과 결합하여 생기는 알리티아민alliithiamin이 비타민 B_1의 분해를 방지하기 때문이지요. 또한 마늘의 스코르디닌scordinin, 게르마늄 성분이 비타민 B_1과 결합하여 무제한으로 흡수하여 저장하는 역할을 합니다.

이처럼 마늘에 함유된 비타민 B_1은 몸속에 흡수되기 쉽고 빨리 배설되지 않아 장시간 작용하지만, 비타민 제제를 복용할 경우에는 일부만 흡수되고 나머지는 모두 소변을 통해 배설돼버리지요. 그러므로 비타민 제제를 복용하는 것보다 마늘을 먹는 것이 훨씬 효과가 큽니다. 그리고 마늘에는 각종 영양소가 많이 들어 있어 피로 회복에 좋습니다.

마늘의 피로 회복 효과는 어떤 영양소 때문일까?

노동이나 운동을 많이 하면 지치게 되는 또 다른 원인은 간장과 근육에 저장된 당질을 비롯한 에너지원이 고갈되기 때문입니다. 소모된 에너지원을 보충하기 위해서는 당질·지질·인산염·단백질·아미노산의 보급이 중요하고, 대사에 필요한 비타민 B_1·B_2·C 그리고 혈액과 체액의 성분으로 필요한 나트륨·칼슘·칼륨 등의 미네랄 등이 필요하지요.

마늘은 당질이 다른 채소보다 많은 편이고, 비타민 B_1·B_2·C·단백질·칼슘·칼륨 등과 미량 원소도 많이 들어 있으므로 효과를 나타냅니다. 그리고 간장 기능을 향상시키는 것도 마늘의 피로 회복 효과에 한몫을 합니다.

마늘의 간 기능 향상 효과

피로 회복에는 간장이 직접 관련됩니다. 간은 해독 기능을 담당하므로 몸속으로 들어온 유독 물질과 피로로 생긴 물질을 처리하는 역할을 하기 때문이지요. 알리신이 간세포의 기능을 활성화시키고 메티오닌, 시스테인 성분의 강력한 해독 작용으로 간 기능을 향상시킵니다. 간세포의 기능이 정상이어야 피로가 회복되는데, 주로 세포 내 소기관인 미토콘드리아와 리보솜에서 이루어집니다.

미토콘드리아는 유독 물질을 무독하게 해서 밖으로 배출시키거나 유익한 물질로 변환시켜 다시 에너지로 쓰이게 하는 작용을 하고, 리보솜은 체내의 세포와 조직에 단백질을 공급하여 체력을 증강시키고 피로 회복을 촉진합니다. 실험에서 마늘을 먹인 쥐는 미토콘드리아가 훨씬 커지고 리보솜의 수가 증가되는 것으로 나타났습니다.

마늘이 오랜 노동이나 운동에도 지치지 않게 할까?

마늘이 체력과 지구력을 증가시킨다는 것을 보여준 연구가 있습니다. 수영 내구력 실험으로서 마늘 추출액을 15일간 투여한 쥐와 투여하지 않은 쥐를 비교했습니다. 아무것도 잡을 것이 없고 발로 딛고 서지 못할 정도로 깊은 수조에 쥐를 넣어서 물에 빠지지 않으려고 수영을 하다가 지쳐서 가라앉기 시작할 때까지의 시간을 측정한 것이지요. 마늘을 투여한 쥐는 124분, 그렇지 않은 쥐는 67분으로 상당한 차이를 나타냈습니다.

또 매달리기 능력 실험도 있는데, 쥐를 앞발로 철사에 매달리게 한 뒤 피로해서 아래로 떨어질 때까지의 시간을 측정했습니다. 마늘을 투여하지 않은 쥐에 비해 마늘을 투여한 쥐는 2~3배나 오래 매달려 있었습니다.

마늘의 다섯 번째 효능, 소화 기능 증진

음식을 먹고 소화가 되는 데도 열에너지가 필요합니다. 그러니 몸에 열이 많으면 소화가 잘되고 열이 부족하면 소화력도 떨어지게 마련이지요. 특히 비·위장에 열이 많은 경우는 소화가 잘되지만, 비·위장이 냉하면 소화가 잘되지 않아 항상 속이 더부룩합니다.

마늘은 따뜻한 성질로서 비·위장을 따뜻하게 하므로 소화 기능을 증진시켜줍니다. 그래서 음식이 맺히고 막혀 있거나 배가 차가우면서 아픈 것을 치료하는데, 설사와 이질의 치료에도 좋습니다.

소화 작용을 발휘하게 하는 마늘의 성분

알리신은 위와 장 점막의 세포를 자극하여 소화액과 소화효소의 분비를 촉진하므로 위와 장의 소화력을 높여주고 식욕을 증진시킵니다. 아울러 위 점막의 저항력도 강하게 해서 건강한 위를 만드는 효과가 있지요. 특히 알리신 성분은 위장의 내벽으로부터 직접 흡수되어 효능이 빠르게 나타나는데, 알리신이 비타민 B₁과 결합하여 생긴 알리티아민은 위장의 운동을 활발하게 하는 작용을 하므로 소화불량을 해결해줍니다. 또한 캡사이신capsaicin 성분도 위액의 분비를 촉진하고 식욕을 증진시킵니다.

마늘이 고기를 잘 소화시켜줄까?

마늘은 특히 육류 소화에 좋습니다. 고기를 먹을 때 마늘을 함께 먹으면 좋은 것은 고기의 비린내를 없애주고 맛을 좋게 할 뿐만 아니라 알리신 성분이 고기의 단백질과 결합하여 응고시켜 위장에 대한 자극을 부드럽게 하여 소화를 잘되게 하기 때문이지요. 특히 차가운 성질을 가진 돼지고기나 오리고기를 먹을 때는 반드시 마늘을 함께 먹는 것이 좋습니다. 생선회를 먹을 때도 마찬가지지요.

복통에 효과가 있는 마늘

《동의보감》에서는 복통을 6종으로 구분해놓았습니다. 한복통은 찬 기운이 들어와 갑작스럽게 통증이 생긴 것으로, 찬 성질의 과일이나 빙과류 및 냉면 등을 포식하여 뱃속에 찬 기운이 맺혔기 때문이지요. 열복통은 열로 인해 통증이 갑자기 생겼다가 그치며 통증 부위가 뜨겁고 대변이 막히며 찬 것을 즐겨 찾습니다. 식적복통은 음식을 먹은 것이 내려가지 않고 맺혀서 식체가 된 것이지요. 사혈死血복통은 뱃속에 어혈이 있어서 생긴 것으로 타박상을 당했거나 여성이 생리 중이거나 산후 오로惡露가 남은 경우 등입니다. 담음복통은 담이 기의 소통을 방해하여 생기고, 충복통은 기생충으로 인해 생기지요.

마늘은 열복통을 제외한 모든 경우에 도움이 됩니다. 음식이 내려가지 않고 맺힌 것을 풀어주고 뱃속이 차가운 것을 따뜻하게 해주므로 식적복통과 한복통은 쉽게 해결해줍니다. 또한 기를 소통시켜 혈을 잘 통하게 하여 어혈을 풀어주므로 사혈복통에 도움이 되고, 담을 삭여주므로 담음복통을 치료하며, 살충 효능이 있으니 충복통에도 효과입니다. 마늘은 위무력증·위하수에도 좋습니다.

위궤양에는 마늘이 해로울까?

마늘은 위벽에 항궤양 물질을 형성하여 위액의 공격으로부터 보호해주는 역할을 한다고 알려져 있습니다. 또한 위궤양과 위암을 유발하는 헬리코박터균에 대한 억제 작용이 있습니다. 마늘을 많이 먹는 지역에서는 위암 발생이 적다는 보고도 나왔지요.

그리고 위궤양의 원인이 되는 스트레스를 완화시켜주므로 도움이 됩니다. 마늘의 비타민 B_1은 조급함을 억제하여 신경을 안정시키고 스트레스를 풀어줍니다. 또한 알리신 성분도 신경조직을 활발하게 하여 우울하고 초조한 상태를 활달하게 해주고 흥분·긴장된 기분도 진정시켜 스트레스 해소에 도움을 주지요.

그러나 공복에 생마늘을 먹는 것은 위 점막을 파괴하는 등 위장장애를 일으키므로 주의해야 합니다.

마늘은 그 밖에도 어떤 위장 질환에 좋을까?

마늘은 해독 작용이 강하므로 식중독의 예방과 치료에도 특효입니다. 다른 지방에 가서 물을 바꿔 먹으면 배탈이 나서 고생하는 병인 장기瘴氣 혹은 불복수토不伏水土라는 병에도 좋습니다. 그리고 곽란에도 효과가 큽니다. 곽란은 갑자기 배가 아프면서 토하고 설사하며 열이 나고 머리가 아픈 병증으로서 식중독, 심한 급성 위염·장염을 비롯하여 콜레라·장티푸스·이질 등의 수인성 전염병에 해당되지요.

마늘의 여섯 번째 효능, 성인병의 예방과 치료

한의학에서 인식하고 있는 성인병의 주된 원인은 풍·열·담·어혈 그리고 기의 소통 장애입니다. 마늘은 기의 소통을 잘되게 하므로 혈의 유통도 잘되게 하며 응어리를 풀어주고 담과 어혈을 없애주므로 각종 성인병의 예방과 치료에 도움이 되는 것이지요.

혈압을 내려주는 효과가 있는 마늘

혈관을 확장하고 혈전을 녹여 막힌 혈관을 뚫어주므로 혈액순환을 촉진함으로써 혈압을 떨어뜨리는 효과를 나타냅니다. 또한 알리신 성분이 뇌 신경을 자극하여 심장의 기능을 일정하게 조절함으로써 혈압을 정상으로 유지시키는 데 일조합니다. 아울러 알리신은 세포막의 투과성을 증가시 켜 신진대사를 북돋아 세포의 기능을 활발하게 하므로 피로 회복에 도움 이 되고, 신경세포를 활성화시켜 스트레스 해소를 도움으로써 혈압 강하 에 간접적인 역할을 합니다. 그 밖에도 마늘에 들어 있는 칼륨은 혈중 나 트륨을 제거하여 혈압 상승을 막아주는 역할을 합니다.

마늘이 저혈압인 사람의 혈압을 올려줄까?

마늘은 혈압을 낮추어주는 효과만 있는 것이 아니고 혈압을 올려주는 효과도 있습니다. 혈압의 항상성을 유지하는 데 일정한 역할을 하기 때문 이지요.

한의학적으로 보면 저혈압의 원인 가운데 큰 원인이 심장의 양기가 부 족한 것입니다. 심장의 양기가 부족해지면 머리가 흔들리고 눈이 어질어 질하며 얼굴색이 창백하고 몸에 기운이 없어 말하기도 귀찮아하고 피로 하며 숨이 차고 팔다리가 차가우며 추위를 타고 심할 경우에는 쇼크가 와 서 쓰러져 의식을 잃기도 하는데, 이때는 인삼이나 마늘 혹은 파·생강같 이 양기를 넣어주는 약을 써야 합니다.

마늘의 고지혈증 치료 효과

한의학에서 콜레스테롤이 많아지는 원인은 달거나 기름진 음식을 많이 먹었거나 간장과 담낭의 기능 장애로 몸속에 물과 습기가 쌓여 담이 생기고, 혈의 소통이 원활하지 못하여 어혈이 생겼기 때문입니다. 근본적으로는 신장의 양기와 음기가 부족해져 비장의 작용이 제대로 이루어지지 못하고 경락의 소통이 원활하지 못한 탓이지요. 그래서 담을 없애주고 어혈을 풀어주며 신장의 양기와 음기를 보강하는 치료법을 씁니다.

마늘은 습기와 담을 없애주고 어혈을 풀어주며 기를 소통시켜주므로 콜레스테롤을 떨어뜨리는 효과를 나타냅니다. 그 밖에도 많은 한약새와 흔히 먹는 음식 가운데 파·양파·보리·율무·옥수수·미나리·배추·감잎 등에 콜레스테롤을 떨어뜨리는 효과가 있음이 입증되었습니다.

알리신 성분은 콜레스테롤 합성에 관여하는 효소의 활성을 억제하여 콜레스테롤을 분해시키고 배출을 촉진합니다. 또한 간의 지방산 합성을 억제하므로 중성지방과 간 지방 축적을 감소시켜줍니다.

마늘이 동맥경화의 예방에도 좋을까?

마늘은 혈전 형성을 막아주면서 동맥경화를 예방하는 데 도움이 됩니다. 알리신 성분이 콜레스테롤을 떨어뜨리는 효과가 있는데 특히 동맥경화를 예방하는 HDL 수치를 높여주고 몸에 나쁜 LDL과 중성지방을 낮추어줍니다. 또한 알리신은 혈소판 응집을 억제하고 항혈전 효과가 있으므로 혈액이 서로 엉겨 붙거나 혈관 내벽에 들러붙는 것을 억제합니다.

그리고 혈관을 확장시켜 혈액순환을 원활하게 하고 혈압을 낮추는 작용도 있습니다. 스코르디닌 성분에 혈전 형성을 방지하는 효과가 있고, 마늘

기름에 함유된 아데노신adenosine이라는 물질도 혈전 응고를 촉진하는 단백질인 피브린fibrin의 작용을 방해하므로 동맥경화와 심장 질환 예방에 효과가 있지요. 또한 마늘에 함유된 아조엔ajoene 화합물이 강한 혈소판 응집 억제 작용을 가지고 있습니다.

중풍 예방에도 마늘이 도움이 될까?

마늘이 기의 소통을 잘되게 하여 혈액순환을 잘되게 하며 혈액 응고를 막아주고 혈압을 떨어뜨리므로 중풍의 예방에 좋다고 하는 것이지요. 또한 응어리를 풀어주므로 어혈을 없애주고 혈전을 녹여주며 담을 없애주기 때문입니다. 또한 항산화 효과가 있어 활성산소를 억제하므로 중풍의 예방에 좋습니다.

마늘이 비만의 예방과 치료에도 효과가 있을까?

마늘은 매운맛이고 따뜻한 성질로서 기를 잘 소통시키고 아래로 가라앉히는 효능이 있으며 대소변을 잘 나오게 하고 가래를 삭여주므로 비만의 예방과 치료에 효과가 큽니다. 비만이면서 몸이 차가운 체질에 효과가 있는데, 양기를 도와줘서 몸을 따뜻하게 하고 땀을 잘 나오도록 해야 하므로 매운맛을 가진 음식과 약이 어울리는 것이지요.

마늘의 매운맛을 내는 성분 가운데 캡사이신이 체중 감량에 효과를 나타냅니다. 캡사이신은 고추와 생강에도 들어 있는 것으로 땀을 내게 하고 기운을 발산시키는 작용을 하는데, 신진대사를 촉진하여 칼로리 소모량을 늘리고 축적된 지방을 연소시켜 열을 발생시키는 갈색 지방세포에 작용하여 지방의 분해를 촉진하므로 지방의 축적을 막는 효과를 나타냅니다.

마늘의 일곱 번째 효능, 여성 질환에 효과

여성에게 많은 갱년기 장애·불감증·수족냉증 등에 효과를 나타냅니다. 한의학에서는 여성 갱년기 장애의 주된 원인을 신장의 양기 또는 음기가 부족하거나 음기와 양기가 모두 허약한 것으로 보며, 그 밖에 간·심·비장 등의 여러 가지 원인이 작용하는 것으로 인식합니다.

마늘은 신장의 양기가 부족하거나 음기와 양기가 모두 허약한 경우에 도움이 되지요. 특히 마늘의 효과는 우리 몸의 전반에 걸쳐 광범위하게 나타나므로 갱년기 장애의 여러 증상에 효과를 볼 수 있습니다.

서양 의학적으로도 마늘이 갱년기 장애에 도움이 될까?

갱년기에는 뇌의 시상하부와 뇌하수체 및 성선의 평형 관계가 실조되고 성호르몬의 분비가 뚜렷하게 감소됩니다. 그리고 고혈압·고지혈증·당뇨병 등의 성인병을 가진 경우에 증상이 더욱 심하게 나타납니다.

마늘은 난소를 자극하여 성호르몬 분비를 촉진하고 혈액순환을 잘되게 하며 인체의 항상성을 유지할 수 있도록 전신 기능을 조절하는 효능을 나타내므로 갱년기 장애 상태를 조절하는 데 도움이 되지요. 그리고 마늘에 많이 함유된 비타민 B_1이 피로 회복·체력 증강에 강한 효과를 나타내어 갱년기의 피로감·무기력 등의 개선에 도움이 되고, 그 밖에 비타민 B_2 · C

그리고 칼슘·칼륨 등의 미네랄이 많이 들어 있으므로 갱년기에 필요한 영양 공급에 큰 도움이 됩니다.

마늘의 여덟 번째 효능, 성기능 강화

마늘은 불가와 도가에서 금지 식품의 하나였습니다. 마늘을 포함해서 파·생강·달래·부추 등을 훈신채葷辛菜라고 하는데, 훈신채는 양념일 뿐만 아니라 따뜻한 성질로서 몸에 훈기, 즉 양기를 넣어줍니다. 그래서 성욕을 일으키고 정력을 강화시켜 정신이 엉뚱한 방향으로 흐를 수 있으므로 수행을 하는 데 방해가 되기 때문이지요.

마늘은 훈채 중에서도 제일 강하기에 훌륭한 정력 식품이 됩니다. 한의서에 흥양도興陽道라고 하여 성기능을 흥하게 한다고 했습니다.

실제로 마늘이 성기능을 강화시키기 위해 활용되어왔을까?

단군신화에 등장하는 마늘은 양기를 북돋워주는 약물로서 한민족의 힘의 원천의 하나이기에 일회성의 효과를 주는 비아그라에 비할 바가 아니지요. 우리나라와 중국·일본은 물론이고 이집트·그리스·로마 등에서도 고대로부터 정력제로 활용되어왔으며, 유태인들도 주말을 앞두고 먹었다고 합니다. 성생활 횟수가 많은 편인 중동 지역 사람들도 매일 마늘을 먹고 있습니다.

마늘이 정력을 강화시키는 이유는?

한의학에서 성기능의 핵심은 신장의 양기, 즉 명문화命門火입니다. 쉽게 얘기하면 '불기운'으로 열에너지지요. 남성의 성기능을 성냥불·장작불·연탄불 등의 불에 비유한 유머도 한의학에서 비롯된 것입니다.

마늘은 열성으로서 정력제가 되는 것이고, 또한 성욕이 별로 없어 부부생활에 흥미를 느끼지 못하거나 불감증으로 고생하는 경우에 성기능을 원활하게 하고 성감을 높여줍니다.

그리고 마늘은 성기능장애, 즉 발기부전의 치료제로도 활용되어왔습니다. 발기부전의 원인은 여러 가지인데, 가장 큰 원인인 신장의 양기가 부족한 경우는 물론이고 성기 주변에 찬 기운이 쌓여서 생긴 경우, 그리고 어혈로 인한 경우와 습기와 담으로 인한 경우에도 효과가 있습니다.

최음제로 활용된 마늘

이탈리아의 호색한인 카사노바도 마늘을 애용했다고 알려져 있지요. 최음제aphrodisiac는 성적 욕망을 유발하는 물질로서 성교 시간 연장의 수단으로도 사용됩니다.

최음제의 어원은 그리스 신화에 나오는 미와 사랑의 여신인 아프로디테aphrodite에서 기원합니다. 최음제로는 아프리카의 요힘빈나무 껍질에서 추출한 요힘빈yohimbin이 많이 알려져 있고, 근래 비아그라·시알리스·레비트라 등이 시판되고 있지요. 중국에서는 양기를 돕는다는 의미에서 장양약壯陽藥·미약媚藥 혹은 춘약春藥이라고 불립니다. 최음제는 건강, 장수에 도움이 되지는 않고, 그저 단순히 생식기를 자극하여 성욕이나 성기능을 증강시키는 작용만 가지고 있습니다. 성기능의 핵심은 열에너지이므로 춘약은 열성으로서 불기운, 즉 양기를 보충시켜야 합니다.

정력제는 최음제와 비슷하지만 차이가 있습니다. 정력제는 기氣와 정精을 보충해주고 정력과 관계있는 신장을 보충해주므로 성기능을 강화시키면서 몸보신도 되어 활력을 넣어주고 허약해서 생기는 질병들을 낫게하면서 노화도 억제하는 효과를 나타냅니다. 마늘이나 산딸기·오디를 비롯한 한약들은 정력제이면서 최음제 역할을 겸하는 것이지요.

서양 의학적으로 마늘이 성기능을 강화시키는 근거는?

발기가 이루어지려면 성호르몬이 충분히 분비되어야 합니다. 마늘의 알리신 성분이 교감신경뿐 아니라, 고환과 난소를 자극하여 성호르몬 분비를 촉진시킨다는 보고가 있습니다. 수컷 쥐를 대상으로 한 실험에서 마늘을 먹인 쥐는 먹이지 않은 쥐보다 고환의 크기가 현저하게 커지고 정자 수가 현저하게 많아진다고 보고했습니다. 마늘이 고환의 기능을 증강시켜 정자 생성을 촉진한 것이지요.

암컷 쥐를 대상으로 한 실험에서도 마찬가지로 마늘을 먹인 쥐는 먹이지 않은 쥐보다 난소의 크기가 커지고 난자의 수가 증가된다고 보고했습니다. 따라서 마늘이 난소의 기능을 증강시켜 난자의 생성을 촉진한 것이지요.

마늘에 들어 있는 성기능을 강화시키는 성분은?

마늘에는 아연·셀레늄·게르마늄·철분·칼슘 등의 미네랄이 들어 있는데, 성기능에 관여하므로 '섹스 미네랄'이라고 합니다. 아연은 성호르몬의 활성화에 중요한 역할을 하며 전립선액에 들어 있는 성분으로 정자의 대사에 이바지합니다. 셀레늄은 정자의 활동성을 높여주고 정자 수를 증가시키는 효과가 있고, 게르마늄은 피로 회복·체력 증진 작용이 있습니다.

그 밖에도 마늘이 성기능을 강화시키는 작용이 있습니다. 발기가 제대로 이루어지려면 혈액순환이 잘되어야 하는데, 알리신 성분이 콜레스테롤을 떨어뜨리고 혈소판 응집을 억제하며 항혈전 작용이 있고 혈관을 확장시켜 혈액순환을 원활하게 합니다. 또한 스코르디닌 성분이 혈전 형성을 방지하고 음경해면체를 충실하게 하는 작용을 나타냅니다. 그리고 피로하고 활력이 떨어지면 정력이 감퇴되는데 마늘은 피로 회복·지구력·체력 증진 효과가 있지요. 게다가 마늘의 신랄한 맛이 신경말초를 자극하여 성생활의 쾌감을 높여줍니다.

마늘을 어느 정도 먹어야 성기능이 강화되는 효과를 볼 수 있을까요? 한 번 먹는다고 금방 효과를 나타내기보다는 평소에 꾸준히 먹을 경우에 도움이 됩니다. 물론 마늘이 체질에 맞는 경우라야 하겠지요.

마늘의 항산화 효능

마늘은 비타민 C와 E에 필적할 정도의 항산화 기능이 있다는 것이 밝혀졌습니다. 알리인·알리신·시스테인·디알릴 설파이드 등의 황 화합물을 비롯한 여러 가지 성분에 의해 활성이 나타납니다. 비타민 E는 항산화 작용이 강하여 항산화 비타민이라고 하는데, 마늘이 비타민 E와 같은 효과를 내는 이유는 알리신이 지질과 결합하여 형성된 지질 알리신에 의한 것이라는 보고가 있습니다. 또한 셀레늄도 항산화 작용을 가지고 있고, 캡사이신도 지질의 과산화와 활성산소의 생성을 억제하는 작용이 있습니다.

마늘의 항암 효능

마늘은 미국 국립암연구소NCI가 권장하는 항암 식품 40여 종 가운데 1위에 올라 있을 정도로 항암 식품 가운데 최고입니다. 한의서는 마늘이 소옹종消癰腫·파징적破癥積의 효능이 있다고 했는데, 옹종이나 징적은 몸속에 생긴 덩어리, 응어리를 말하는 것으로 요즘 병명으로 보면 양성 및 악성 종양에 해당됩니다. 이것은 마늘의 매운맛이 기를 잘 통하게 하는 효능이 있어 응어리를 풀어주는 효과를 나타내기 때문이지요.

수많은 동물실험에서 마늘 추출액이나 마늘에 함유된 황 화합물이 암세포의 증식을 억제하며 이식 종양에 대한 항종양 효과, 각종 발암 동물 모델에 대한 발암 예방 효과가 있음이 보고되었습니다. 또한 식도암·위암·간암·대장암·폐암·유방암·피부암 등을 억제하는 효과도 보고되었지요.

미국 노스캐롤라이나 의과대학의 플라이샤워 박사팀은 세계 각국의 10만 명을 대상으로 식사 습관과 질병의 관계를 조사한 결과 일주일에 마늘을 약 18g 정도 먹으면 위암과 결장암 예방 효과가 나타나는 것으로 분석했습니다.

마늘을 많이 먹으면 암 발생률 감소

마늘을 많이 먹는 이탈리아와 중국 사람들은 위암과 결장암에 걸리는 위험도가 각각 50%, 30% 적다고 보고되었습니다. 다른 역학 조사에서는 하루 5g 정도의 마늘을 매일 먹는 사람은 거의 먹지 않는 사람에 비해 위암 발생 위험률이 50%나 적었다는 보고도 있지요. 한편, 게르마늄이 암의 예방이나 암세포의 증식을 억제하는 효과가 있는데 마늘은 알로에나 클로렐라의 10배 정도로 함량이 훨씬 많습니다.

한편, 우리나라에서도 마늘이 전립선암의 예방·치료에 효과가 있다는 사실이 밝혀졌습니다. 서구에 비해 우리나라와 중국에 전립선암 환자가 적은 이유를 찾다가 마늘을 먹고 있다는 사실에 착안하여 병원에 입원해 있는 전립선암 및 방광암 환자들에게 아침마다 우유에 꿀과 마늘 두 쪽을 섞은 마늘 우유를 제공하였더니 상당한 치료 효과가 나타났던 것이지요. 그래서 마늘의 알리신 성분이 전립선암의 치료에 탁월한 효과가 있다는 것을 발표하여 미국 특허를 획득한 바 있습니다.

마늘의 노화 억제 효과

한의학에서 노화의 원인은 신장의 정기 허약腎虛, 신허를 필두로 비장의 허약脾虛, 비허과 진액津液 부족, 어혈·기체·담 등으로 인식하고 있습니다. 마늘은 양기를 넣어주고 기를 소통시키며 어혈을 풀어주고 담을 없애주며 대소변을 잘 나오게 하여 노폐물을 제거해주는 효능이 있으므로 당연히 노화를 억제하게 되는 것이지요. 게다가 각종 질병을 예방하고 소화를 잘되게 하는 등의 효능도 있으니 노인 건강에 큰 도움이 됩니다.

마늘이 노화 억제 효과를 나타내는 것은 여러 가지 효능이 있기 때문입니다. 지금까지 나온 마늘의 효능을 보면 왜 슈퍼푸드인지 이해할 수 있고, 또한 노화를 억제하는 데 충분함을 알 수 있을 것입니다. 노화의 주된 원인으로 알려져 있는 활성산소를 억제하는 강한 항산화 작용이 있고 면역 기능을 증진시킬 뿐만 아니라 면역 시스템을 유지시키고 혈압 조절·항균 및 해독 작용 등을 통해 인체의 항상성을 유지하게 도와줌으로써 외부로부터의 자극에 대한 방어 능력과 회복력을 강화시켜줍니다. 또한 뇌와 부신을 자극하여 성호르몬을 비롯한 각종 호르몬의 분비를 촉진시키고, 세포의 기능을 활성화시켜 체력 증진과 강장 작용을 나타냅니다.

아울러 고혈압·고지혈증·동맥경화·중풍 등의 심뇌혈관 질환과 당뇨병 같은 성인병을 예방하고 암과 비만도 방지합니다. 그러니 당연히 노화 억제 효과를 나타내는 것으로, 동물실험에서도 마늘을 먹인 쥐는 먹이지 않은 쥐보다 수명이 길었습니다.

일상생활에서 마늘을 많이 먹으면 장수할까?

우리나라의 장수촌으로 손꼽히는 남해군·고흥군·의성군·군위군·의령군·신안군·무안군·순창군·예천군·거창군·영광군·곡성군 등은 모두 마늘의 집산지로 밝혀졌습니다. 당연히 마늘을 많이 먹지요.

중국 산동성의 마늘 생산지로 유명한 창상현은 100세 이상의 노인 수가 30명이 넘으며, 장수자 수가 다른 지역의 7배라고 합니다. 100세 이상 노인들은 모두 마늘을 즐겨 먹는다고 하지요. 가장 나이가 많은 장수 노인이 일생 동안 즐겨 먹은 요리는 잘게 썬 마늘을 섞어 끓인 음식이라고 하는데, 이 노인은 보고 듣고 말하는 데 아무런 지장이 없을 뿐더러 지팡이 없이도 잘 걸어 다닌다고 합니다. 이탈리아의 마늘 주산지인 몬티첼리도 75세 이상 노인의 비율이 다른 지역보다 3배 정도 많습니다. 이집트에서도 5,000년 전부터 마늘을 많이 먹어왔는데, 장수국의 하나로 꼽히고 있지요.

미국의 시사주간지 〈타임〉이 소개한 10대 건강·장수 식품에 마늘이 들어 있으며, 영국의 일간지 〈인디펜던트〉가 소개한 건강하게 오래 사는 방법 30가지 가운데 마늘을 하루에 1~2쪽 먹으라는 것이 들어 있습니다. 마늘이 노화 방지 약물로 충분한 셈입니다.

마늘을 민간요법으로 먹는 방법은?

급성 식중독이나 장염에는 생마늘즙을 먹고, 바닷게로 인한 식중독에는 마늘 삶은 물을 마시면 낫습니다. 손발이 차고 떨리는 냉증에는 마늘을 찧어서 환으로 해서 먹습니다. 마늘주도 좋습니다. 마늘과 대추를 청주 또는 소주에 담가 1년 정도 숙성시키면 매운맛이나 자극적인 냄새가 엷어지고 감미가 더하며 향기도 좋아집니다. 이 술을 하루에 소주잔으로 1잔씩 마시면 감기 예방이나 피로 회복·갱년기 장애 극복에 좋습니다.

마늘을 먹지 않고도 약으로 쓰는 방법은?

마늘 목욕이 있습니다. 마늘 여러 쪽을 5분 정도 가열해서 거즈에 2~3중으로 싼 다음 물에 넣고 끓인 뒤 욕조에 붓습니다. 입욕 시 마늘을 손가락으로 부수어 껍질을 벗기면 마늘의 엑기스가 물속으로 흘러나와 피부에 흡수되고 향기도 높아집니다. 마늘 목욕은 보온 효과는 물론 피로 회복·감기 예방·거친 피부·튼 손발·가려움·습진·피부염·냉증·신경근육통·요통·무좀·류머티즘·불면증 등의 치료에 좋습니다. 여성의 음부가 붓고 가려울 때 씻는 방법도 효과적입니다.

마늘 습포는 생마늘과 생강을 으깨어 절반씩 혼합한 것을 밀가루로 반죽해서 만들면 됩니다. 습포약 적당량을 거즈에 평평하게 펴서 통증이 있는 부위나 응어리진 곳에 붙이는데, 습포 시간은 보통 1시간 정도가 적당합니다. 오래 붙여두면 피부가 약한 사람이나 과민한 알레르기성 체질의 사람은 피부가 거칠어지는 경우가 있기 때문이지요. 마늘 습포는 1일 1회, 1개월 정도 계속하는데, 신경통·견비통·요통 및 종기 난 곳에 좋습니다.

마늘이 어울리는 체질, 맞지 않는 체질

추위를 타고 손발이 차가운 편이며 소화계통이 약하여 위장병에 잘 걸리고 헛배가 불러 음식을 먹지 않아도 배고픈 줄 모르며 뱃속이 차서 찬음식을 먹으면 설사를 잘하는 사람들은 매일 먹어도 좋습니다. 사상체질로 보면 소음인 체질에 마늘이 딱 어울린다고 할 수 있습니다.

마늘을 먹는 것은 몸에 열을 넣어주는 것이므로 그로 인해 부작용도 생겨납니다. 특히 몸에 열이 많은 사람들에게는 독이 되므로 주의해야지요. 또한 음기가 허약하여 열이 많이 오르는 사람에게도 좋지 않은데, 오래 먹으면 눈이 나빠집니다. 몸이 마른 편이면서 열이 많아 얼굴이 자주 벌겋게 달아오르고 찬 음식을 좋아하며 더위를 많이 타는 소양인 체질에는 마늘이 적합하지 않습니다.

마늘을 많이 먹어도 괜찮을까?

보통 하루에 3~5쪽 정도 먹는 것이 좋은데, 장기간 대량으로 먹어서는 좋지 않습니다. 마늘은 열성이 매우 강하여 과식하면 열을 일으키고 가래를 생기게 하며 심할 경우 눈에 장애를 주고 뇌를 상하게 하기 때문이지요. 또한 마늘은 하기下氣·산기모혈散氣耗血, 즉 기를 아래로 가라앉히고 기를 흩어버리고 혈을 소모시키므로 기와 혈이 허약한 사람은 주의해야 합니다. 《본초강목》에 이르기를 "구식상간손안久食傷肝損眼"이라 하여 오래 먹으면 간과 눈을 상하게 한다고 했으니 눈병 환자는 마늘을 먹어서는 안 됩니다.

마늘을 피해야 하는 경우는?

마늘은 열성이 강하여 몸에 열을 생겨나게 하므로 많이 먹을 경우에 화기를 일으키고 혈을 소모시킵니다. 그래서 각종 부작용이 생겨나고, 열성 질병에 걸렸을 때 먹으면 악화시키므로 피해야 하는 것이지요. 또한 마늘을 공복에 먹으면 위벽을 자극하여 위염이 생길 수 있으므로 피해야 합니다. 유행성 독감을 비롯한 유행성 질병·전염성 질환을 앓거나 앓은 직후에도 먹어서는 안 되지요. 갑상선기능항진증, 눈·입·목·혀 등에 염증이 자주 생기는 경우, 특히 눈병·심근염·협심증·화상 환자, 그리고 두통·빈혈이 있는 경우에도 주의해야 합니다.

위궤양 환자는 마늘에 함유된 알리신의 자극으로 인해 속 쓰림 등의 증상이 생기고 궤양 면에 큰 자극을 주게 되므로 생마늘을 피해야 합니다. 익힌 마늘은 괜찮습니다.

마늘이 맞지 않는 사람은 무엇을 먹어야 할까?

마늘은 몸에 열을 넣어주므로 열이 많은 사람에게는 독이 될 수 있기에 피해야 합니다. 체질을 나눌 때 대략 3분의 1은 냉성 체질, 3분의 1은 열성 체질, 나머지는 중간 체질로 볼 수 있지요. 냉성 체질은 매일같이 많이 먹으면 되고, 중간 체질은 매일 조금씩 먹으면 됩니다. 열성 체질은 마늘을 양념으로 조금 넣는 정도로 먹으면 되겠고, 마늘 대신 차가운 성질인 시금치나 표고버섯·다시마, 그리고 블루베리·오디 등의 베리류를 먹으면 됩니다.

마늘과 궁합이 맞지 않는 상극 음식

먼저 꿀입니다. 마늘은 성질이 꿀과 상반되므로 함께 먹지 않는 것이 좋다고 한의서에 나와 있습니다. 꿀은 몸에 윤기를 넣어주는 보약이면서 백약을 조화시켜주는 반면, 마늘은 기를 소통시키고 발산시키는 성질을 가지고 있기 때문이지요. 청나라 때 편찬된《의종금감醫宗金鑑》에는 마늘이 따뜻한 성질인 데다 꿀도 몸에 열이 많아서 자주 얼굴이 붉어지는 사람에게 마땅치 않다고 나옵니다. 그래서 마늘과 꿀을 함께 먹을 경우 서로의 약효가 떨어지고 열이 더욱 생기는 부작용이 날 수 있다는 것이지요.

개고기, 닭고기가 마늘과 맞지 않는 이유는?

개고기는 열성이기에 마늘과 함께 먹을 경우 열을 더욱 일으키므로 몸에 손상을 주기 쉽기 때문이지요. 더욱이 몸에 열이 많은 체질인 사람은 마땅히 금해야 한다고 한의서에 나옵니다. 물론 몸이 매우 찬 사람이라면 괜찮을 수도 있겠지요.

닭고기도 좀 문제가 있다고 나옵니다. 마늘은 열성이면서 밖으로 흩어버리는 작용을 하고, 닭고기는 밖으로 빠져나가는 것을 막아주는 작용을 하여 원기가 빠져나가지 않도록 하면서 기를 보충해주는 효능을 나타냅니다. 또한 마늘의 강한 향기와 냄새가 음식을 적절하게 배합하는 조미調味 측면에서 닭고기와 맞지 않는다고 합니다.《금궤요략金匱要略》이라는 한의서에 의하면 닭고기를 마늘과 함께 먹으면 체기가 생기므로 불가하다고 했는데, 많이 넣지만 않으면 괜찮을 것 같습니다.

양파
혈관 질환에 제일인 항산화제·항암제

냄새 때문에 마늘을 먹기 어려운 사람은 대용으로 양파를 먹으면 됩니다. 양파에는 150가지나 되는 유효 성분이 들어 있고 수많은 효능을 가지고 있기에 매일 먹으면 만병통치약과 같은 효과가 있기 때문입니다. 그래서 양파는 '21세기 둥근 불로초'라 불릴 정도로 건강·장수에 대단히 좋은 식품인데, 슈퍼푸드에 선정되지 않은 것이 매우 이상합니다.

세계 3대 장수촌의 하나인 러시아 남부 코카서스지역의 조지아구 그루지야 사람들은 대부분 양파를 즐겨 먹습니다. 어느 노인은 18세 때부터 70년 동안 매일 양파 5개씩을 먹었다고 합니다. 이처럼 양파를 계속 먹고 있는 노인들이 장수하는 것은 고혈압·동맥경화·당뇨병·골다공증·비만 등의 성인병을 예방하고, 항균·해독·항알레르기·항암·기억력 증대 등 다양한 효능이 있기 때문입니다.

양파는 언제부터 먹기 시작했을까?

양파는 서남아시아·지중해 근방 페르시아 지역이 원산이고 5,000년 전 고대 이집트시대부터 널리 사용되었습니다. 신이 내린 양식으로 숭배되었고, 피라미드를 건설하는 노예들에게 마늘과 함께 매일 먹였다고 합니다. 우리나라에는 청나라를 거쳐서 19세기 말경에 들어왔다고 하는데, 양파, 즉 양총洋蔥이라 이름 붙인 것은 서양에서 건너온 파의 일종이라는 뜻이지요.

중국 음식에 양파가 많이 사용되는 이유는?

양파는 토마토·수박 다음으로 생산량이 많은 세계 3대 채소의 하나로, 특히 중국·인도·미국의 생산량이 전체의 52%를 차지합니다. 이처럼 중국에서 많이 생산되기도 하고, 조리할 때 어떤 재료와도 잘 어울리며, 맛을 더해주고, 생선과 육류의 좋지 못한 냄새를 제거하는 데 효과적일 뿐만 아니라 특히 기름진 중국 요리와 잘 조화되기 때문입니다.

중국과 미국 사람들이 모두 기름진 음식을 즐겨 먹지만 심장병 발병률은 중국인이 미국인에 비해 10배나 적은 이유가 바로 양파 때문이라는 겁니다. 양파는 콜레스테롤이 활성산소에 의해 산화되는 것을 막아, 혈액을 맑게 하고 혈관 질환을 예방해준다는 것이지요. 게다가 양파를 찍어 먹는 춘장은 콩으로 만들어져 이소플라본이 들어 있으므로 양파의 항산화 작용에 상승효과를 준다고 합니다.

양파의 휘발 성분은?

자극성이 강한 휘발 성분이 들어 있어 눈과 코를 괴롭게 하므로, 이탈리아에서는 눈이 작아 고민하는 아가씨들이 양파를 많이 썰면 눈물을 많이 흘려서 눈이 커져 예뻐진다고 합니다. 생양파의 향기 성분은 황화수소·알데히드aldehyde·메르캅탄mercaptan·디설파이드류·트리설파이드trisulfide 등인데 이들 성분은 대부분 휘발성 유황 화합물로 생양파를 썰면 나오는 것이지요. 이런 매운맛을 내는 물질 때문에 눈 점막을 자극하여 눈물을 나게 하는 것인데 조리 과정에서 열을 가하면 휘발성 물질은 날아가버리기 때문에 단맛만 남게 됩니다.

양파의 대표적인 성분인 황화알릴allyl sulfide은 특유의 양파 냄새를 나게 하고 눈물을 쏟게 하지만 비타민 B_1의 체내 흡수를 높이는 작용을 해서 불안 해소·신진대사 촉진·피로 회복·콜레스테롤 억제에 도움을 줍니다. 또한 당뇨병·고혈압·동맥경화·암 등을 예방할 수 있습니다. 황화알릴 성분을 많이 섭취하기 위해서는 생으로 먹는 게 좋습니다.

한의학에서 양파는 어떤 효능이 있을까?

매운맛에 따뜻한 성질로서 기를 소통시키고 위장을 조화롭게 하며 비·위장을 건실하게 하는 효능이 있어 식욕이 떨어지거나 배가 부르고 설사하는 경우에 씁니다. 뱃속이 차갑고 아프거나 음식을 먹은 것이 내려가지 않고 맺혀서 소화가 되지 않는 경우에 좋습니다. 그리고 예부터 피로 회복과 스태미나에 좋고 노화를 막아 장수에 기여하는 식품으로 알려졌는데,

그런 작용을 나타내는 성분들이 밝혀졌습니다.

양파에는 당질로는 포도당·과당·맥아당 등의 당질과 유황이 주성분으로 들어 있고 단백질·비타민 B_1·C, 그리고 칼슘·인·철 등의 미네랄과 색소 성분인 플라보노이드 등이 함유되어 있습니다.

양파를 많이 먹어도 위장에 부담이 되지는 않을까?

양파는 매운 휘발 성분인 황화알릴이 위와 장의 점막을 자극하여 소화액 분비를 촉진하여 소화를 잘되게 하므로 많이 먹어도 위에 부담을 크게 주지 않습니다. 특히 알칼리성이 강하므로 육류와 함께 먹으면 더욱 좋습니다. 식욕을 증진시키고 강한 살균 작용도 가지고 있는데, 알리인은 식중독 원인인 살모넬라균이나 대장균을 죽이는 효과가 있습니다. 또 위염과 위궤양을 일으키는 헬리코박터 파일로리균의 성장을 억제합니다.

성기능 개선에도 도움이 되는 양파

양파에는 마늘과 마찬가지로 자극 성분인 알리인이 들어 있어 정력 증강 효과를 나타냅니다. 알리신으로 변환되어 비타민 B_1과 결합하여 알리티아민을 형성하여 피로를 회복하고 활력을 증진시키며 음경에 공급되는 혈액을 증가시키고 신경 말초를 자극하므로 정력 증강의 효과를 나타냅니다. 혈전을 녹이고 콜레스테롤을 떨어뜨리므로 혈액 순환을 촉진하여 생식기관의 혈액 유통을 유지하게 하는 데 도움을 주어 성욕과 성생활을 개선하는 데 좋습니다. 또한 칼슘·엽산·베타카로틴·마그네슘 등의 섹스 미네랄이 들어 있습니다.

특히 양파의 껍질에는 스코르디닌 성분이 들어 있는데 강장 효과가 큽니다. 수컷 흰쥐에게 스코르디닌을 먹였더니 정자 수가 크게 증가되었다는 실험 결과도 보고되었지요. 프랑스의 호텔에서는 신혼부부에게 양파 수프를 제공한다고 합니다.

노화를 억제하는 양파의 특별한 성분

껍질에 케르세틴quercetin이라는 성분이 많이 들어 있습니다. 케르세틴은 플라보노이드 중에서도 강력한 항산화제로서 항노화 효과를 나타냅니다. 육류에 들어 있는 포화지방산의 산화를 막고 혈액의 점도와 혈중 콜레스테롤을 떨어뜨리며, 혈관 벽의 손상을 막고 혈관의 확장과 수축을 원활하게 하여 동맥경화를 예방하고 혈액순환을 원활하게 해줍니다.

혈압을 내리며 혈관의 탄력성을 높여 중풍을 예방하는 효과도 있고, 인슐린 분비를 촉진시켜 혈당을 내려주므로 당뇨병의 예방과 치료에 좋으며 음경 발기에도 도움이 됩니다. 또 펙틴pectin이란 성분이 들어 있는데, 콜레스테롤과 중성지방을 분해하여 콜레스테롤을 떨어뜨립니다. 그래서 양파는 혈관과 혈액 건강에 최고의 식품으로 알려져 있지요.

양파의 어떤 성분이 성인병 예방에 도움이 될까?

황화알릴 성분이 혈액순환을 잘되게 하고 혈전을 녹여주며 신진대사를 활발하게 합니다. 그래서 혈압과 콜레스테롤을 떨어뜨리고 동맥경화를 방지하는 효과가 있지요. 동맥경화는 심근경색과 협심증을 물론이고 중풍을 유발하는 원인이 되므로 심장병과 중풍 예방에 좋은 약이 됩니다. 그리고 비타민 B_1이 들어 있는 동시에 비타민 B_1을 잘 흡수되게 하는 작용을 합니다. 비타민 B_1은 피로 회복 작용이 뛰어나고 뇌와 신경에 필요한 에너지를 공급해주므로 뇌를 활성화시키고 뇌 기능을 정상적으로 지켜주며 신경조직과 근육의 작용을 정상적으로 유지하게 하는 역할도 합니다.

양파의 골다공증 · 치매 예방 효과

세계적인 의학 전문지 〈네이처 메디신〉에 골다공증 예방 효과에 대한 논문이 실렸습니다. 양파를 먹인 정상 쥐와 폐경기 여성을 대신하여 난소를 제거한 쥐로 실험한 결과, 양파를 먹인 쥐는 골다공증의 특징인 뼈의 강력한 골 흡수를 막아주었다고 합니다.

그리고 치매 예방 효과도 있습니다. 국내 연구팀에서 실험용 쥐에게 마늘과 양파를 먹인 결과, 기억력이 좋아지고 뇌의 신경전달물질이 상승하면서 활성산소와 노화 색소가 억제되는 등의 효과가 나타났다고 보고했습니다. 그래서 마늘과 양파는 치매 예방에도 효과가 있는데, 마늘보다 양파의 효과가 더 크게 나타났다고 합니다.

양파의 항암 효과는 어느 정도일까?

암을 예방하는 유황 화합물을 고농도로 함유하고 있다는 사실이 밝혀져 항암 효과가 높은 식품으로 주목받고 있습니다. 미국 하버드 대학 연구진의 발표에 따르면 양파의 추출물을 동물의 구강 암세포에 넣어본 결과 암세포의 증식이 크게 억제됐으며 일부는 파괴됐다고 합니다.

양파 특유의 매운맛 성분은 아플라톡신aflatoxin과 니트로소아민nitrosoamine 등의 발암 물질을 억제하는 데 효과적입니다. 아플라톡신은 간암의 원인이 되는 강력한 발암 물질로서 견과류에 피는 곰팡이의 일종이고, 니트로소아민은 육류나 어류가 식품 첨가물과 만났을 때 생기는 물질로서 주로 햄·소시지 등에 많이 들어 있지요. 그래서 어류와 육류 가공식품을 요리할 때 양파를 넣는다고 합니다.

일상적인 생활에서 양파가 활용되는 경우는?

중국의 유명한 여배우 공리, 그 미모의 비결은 바로 양파라고 합니다. 공리는 건강한 아름다움을 유지하기 위해 양파를 꼭 챙겨 먹는다는데, 양파가 다이어트와 피부 미용에 좋고 노화를 막아주기 때문이지요. 양파는 혈당 지수와 열량이 낮고 수분과 식이섬유가 풍부하기 때문에 훌륭한 다이어트 식품이 됩니다.

그리고 감기에 좋습니다. 미국의 초대 대통령 조지 워싱턴은 감기에 걸렸을 때마다 잠자기 전에 구운 양파를 한 개 먹었다고 합니다. 프랭클린 루스벨트 대통령의 부인인 엘리너 여사도 양파 삶은 물을 감기 예방용으로 애용했다고 전해집니다. 양파의 매운맛을 내는 알리신이 몸을 따뜻하게 하고 피로 회복에 좋은 비타민 B_1의 흡수를 높이기 때문입니다.

또 숙취 해소에도 크게 도움이 됩니다. 소주를 넣은 주전자에 양파를 썰어 넣은 양파 소주를 마시거나 음주 전후에 양파를 먹으면 좋습니다. 간장의 해독 물질이자 항산화 물질로 알려진 글루타티온glutathione의 유도체가 많이 들어 있어 주독을 풀어주기 때문인데, 약물중독·알레르기에도 효과가 있습니다. 또한 케르세틴 성분도 몸속의 중금속·독성분·니코틴 등을 해독하는 데 도움이 됩니다.

양파를 많이 먹어도 탈이 없을까?

양파를 많이 먹으면 눈을 흐릿하게 하고 열을 나게 하므로 주의해야 하고, 특히 열병을 앓은 뒤에는 피해야 합니다. 또한 양파를 먹으면 함유된 휘발성 물질이 가스를 잘 만들어냅니다. 그러니 양파를 많이 먹으면 가스가 많이 생겨 배가 불러 오르고 방귀 배출이 많아지므로 주의해야 합니다. 배에 가스가 잘 생겨 더부룩한 사람은 많이 먹지 않아야겠지요.

그리고 양파는 꿀과 상극이므로 주의해야 합니다. 꿀을 함께 먹으면 눈을 상하게 하여 장애를 일으키고 심하면 실명할 수 있기 때문이지요.

파

양기를 통하게 하여 만리장성을 쌓게 한 훈채

파는 원산지가 시베리아의 알타이 지역입니다. 5,000년 전에 재배가 시작된 이집트에서는 달이 기울 때 파가 잘 자란다고 하여 기운을 돋우는 신성한 음식으로 여겼고, 중세 유럽에서는 파를 단으로 엮어 문 앞에 걸어놓으면 전염병을 물리칠 수 있다고 믿었지요. 중국에서는 3,000년 전에 서북 지방에서 재배하기 시작했는데, 후한 시대의 요흥姚興이라는 장군은 군량으로 파를 사용했다고 합니다. 파를 먹이면 사기가 올랐기 때문이지요.

이집트의 피라미드를 마늘이 쌓았다면, 중국의 만리장성은 파가 쌓았다는 말이 있습니다. 장성 축조에 동원된 장정들이 보리죽과 파를 먹으면서 힘든 일을 견뎌냈기 때문이지요. 그리고 양귀비의 양아들이자 정부였던 안록산이 젊음을 유지했던 비결은 모든 음식에 파를 넣어 먹었던 것이라고 합니다.

성기능에 도움을 주는 파

파는 마늘·생강·달래·부추와 함께 훈채에 속하는데, 훈채를 먹고 나면 온몸이 훈훈하게 더워지는 것을 느낄 수 있을 겁니다. 또한 파는 몸의 아래위로 양기를 통하게 하고 기를 통하게 하여 혈의 소통에도 도움을 주므로 힘을 내게 하는 것이지요. 그렇기 때문에 남성의 성기능은 물론이고 여성의 성기능에도 도움이 됩니다. 실제로 훈채는 성욕을 일으키고 정력을 강화시켜 정신이 엉뚱한 방향으로 흐를 수 있으므로 수행을 하는 데 방해가 된다고 하여 불가에서는 멀리하는 음식에 속하지요.

그런데 아무에게나 좋은 것이 아니고 몸이 차고 냉한 사람에게 도움이 됩니다. 물론 그런 효과는 마늘이 더 강한데, 마늘은 열성이 강하여 열이 많은 사람에게는 오히려 해가 되지만, 파는 어지간히 열이 있는 사람이 먹어도 괜찮습니다.

감기에 걸렸을 때 파를 먹는 이유는?

예로부터 감기에 걸리면 파뿌리를 달여 먹었지요. 사실 단순한 감기에는 파뿌리를 달여 먹거나 파죽을 먹거나 김칫국에 파를 총총 썰어 넣어 먹고 땀을 푹 내기만 해도 쉽게 물리칠 수 있습니다. 따뜻한 성질로서 양기를 통하게 하고 땀을 잘 나게 하는 효능이 있으므로 찬바람을 맞고 감기 기운이 있어 열이 나며 으슬으슬 춥고 머리가 아프며 콧물이 나면서 코가 막히는 경우에 좋습니다.

실제로 한의학의 감기 처방에 파뿌리, 즉 총백蔥白이 들어가는 경우가 많습니다. 뿌리를 버리지 말고 잘 씻어서 말려두었다가 감기 기운이 있을 때 된장찌개에 넣어서 끓여 먹으면 감기약이 되지요.

　파의 푸른 부분도 따뜻한 성질로서 뿌리보다는 못하지만 비슷한 효능을 가지고 있습니다. 특히 비타민 A는 파의 녹색 부분에 많고 비타민 C는 파의 백색 부분에 많다고 하니, 땀을 내야 할 경우가 아니면 섞어 먹는 것이 좋을 것 같습니다.

약이 별로 없던 시절에 민간에서 많이 활용되었던 파

　파는 염증이나 종기를 삭이는 작용, 피부의 화농이나 궤양을 막아주는 효능이 있습니다. 잘 낫지 않는 종창에 파를 짓찧어 붙이면 잘 낫고, 동상이나 화상에도 파의 흰 줄기를 구워서 붙이거나 즙을 내어 붙이면 효과가 있습니다. 발을 삐거나 부딪쳐서 통증이 심할 때 파뿌리를 짓찧어 아픈 부위에 붙이면 통증도 멎고 열도 내리게 합니다.

　그래서 전쟁터에서 의약품으로 많이 활용되었지요. 소염·진통 작용이 있을 뿐만 아니라 소독약으로 쓰였고 지혈제로도 쓰였기 때문이지요. 옛날에는 칼에 베이거나 해서 피가 나는 상처가 생겼을 때 파의 얇은 속껍질을 붙여서 지혈시켰습니다. 실제로 지혈 작용이 있어 토혈·대변 출혈·코피를 막아주므로 치료에도 활용되었지요.

파의 해독·항균 효과

　파가 생선 요리에 없어서는 안 되는 이유로 향을 내는 탓도 있지만, 물고기는 물론이고 육류·약물의 독을 풀어주는 해독 효과가 있기 때문입니다. 한의서에 의하면 파는 백약의 독을 없애준다고 했습니다. 매운맛이고 윤기를 주어 우리 몸이 외부와 통하는 눈·코·귀·입 등의 통로를 잘 통하게 하며 기를 발산하고 소통시키는 작용이 있기 때문이지요.

약리학적으로 살균·억균 작용이 입증되었는데, 결핵균·이질균·포도상구균에 강합니다. 기생충을 없애주는 효과도 있지요. 물론 파의 매운 냄새인 알릴 성분은 음식의 독을 해독하고 생선이나 고기 등의 비린내를 중화시키며 고기를 연하게 해줍니다. 우리나라에 파가 전해진 것은 삼국시대 이전이라고 하는데, 김치에 고추가 들어가기 전에도 채소 요리에 향신료로 사용되어 마늘과 함께 파를 넣었다고 합니다.

그 밖에도 파의 효능은?

소화에 좋습니다. 양기를 통하게 하므로 뱃속이 냉하여 생기는 복통·소화장애·설사·이질 등을 치료하고, 대소변을 잘 나오게 합니다. 식품학적으로 보면 파의 성분 가운데 유황 성분이 많이 들어 있어 몸을 따뜻하게 데워주고 위장 기능을 도와준다는 것이지요. 또한 알리신 성분은 위액 분비를 촉진시켜 소화를 도와주는 작용을 나타냅니다.

그리고 혈액순환을 잘되게 하는 효능도 있습니다. 한의학적으로 보면 기가 통해야 혈이 통하게 되는데, 파는 기를 통하게 하므로 혈을 소통시켜 줍니다. 그러므로 파를 자주 먹으면 따뜻한 성질인 데다 혈액순환이 촉진되므로 몸이 따뜻해져서 추위를 타지 않게 되지요.

파를 먹으면 동맥경화 예방에도 효과

혈액순환을 잘되게 하는 데다 어혈을 풀어주는 효능도 있으므로 오래 먹으면 피가 맑아집니다. 그러니 동맥경화 예방에 좋습니다. 실제로 콜레스테롤을 떨어뜨리는 효과가 있다는 것이 입증되었는데, 콜레스테롤이 혈관에 붙는 것을 방지하기 때문에 심장혈관의 경화와 뇌혈전을 예방하는 효과도 있습니다.

면역 기능을 증가시키는 효과도 있는데, 인터페론interferon의 생성을 촉진하는 작용을 나타냅니다. 그리고 항암 효과도 있는데, 특히 위암 예방에 좋습니다.

특히 파가 도움이 되는 때는?

어느 때라고 할 것 없이 항상 먹는 것이 좋지만, 특히 겨울철에 먹는 것이 좋습니다. 비타민을 비롯하여 겨울에 부족한 영양소를 보충해주는 역할이 클 뿐만 아니라 운동이 부족해서 생기는 문제를 해결해줄 수 있기 때문입니다. 파는 기를 잘 통하게 하며 땀을 나게 하고 대소변을 잘 나오게 하여 노폐물을 배출시켜주기 때문이지요. 그래서 피부 미용에도 도움이 됩니다.

파에는 겨울철에 필요한 영양소가 많이 들어 있을까?

겨울 건강의 보고라고 할 정도로 영양소가 많이 들어 있습니다. 파 100g 당 비타민 C가 21mg으로 사과4~10mg · 양파8mg보다 훨씬 많습니다. 비타민 A·B·단백질·칼슘·칼륨·철·인·엽산 등이 들어 있어 자주 먹으면 나른해지고 피로하기 쉬운 환절기에 감기 예방과 피로 회복에 도움을 주고 골다공증이나 고혈압에 좋습니다.

또한 비타민 B_1의 체내 흡수율을 높이고 당질의 분해를 촉진시키므로 피로 회복 및 혈행 촉진 효과가 있고, 식욕이 떨어지고 몸이 나른한 경우에 정신을 맑게 해줍니다. 파 특유의 냄새로 알려진 알리신 성분은 비타민 B_1을 활성화하고, 감기 바이러스에 대한 살균 작용과 발한 및 해열 작용이 있습니다.

파는 어떤 체질에 적합할까?

사상체질 가운데 소음인 체질에 적합한데, 소음인은 몸이 날씬하면서 손발이 차갑고 추위를 타며 위장 기능이 약한 체질입니다. 그래서 파를 자주 먹으면 추위에 강해지게 되고, 손발이 따뜻해지며 소화도 잘되기 때문이지요. 또한 저혈압인 사람이 파를 먹으면 혈압이 올라가는 효과를 얻게 됩니다.

비만하면서 몸이 냉한 사람에게도 좋습니다. 파는 기를 잘 통하게 하며 땀을 나게 하고 대소변을 잘 나오게 하여 노폐물을 배출시켜주기 때문에 체중 감소에 도움이 되기 때문이지요. 또한 순환기계에 좋고 콜레스테롤을 떨어뜨리므로 퉁퉁하면서 운동이 부족한 사람이 항상 먹으면 좋은 음식입니다. 매일 사우나에 들어가 강제로 땀을 내는 것보다 매일 파를 먹어 땀을 나게 하고 기를 잘 소통시키는 편이 좋습니다.

파를 먹을 때 조심해야 하는 경우는?

몸에 열이 많은 사람은 많이 먹지 않아야 하고, 기가 허약해져 땀을 많이 흘리는 경우에는 피해야 합니다. 물론 열이 조금 있는 경우에는 땀으로 열을 빠져나가게 하니 좋습니다. 한의서에 보면 파를 많이 먹으면 정신이 혼미해지고 머리카락이 빠지게 된다고 했는데, 너무 많이 먹으면 양기를 너무 넣어주고 땀을 지나치게 많이 내기 때문으로 생각됩니다. 특히 유행성감기에 걸려 몸 표면의 기가 허약해지고 저항력이 떨어져 있을 때 파를 먹으면 땀이 너무 나므로 피해야 합니다.

파와 함께 먹으면 좋지 않은 음식은?

한의서에 꿀, 대추, 개고기와 함께 먹는 것이 마땅치 않다고 나옵니다. 정기를 보충해주는 음식들인데, 파는 기와 땀을 빠져나가게 하므로 맞지 않는 것 같습니다. 두부와 함께 먹는 것도 주의해야 하는데, 파는 수산oxalic acid을 다량 함유하고 있어 두부 속의 칼슘과 결합하여 수산칼슘을 형성하므로 요로결석을 유발할 수 있고, 이로 인해 칼슘이 부족해지기 때문입니다.

배추

콜레스테롤을 떨어뜨리는 다이어트 식품

우리 밥상에서 하루도 빠지는 날이 없는 김치가 이제는 건강식품으로 효능을 인정받고 있습니다. 김치의 주재료인 배추에는 콜레스테롤을 떨어뜨리는 작용이 있음이 입증되었을 뿐만 아니라 다이어트에도 효과가 있다고 합니다. 게다가 한의학적 약효도 적지 않습니다.

배추의 약효

배추는 송채松菜 또는 백채白菜라고도 합니다. 성질이 차기 때문에 열을 내려주고 가슴이 답답한 것을 풀어주며 소변을 잘 나오게 합니다. 위장과 대장 및 소장의 기를 잘 통하게 하여 대변을 잘 나오게 하지요. 그러므로 술을 마실 때 먹으면 덜 취하게 하고 마신 뒤의 갈증을 풀어줍니다.

김치 국물도 비·위장을 보하고 술과 국수의 독을 풀어주며 가래를 뱉어내게 하는 작용이 있습니다.

김치가 정말로 다이어트에 효과가 있을까?

살이 찐 사람은 몸속에 습기와 담·기름기 등이 많이 쌓여 있고 대소변이 잘 나오지 않으며 기의 소통이 잘되지 않는 공통점이 있습니다. 배추는 대소변을 잘 나오게 하고 기를 소통시켜주기에 당연히 살이 찌는 것을 막아줍니다. 아마도 반찬 가운데 유달리 김치를 많이 먹는 사람은 거의 살이 찌지 않았을 겁니다.

배추는 누구나 많이 먹어도 좋을까?

몸이 차고 비·위장이 약한 사람이 배추를 많이 먹으면 냉병冷病이 생길 수 있습니다. 배추가 술을 잘 깨게 하는 것도 열이 있는 체질에 효과가 있기 때문이지요.

북한 지방에서 한겨울에 동치미 국물에 냉면을 말아 먹었듯이, 몸속에 열기가 많은 사람에게는 배추가 적합합니다. 배추로 인한 냉병은 열성이 강한 생강으로 풀 수 있습니다.

김치를 체질에 따라 어떻게 달리 먹어야 할까?

김치의 맛이 나려면 당연히 고추의 매운맛이 필수적이지요. 이외에도 생강·마늘이 빠지지 않는데 배추의 찬 성질을 없애주기 때문입니다. 따라서 몸이 찬 소음인 체질은 고추 등의 매운 양념을 많이 넣은 김치·잘 익은 김치를 먹는 것이 좋습니다. 열이 많은 소양인 체질은 고추를 적게 넣은 생김치나 동치미가 좋겠지요.

무

술·생선회·밀가루 음식과 궁합이 맞는 해독제

생선회 접시에는 대개 무가 깔려 있는데 왜 그럴까요? 무가 생선의 비린내를 제거하고 독을 풀어주기 때문인데, 무즙의 매운맛에 살균·항균 작용이 있습니다. 또한 무는 음식이 소화되지 않고 맺힌 것을 풀어주어 가슴이 탁 트이게 하지요.

무는 어떤 작용이 있어 소화를 잘되게 할까?

무를 먹으면 소화가 잘된다고 무김치를 좋아하는 사람 많지요. 실제로 무는 음식이 소화되지 않고 맺힌 것을 풀어주어 가슴이 탁 트이게 하는 효능이 있습니다. 그런 작용을 한의학에서 "하기관중下氣寬中"이라고 하는데, 하기는 기를 아래로 가라앉힌다는 것이고, 관중은 가운데, 즉 비·위장을 관대하게 느슨하게 해준다는 의미입니다. 소화가 되려면 위장에서 아래로 내려보내야 하고, 비·위장의 기를 통하게 하여 가슴이 꽉 막혀 답답한 것을 풀어주어야 한다는 의미입니다.

무는 어떤 음식의 소화를 잘되게 할까?

무는 보리나 밀의 독을 잘 해독하고 소화시키므로 보리밥이나 국수류를 먹을 때 함께 먹으면 좋고, 특히 떡이나 두부를 먹고 체한 경우에 좋습니다. 한방에서는 무의 씨를 소화제로 많이 쓰고 있습니다. 나복자 또는 내복자莱菔子라고 하는데, 대표적인 한방 소화제지요. 특히 밀가루 음식을 잘 소화시키는데, 가래를 삭이는 효능이 매우 뛰어나 기침·천식 환자에게도 많이 쓰입니다.

소화를 잘되게 하는 무

무에는 녹말을 분해하는 효소인 아밀라아제디아스타제가 많이 함유되어 있어 소화를 돕고 위장을 튼튼하게 하므로 천연 소화제라고 할 수 있습니다.

그 밖에도 베타카로틴·프로비타민 A·비타민 C가 많이 들어 있는데, 활성산소를 제거하는 항산화 작용이 있어 세포의 노화 억제와 암 예방 효과를 기대할 수 있습니다. 무에 들어 있는 단백질은 라이신 함량이 많아 곡류 단백질의 결점을 보충할 수 있지요. 섬유질과 무기질도 많이 들어 있습니다. 무는 영양소가 풍부하면서 지방이 적어 만복감을 느낄 정도로 많이 먹어도 칼로리가 적으므로 비만을 해소하는 데 매우 효과적입니다.

무의 또 다른 효능

무는 서늘한 성질로서 열을 내려주고 진액을 생겨나게 하며 피를 서늘하게 하는 효능이 있습니다. 그래서 당뇨병으로 입이 마르거나 코피가 나거나 기침에 피가 섞여 나오는 경우에 좋습니다. 대소변을 잘 나오게 하므로 노폐물을 배출하는 효과도 있는데, 식이섬유와 수분이 풍부해 장내 유용 세균의 기능을 높여서 체내 노폐물의 배설을 촉진시키고 변비도 예방해줍니다.

술의 독을 풀어주고 니코틴을 해독하고 중화시키므로 술을 마시거나 담배를 피우는 사람에게 좋습니다. 한편, 무를 말린 무말랭이에는 칼슘·철·인이 많아 골다공증에 좋습니다.

무가 기침이나 가래에도 좋을까?

무는 기를 가라앉히고 담을 삭여주는 효능이 있으므로 기침이 심하고 가래가 많을 때 좋습니다. 무의 매운맛을 내게 하는 시니그린sinigrin이라는 성분에는 기관지 점막을 자극하여 점액의 분비를 활발히 하는 기능이 있습니다. 그래서 가래를 묽어지게 하여 쉽게 뱉어낼 수 있게 됩니다. 기관지에 들러붙어 있던 가래가 없어지면 기침도 자연히 멎게 되지요. 또한 점액의 분비를 정상적으로 해주므로 점막이 건조해져서 생기는 마른기침도 해소됩니다.

이청음梨菁飮이라는 음식 처방이 전해오는데, 배즙과 무즙에 꿀을 조금 타서 마시는 것입니다. 열을 없애주고 가슴이 답답한 것을 그치게 하며 풍열을 내리고 가슴 속에 열이 맺혀 있는 것을 치료하며 기를 가라앉히는 효능이 있습니다. 운동이 부족해서 몸속에 열이 많이 쌓여 답답하고 변비가 있는 노인에게 좋습니다.

무를 주의해야 하는 경우는?

무는 기를 가라앉게 하므로 기가 허약한 사람은 많이 먹지 않아야 합니다. 서늘한 성질이므로 비·위장이 허약하고 냉하여 소화가 잘되지 않는 사람도 적게 먹어야 합니다.

그리고 한약을 복용할 때 무를 함께 먹어서 좋지 않은 경우도 있는데, 음기를 보하는 대표적인 약재로서 보약에 많이 들어가는 지황地黃이란 한약재가 들어간 경우에는 피해야 합니다. 만약 생무를 함께 먹으면 머리가 희어지는데, 지황과 무가 상극이기 때문이지요. 그러나 무를 익혀 먹으면 괜찮습니다. 그리고 인삼을 복용할 때도 무를 함께 먹지 않아야 합니다. 한편, 무가 맞지 않는 사람은 순무를 먹으면 됩니다.

순무
오장을 이롭게 하는 제갈공명의 음식

가난했지만 자유롭게 살던 강화도를 떠나 궁중에 갇혀 살아야 했던 철종 임금은 조선 팔도에서 나오는 최고의 음식을 먹었지만, 그래도 먹고 싶어 했던 음식이 있었습니다. 왕이 되기 전까지 강화도에서 살 때 먹었던 밴댕이 · 순무김치 · 막걸리였다고 합니다.

순무의 다른 이름으로 제갈채諸葛菜가 있습니다. 《삼국지》에 나오는 제갈공명이 군량으로 사용했기 때문인데, 전쟁 중 주둔지에 꼭 순무를 심어서 수많은 병사들에게 먹였습니다. 어린 싹은 생채로 먹었고, 잎이 커지면 삶아서 먹었으며, 순무는 김치를 담가 먹었다고 합니다.

순무는 무와 어떻게 다를까?

순무는 생김새가 무와는 달리 둥근 양파나 팽이처럼 생겼는데, 크기도 무보다 훨씬 작아서 어른 주먹만 하며 보통 300~700g 정도 나갑니다. 또 무보다 훨씬 단단하지요. 품종이 15가지나 되고 빛깔도 보라색을 비롯하여 흰색·담녹색·선홍색 등이 있습니다. 순무의 맛은 달고 고소한데, 배추 뿌리와 비슷하다고 합니다. 특히 뒷맛은 겨자향이 나는 인삼 맛이라고 하지요. 순무의 잎은 무와 배추의 중간쯤 됩니다.

순무는 언제부터 재배되었을까?

순무는 무보다 오랜 재배 역사를 가지고 있습니다. 순무는 아프가니스탄 지방과 유럽 서남부 지중해 연안이 원산지인데, 재배 역사가 4,000~5,000년이나 됩니다. 실크로드를 따라 프랑스에 전래되어 중세에는 귀족들이 즐기는 음식이 되었습니다. 중국에도 2,000년 전에 전파되었고, 우리나라에는 삼국시대에 들어왔다는 설과 고려 중엽에 강화도로 들어왔다는 설이 있습니다.

조선 중기까지 김치의 재료였기 때문에 전국에서 재배했지만, 지금은 강화군에서만 재배되고 있는 특산품으로서 '강화무'라고 불립니다. 유독 강화에서 재배가 잘되는 이유는 따뜻하면서도 해풍 때문에 서늘한 기후와 염분의 영향으로 작물이 건강하게 잘 자라고, 뺄을 땅으로 다진 간척지라 플랑크톤 등의 미생물이 많기 때문이라고 합니다.

순무의 효능

《동의보감》에는 만청蔓菁이라고 나옵니다. 내용을 보면 "오장을 이롭게 하며 소화를 잘되게 하고 황달을 치료하며 몸을 가볍게 하고 기운을 나게 하는 효능이 있다. 사계절에 모두 있으니 봄엔 새싹을 먹고 여름엔 잎을 먹으며 가을엔 줄기를 먹고 겨울엔 뿌리를 먹는다. 또한 식량을 대신하니 채소 중에 가장 유익한 것이다. 뿌리가 땅속에서 겨울을 지나도 마르지 않고 봄이 되면 다시 움이 나니 꾸준히 먹으면 사람으로 하여금 적당히 살이 찌고 건강하게 해준다. 많이 먹으면 보탬이 있으나 손해는 없으니 항상 먹기가 가장 마땅한 것이다"라고 되어 있습니다. 그 밖에 간 기능을 증진시키고 소변을 잘 나오게 하며 숙취 해소에도 좋습니다.

순무에 들어 있는 영양 성분

순무는 알칼리성 식품이며 칼로리와 단백질 함량 면에서 상추나 오이보다 월등히 높습니다. 그렇지만 100g당 31kcal이기에 살찔 염려는 없지요. 칼슘 함유량이 아주 많은 편이고, 비타민 C와 엽산도 풍부하며 철분·칼륨도 들어 있습니다. 또 섬유소가 많아서 숙변 제거와 변비 해소에도 좋습니다.

실험쥐에게 순무즙을 투여한 결과 항암 효과를 가지고 있는 것으로 나타났는데, 리그닌lignin 성분과 글루코시놀레이트glucosinolate 성분이 들어 있습니다. 소화 효소인 아밀라아제디아스타제가 풍부하여 전분을 분해시켜 빨리 소화되도록 해줍니다. 순무와 순무의 잎은 여성 미용에 좋아서 궁중의 여인들의 피부를 가꾸는 미용 식품이었습니다. 기미·주근깨를 없애준다고 합니다.

순무와 무는 효능 면에서 어떤 차이가 있을까?

순무와 무의 큰 차이 중 하나가 무는 서늘한 성질인 데 비해 순무는 따뜻한 성질인 것입니다. 선조 임금이 세상을 떠나기 한 달 전에 입맛이 너무 없고 소화도 잘되지 않아 힘들었는데, 무의 매콤한 맛에 기대어 겨우 수라를 들었다고 합니다. 그래서 "만약 한약 처방 중에 무를 꺼리는 약재가 들어간다면 앞으로는 음식을 일절 들지 못할 것 같다"고 의관에게 말했습니다. 한약 중에서 숙지황이란 약재는 무와 상극이므로 숙지황이 들어가는 처방을 복용할 때는 무를 먹지 말아야 하기 때문이지요.

당시 선조에게는 무 외에 먹을 만한 반찬이 없었기 때문인지 절박한 심정을 말했던 것 같은데, 숙지황이 들어가더라도 무를 익혀 먹으면 괜찮습니다. 그런데 숙지황이 들어간 한약이 아니더라도 당시 선조의 몸 상태에는 무가 맞지 않았기에 내의원에서는 "무 대신 순무를 쓰면 어떻겠습니까?"라고 하여 허락을 받았다고 합니다.

선조 임금이 무는 안 되지만 순무는 먹어도 됐던 이유는?

무는 기를 가라앉게 하므로 기가 허약한 사람은 주의해야 하고, 특히 비·위장이 허약하고 냉하여 소화가 잘되지 않는 사람은 적게 먹어야 합니다. 당시 선조는 기가 매우 허약한 데다 비·위장도 상당히 허약해지고 냉하며 소화가 잘되지 않는 상태였습니다. 그때가 음력 1월이었는데, 선조는 음력 10월에 중풍이 들어 어느 정도 회복되다가 11월부터 감기에 걸려 고생하고 있던 때였습니다.

오래 병을 앓으면 기가 허약해지고 비·위장의 기능도 떨어지기 마련이므로 무가 해로울 수밖에 없지요. 또한 무의 매운맛은 오행의 상극으로 보면 간을 공격하므로 좋지 않습니다. 그래서 무 대신 순무를 추천한 것인데, 순무는 따뜻한 성질에 단맛입니다. 무나 순무나 소화를 잘되게 하지만 순무는 따뜻한 성질이고 단맛이어서 비·위장이 냉하여 소화가 잘되지 않는 경우에 좋습니다.

채소류

양배추
위염·위궤양 치료제이자 항암제

양배추는 고대 로마에서 만병통치약으로 여겼다고 합니다. 서양에서 양배추는 '가난한 사람들의 의사'로 불리기에 올리브·요구르트와 함께 3대 장수 식품으로 꼽히고 있습니다.

양배추의 효능은?

중간 성질로서 비·위장의 기능을 도와 뱃속에 기운이 맺힌 것을 풀어주고 부드럽게 하며 통증도 막아줍니다. 오래 먹으면 오장을 이롭게 하고 육부를 조절하며 골수를 보충하고 신장에도 크게 도움을 줍니다. 또한 심장의 활력을 도와주고 눈과 귀를 밝게 하지요. 뼈와 근육을 튼튼하게 하고 관절을 부드럽게 하며 경락에 기가 맺힌 것을 잘 소통시켜줍니다.

위염·위산과다·위궤양 등에 좋다는 것은 이미 밝혀졌으며, 섬유질이 콜레스테롤의 흡수를 막아 혈액 지질을 개선해줍니다. 피부에 쌓인 노폐물을 제거해주므로 양배추를 꾸준히 먹으면 피부가 더 매끈하고 팽팽해지며 기미나 주름이 줄어듭니다. 양배추는 100g당 31kcal로 열량이 낮고 영양소가 풍부해서 다이어트 식품으로 좋습니다.

위염·위궤양에 효과가 있는 양배추

미국 스탠퍼드대 연구에 따르면, 위궤양 환자 65명을 대상으로 3주 동안 양배추 생즙을 950cc 섭취하게 하니 3명을 제외한 모든 환자의 위궤양이 완치됐다고 합니다. 연구를 진행한 가넷 제니 박사는 "양배추에 들어 있는 MMSC 성분이 위 점막에서 분비되는 프로스타글란딘의 생산을 촉진하고, 위산 등 자극으로부터 위벽을 보호하는 효과가 있었다"고 보고했습니다.

이후 MMSC 성분을 비타민 U라고 명명했는데, 비타민 U는 항소화성궤양 인자antipeptic factor, 즉 소화성 궤양을 치유하는 인자입니다. 양배추에는 비타민 K도 들어 있어 위궤양·위염 치료에 효과적입니다. 비타민 U는 위벽 점막을 튼튼하게 하고 비타민 K는 혈액 응고를 도우므로 상처가 난 위벽의 출혈을 막아주기 때문에 궤양에 효과적이고, 위장 장애 개선에 도움을 줍니다.

양배추에는 어떤 영양소가 들어 있을까?

양배추 150g양배추잎 2장을 먹으면 비타민 K는 하루 필요량의 92%, 비타민 C는 하루 필요량의 50%를 충당할 수 있고, 비타민 U도 많이 들어 있으며, 비타민 A·B₁·B₂·B₆·엽산·베타카로틴 등이 들어 있습니다. 그리고 단백질·라이신·당질·식이섬유·칼륨·칼슘·인·철·망간 등이 들어 있습니다. 특히 칼슘의 형태가 우유에 못지않게 잘 흡수되는 모양으로 되어 있다고 합니다.

양배추는 항암 효과도 있을까?

항암 작용에 결정적인 역할을 하는 글루코시놀레이트 성분이 들어 있습니다. 글루코시놀레이트는 인체 내에서 소화되는 도중에 이소티오시아네이트ITC, 설포라판sulforaphane 등을 생성합니다. ITC는 발암 물질이 몸 밖으로 빨리 배출되도록 도와줍니다. 또 미국 존스홉킨스대 폴 텔러리 박사 팀의 연구 결과에 따르면, 설포라판은 위암 발생과 관련된 헬리코박터 파일로리균의 활성을 억제하고, 동물실험에서는 위암 억제 효과가 있었다고 밝혔습니다.

또한 항암 성분인 인돌-3-카비놀indole-3-carbinol이 들어 있고, 유방암·자궁경부암 발생 위험성을 상당히 낮추며 자외선에 의한 피부암을 예방할 수 있습니다. 양배추에 풍부한 수분과 섬유질은 변비를 해소하고 장내 환경을 정리해 대장암 예방에 좋습니다.

양배추를 주의해야 하는 경우는?

협심증이나 동맥경화증 등이 있어 와파린을 복용하는 환자는 양배추를 장기 섭취하면 안 됩니다. 와파린은 혈전 생성을 막아 뇌경색과 판막 질환 등을 예방하는데, 비타민 K는 출혈을 막고 피를 응고시키는 성분이므로 와파린의 효력을 감소시키기 때문이지요. 이런 환자가 양배추를 오랫동안 섭취하면 뇌경색이나 출혈이 일어날 수 있습니다.

갑상선기능저하증인 사람은 양배추 섭취량을 조절해야 합니다. 갑상선 기능을 떨어뜨리는 고이트로겐goitrogen 성분이 들어 있기 때문이지요. 갑상선기능저하증인 사람이 양배추를 1주일에 2~3번, 1컵150g 정도 먹는 것은 괜찮다는 연구 결과가 있습니다.

그런데 양배추의 비타민 U는 열에 약해 생으로 먹어야만 섭취할 수 있으므로, 샐러드를 만들어 생으로 먹거나 갈아서 즙을 내 먹는 것이 좋고, 엑기스도 어느 정도 도움이 되겠지요.

브로콜리

항산화 · 항암 작용 뛰어난 다이어트 식품

    10대 장수 식품에 속하는 브로콜리는 피로감을 해소하는 데 도움이 될 뿐만 아니라 암을 예방하는 데 최고의 식품으로 알려져 있기도 하지요. 뉴욕 대학의 그레이엄 교수가 1,000명 이상 남성들의 암 발생 빈도와 식품 섭취와의 관계를 연구한 결과에 의하면 브로콜리를 많이 섭취한 사람들의 대장암 발병률이 가장 낮은 것으로 나타났다고 합니다.

브로콜리는 어떤 채소일까?

    양배추와 사촌간이고, 콜리플라워cauliflower, 즉 꽃양배추와 형제간이라고 합니다. 라틴어로는 가지branchium라는 의미로, '녹색 꽃양배추'라고도 불립니다. 지중해 연안이 원산지로서 15세기 말에 그리스에서 이탈리아로, 17세기 초에 독일 · 프랑스 · 영국으로 전파되었으며 19세기가 되어서야 미국과 아시아에 전파되었습니다. 한의서에는 브로콜리가 나오지 않는데, 한자명은 청화채靑花菜, 녹엽화綠葉花, 화류채花柳菜, 채화菜花 등입니다. 1930년대부터 영양학적 가치가 알려지면서 중요한 채소가 되었지요.

우리나라에서는 언제부터 재배되었을까?

1952년에 도입되었으나 시험 재배 수준이었고 군납용으로 일부가 재배되었습니다. 1980년대 초부터 일부 농가에서 재배가 시작되어 1990년대에 강원도에서 고랭지 재배가 시작되었고, 2000년대에 제주도와 충북 등으로 확산되었다고 합니다.

농수산물유통공사 통계 자료에 의하면 브로콜리 재배 면적이 1995년 5ha에서 2010년에는 1,639ha로 증가되었다고 하니 많이 먹고 있는 셈이지요. 요즘은 사철 구별 없이 먹을 수 있지만, 엄밀히 말하면 겨울 채소로서 11월에서 4월까지가 제철이라고 합니다. 직접 먹어보니 서늘한 성질이고 단맛이 있으며 대변을 잘 나오게 합니다.

브로콜리의 영양 성분은?

100g당 비타민 C가 98mg으로 2~3송이로도 하루에 필요한 비타민 C를 섭취할 수 있는데, 감자의 7배, 양배추의 4배, 레몬의 2배 정도로 녹색채소 중 가장 높습니다. 베타카로틴, 즉 비타민 A와 비타민 B도 들어 있고, 철분 함량이 다른 채소의 2배나 되며 고혈압의 위험을 낮추는 칼륨도 100g당 370mg 정도로 많이 들어 있고 칼슘도 시금치보다 많이 들어 있습니다. 변비를 없애고 대장암을 예방하는 섬유소, 빈혈과 기형아 출산을 낮추는 엽산, 당뇨병 환자에게 유익한 크롬도 들어 있지요. 그러나 열량은

100g당 28kcal밖에 되지 않기에 다이어트에도 좋습니다.

브로콜리의 항암 효과를 나타내는 특별한 성분은?

항산화 물질인 비타민 C와 베타카로틴·루테인·셀레늄 등이 들어 있으니 당연히 항암 효과가 있습니다. 게다가 브로콜리에는 설포라판 성분이 많이 들어 있는데, 항암 작용이 큽니다. 발암 물질의 활성화를 억제하고 발암 물질의 독소를 해독하는 작용이 있는데, 특히 식도암·위암·대장암·유방암·폐암 등에 효과적이라고 합니다. 설포라판은 위염·위궤양·위암의 원인균인 헬리코박터 파일로리균을 없애주는 효과도 있습니다.

또 인돌indole이 들어 있는데 여성호르몬인 에스트로겐을 완화시켜 유방암을 비롯한 각종 여성암 예방에 효과가 크다고 합니다. 미국 암협회에서는 대장암과 위암·식도암 등의 발병률을 줄이기 위해 브로콜리를 일주일에 여러 번 섭취할 것을 권장하고 있습니다.

브코콜리의 또 다른 효능

면역력을 높여주고 피부의 콜라겐 생성과 회복에 도움을 주며, 변비 예방과 노폐물 배출에도 효과적입니다. 부드러운 채소이기에 대부분의 사람들에게 도움이 되는데, 특히 피로를 많이 느끼고 스트레스를 많이 받고 담배를 많이 피우거나 식사와 수면 시간이 불규칙한 사람에게 효과적입니다. 그러나 하루에 많은 양을 섭취하면 갑상선 기능 저해의 우려가 있다는 견해도 있는데, 서늘한 성질이므로 속이 냉한 사람은 적게 먹어야 합니다.

케일

뼈 건강에 탁월한 녹즙 채소

10대 장수 식품으로 선정된 케일은 녹즙용으로 많이 쓰이는 채소인데, 맛이 씁니다. 지중해 연안이 원산지로서 뼈 건강에 필수적인 영양소인 비타민 K가 가장 많이 들어 있습니다. 비타민 K는 칼슘이 뼈에 달라붙게 하는 오스테오칼신osteocalcin이라는 단백질의 생성을 도와주어 뼈에서 칼슘이 빠져나가는 것을 막아주는 작용을 하므로 골다공증의 예방과 치료에 효과적이지요.

미국 하버드 대학 연구팀이 중년 여성을 대상으로 10년간 추적 조사한 결과에 의하면 비타민 K를 많이 섭취하는 그룹은 가장 덜 먹는 그룹에 비해 엉덩이뼈에 골절이 생길 위험이 30%나 낮았다고 합니다. 게다가 케일에는 우유보다 3배 가까이 많은 칼슘이 들어 있으니 뼈 건강에는 그만이지요.

케일에 들어 있는 성분

비타민 C가 많이 들어 있고, 베타카로틴·엽록소·인돌 등도 들어 있어 항산화·항암 작용도 있습니다. 암을 비롯한 성인병을 예방하고 노화를 억제하는 효과를 나타내는데, 암세포 성장을 방해하고 눈 건강을 지켜줍니다. 그 밖에도 녹색 채소 중에 식이섬유 함유량이 제일 많고, 마그네슘·철분도 들어 있어 콜레스테롤을 떨어뜨리고 변비에도 좋습니다.

케일을 먹을 때 주의할 점은?

케일은 열을 가하면 항암 효과가 있는 엽록소·비타민 C·엽산 등이 파괴되기 때문에 생으로 먹는 것이 가장 좋습니다. 가능하면 즙을 내어 마시는 것이 좋고, 요리를 하더라도 5분 이상 익히지 않아야 합니다. 또한 비타민 A·카로틴 등 지용성 비타민이 많이 들어 있어 식물성 기름과 함께 섭취하면 좋다고 합니다.

쑥

양기를 넣어주는 부인병의 성약(聖藥)

조금만 나와도 쑤욱 자란다고 해서 쑥이라는데, 봄철에는 쑥국이나 쑥떡을 먹는 것이 기본이지요. 쑥은 마늘과 함께 단군신화에 등장하는데, 엄청 추운 지방에 거주하던 북방 유목민족이 약으로 쓰던 것을 남하하면서 가져온 것으로 여겨집니다. 예로부터 몸이 찬 사람들이 추위를 타지 않으려고 양기를 보충하고자 먹어왔고, 부인병에도 약으로 많이 쓰여왔습니다.

쑥의 효능

애엽艾葉이라고 하는데 순전히 양의 성질로서 경락과 기·혈을 잘 소통시키며 차고 습한 기운을 몰아내므로 한약재로 두루 쓰입니다. 뱃속을 덥혀주므로 냉복통·설사·이질·곽란의 치료에 큰 효과가 있습니다.

예전에는 코피가 나거나 상처가 생겨 피가 나올 때 쑥을 비벼서 막고 붙여서 출혈을 멎게 했습니다. 쑥이 지혈 작용이 뛰어나기 때문인데, 피를 토하는 경우에는 생즙을 마시는 것이 좋고 대변에 피가 섞여 나오거나 자궁 출혈이 있는 경우에는 달여 마시면 됩니다.

여성에게 좋은 쑥

여성에게 효과적인데, 특히 혈과 기가 찬 기운으로 맺혀 있는 경우에 씁니다. 자궁을 따뜻하게 하여 월경이 불순하거나 냉증이 있는 여성에게 가장 적합한 약이지요. 뿐만 아니라 임신부의 태를 튼튼하게 하는 효능이 있으므로 태아가 빈번하게 요동하여 배가 아프고 아래로 뻗쳐 내려오는 느낌이 있는 태동불안증胎動不安證에도 좋습니다.

쑥이 맞지 않는 경우는?

몸이 허약하고 수척하여 살집이 적은 사람이 쑥을 먹으면 기혈이 왕성하게 되어 살이 찔 수 있습니다. 그러나 음기가 허약하며 열이 많은 사람에게는 마땅하지 않습니다.

쑥뜸은 어디에 좋을까?

쑥은 먹어도 좋지만 뜸으로 좋은 효과를 봅니다. 따뜻한 기운이 피부를 통하여 경락으로 들어가게 하여 찬 기운을 몰아내며 양기를 넣어주고 기를 소통시켜주는 것이지요.

정력을 보강하거나 원기 부족, 성기능 장애를 치료하려면 배꼽 아래 부위에 뜸을 합니다. 의식을 잃은 경우와 곽란·복통·설사 등에는 배꼽에 뜸을 해야 합니다. 배꼽 상부에 뜸을 하면 비·위장이 허약하고 냉하여 소화

장애와 복통이 있는 경우에 좋고, 배꼽 좌우에 하면 대장염·만성 설사·이질 등에 효과가 있습니다. 그 밖에 여성의 월경불순·냉증·불임 그리고 관절통에도 쑥뜸이 좋습니다.

이처럼 쑥뜸이 효과가 크지만 쑥이 너무 양적인 성질이고 건조하게 하므로 음기와 혈이 허약하고 열이 오르는 사람은 주의해야 합니다.

노인이 단전丹田의 기가 허약하여 배꼽 주위가 냉하며 찬 것을 싫어하는 경우에는 쑥을 말린 가루를 넣은 자루로 배를 싸매는 방법이 도움이 됩니다.

도라지
가슴에 맺힌 기를 소통시키는 호흡기 질환 특효약

무더운 여름을 견디느라 늘 에어컨 바람과 찬 음식과 더불어 지냈다면 가을이 되고 찬바람이 느껴지면서 기침·가래·감기 때문에 걱정이 되지요? 아마 도라지를 떠올리는 경우가 많을 텐데, 〈도라지타령〉도 있듯이 우리 민족에겐 익숙한 이름이지요. 길경桔梗이라는 이름의 한약재로서 각종 호흡기 질환의 치료에 상용되어왔습니다.

도라지는 왜 폐질환의 치료에 좋을까?

주로 백도라지가 식용·약용으로 쓰이는데, 한의학에서 흰색은 폐와 연관이 되므로 주로 폐에 약효를 나타내기 때문이지요. 도라지는 폐의 기를 통하게 하고 가래를 삭여주며 화농이 되어 고름이 생긴 것을 잘 빠지게 하는 효능이 있습니다. 또한 몸의 표면에 머물러 있는 찬 기운을 몰아내고 머리와 목, 눈을 서늘하게 맑혀주는 작용이 있습니다. 그래서 찬바람으로 인한 기침·감기와 기관지염·천식의 치료에 효과를 나타냅니다.

목이 아픈 경우에도 도라지가 좋을까?

목병의 치료에 탁월한 효과가 있어 편도선이 붓고 아픈 편도선염이나 인후염의 치료에는 거의 빠지지 않고 들어갑니다. 도라지와 감초를 달인 길경탕桔梗湯은 목이 아프거나 편도선염이 있을 때 특효약인데, 달인 물을 입에 머금고 양치를 해도 좋습니다. 그 밖에도 가슴과 옆구리가 찌르듯이 아프거나 배가 더부룩하면서 소리가 나는 경우에 효과가 있으며, 응어리를 풀어주고 소화를 돕는 작용이 있습니다. 특히 가슴에 기가 맺혀 소통되지 못하고 답답하면서 아픈 경우에 기를 쾌통시켜주는 효능이 큽니다.

도라지의 잎과 줄기

봄에 돋아나는 여린 잎과 줄기를 데쳐서 나물로 먹거나 기름에 데쳐 먹으면 맛도 좋고 호흡기 보강에 도움이 되지요.

도라지를 차로 마셔도 좋습니다. 호흡기가 약하거나 기침·가래와 천식이 있거나 담배를 많이 피우는 사람에게 적합한데, 감초와 함께 달여 먹으면 됩니다. 도라지와 칡뿌리를 달여 마시면 주독과 숙취를 풀 수 있습니다.

도라지가 맞지 않는 경우는?

음기가 허약하여 내상병이 생겼거나 열기가 상승하는 경우, 화를 내어 기가 치밀어 오르는 경우, 그리고 기침에 피가 섞여 나오는 경우에는 피해야 합니다. 돼지고기와 상극이므로 함께 먹지 말아야 합니다.

더덕
폐의 음기를 보충하는 보약

산과 계곡으로 피서를 가거나 삼림욕을 다니다가 응달진 곳에 자라는 더덕을 본 적이 있나요? 더덕은 향기가 아주 진하므로 냄새를 잘 맡는 사람은 찾기 쉽지요. 산에서 내려와 고추장을 발라 구운 더덕구이의 맛을 보면 정말 좋습니다.

더덕이 좋은 이유는?

더덕을 보면 뿌리 전체에 혹이 많아 마치 두꺼비잔등처럼 더덕더덕하게 되어 있을 겁니다. 그래서 이름을 더덕이라고 불렀다고 하지요. 또한 모래 땅에서 잘 자라므로 모래 사 자를 써서 사삼沙蔘이라 하는데, 고대로부터 한약재로 많이 쓰여왔습니다.

한약 가운데 이름에 삼蔘 자가 붙은 것이 여럿 있는데, 아무 데나 붙인 것이 아닙니다. 산에는 산삼, 바다에는 해삼, 밭에는 인삼이 있듯이, 더덕도 몸을 보익하는 효능이 있어 삼 자가 들어 있는 겁니다. 그러니 반찬이나 보약으로 먹어온 것이지요.

더덕과 인삼은 어떤 차이가 있을까?

더덕이 인삼과 비슷하게 생기긴 했지만 성질과 효능에 확연한 차이가 있습니다. 그러니 사람에 따라 값이 비싼 인삼이나 산삼을 먹는 것보다 더덕을 먹는 것이 훨씬 도움이 되는 경우가 있지요.

인삼은 따뜻한 성질로서 양기를 보충하며, 주로 비·위장의 원기를 보충하고 더불어 폐와 신장을 도와줍니다. 반면에 더덕은 서늘한 성질로서 음기를 보충해주며, 주로 폐의 기를 보충하고 또한 비장과 신장을 도와줍니다. 인삼과 더덕은 모두 흰색인데, 한의학에서 흰색은 폐와 연계가 됩니다. 그래서 둘 다 폐의 기를 보강하거나 폐 질환 치료에 쓰이기는 하지만, 폐가 차가운 경우에 인삼을 쓰고 폐에 열이 있는 경우에 더덕을 씁니다.

몸이 피로한 경우에도 더덕이 좋을까?

한의학적으로 피로는 음기가 부족하거나 양기가 부족한 상태인데, 더덕은 음기를 보충하는 효과가 커서 피로 회복제가 되는 겁니다. 음기가 허약한 경우에는 몸이 야위고 오후에 허열이 달아올라 얼굴이 벌겋게 되며 입이 마르고 목이 건조하며 마른기침이 나기도 합니다. 잠이 잘 오지 않고 잠잘 때 식은땀을 흘리며 어지럽고 눈이 침침해지며 심한 경우에는 귀에서 소리가 나기도 합니다. 변비도 생기고 소변이 진해지면서 양이 줄어지게 되는데, 이때 더덕이 좋은 약이 됩니다.

음기가 부족한 것은 각종 질병의 원인이 됩니다. 동양 의학의 최고 원전인 《황제내경黃帝內經》에 의하면 나이가 40이 되면 음기가 반으로 줄어든다고 했는데, 중년 이후에 고혈압·중풍·당뇨병 같은 성인병의 발생이 많아지는 것도 주로 음기 부족 때문입니다. 그러니 더덕은 성인병의 예방약이 된다고 할 수 있겠습니다. 그러나 양기가 부족하여 추위를 많이 타고 손발이 차면서 피로한 사람에게는 맞지 않습니다.

감기에도 더덕이 쓰일까?

도라지과에 속하며 주로 폐에 작용하는 것은 맞지만, 일반적인 감기에는 맞지 않습니다. 감기도 종류가 많은데, 보통은 으슬으슬 춥고 열이 조금 있으며 땀이 없고 머리가 아프며 콧물·재채기가 납니다. 이 경우에는 생강이나 파를 먹고 땀을 내야 낫는 것이지요. 감기로 춥고 기운이 없는 사람에게도 더덕이 맞지 않습니다.

더덕은 폐의 열을 내려주므로 열이 심하고 땀이 나며 갈증이 있어 물을 자주 마시는 경우에 좋습니다. 또한 몸이 쇠약하여 마르고 열이 달아오르는 경우, 열성병을 앓아 맥이 약하고 기운이 없는 경우에도 좋습니다.

결핵에 좋은 더덕

고름과 가래를 없애주며 기침을 멎게 하는 효능이 있으므로 호흡기 감염증에 효과적이어서 오래 앓은 기관지염·폐결핵·폐농양 등의 치료에 쓰이는 것이지요. 또한 폐결핵으로 농이 나오고 기침이 심하며 가슴에 통증이 있을 때도 더덕을 먹으면 좋은데, 실험에서도 폐렴균·결핵균에 대한 항균 작용이 확인되었습니다.

더덕은 여성에게도 좋을까?

생리불순이나 냉증이 있거나 자궁에 염증이 있을 때 좋습니다. 그리고 더덕의 다른 이름으로 양젖과 비슷하다고 하여 양유羊乳, 젖을 통하게 한다고 하여 통유초通乳草라고 하는데, 더덕이 모유와 비슷한 액을 분비하기 때문이지요. 그래서 산후에 젖이 부족한 산모가 더덕을 먹으면 젖이 잘 나오게 되는데, 물론 열성 체질인 경우입니다. 또한 젖이 잘 나오지 않아 유선염이 생겨 아프고 열이 나는 것을 낫게 합니다. 더덕은 아이들에게도 좋습니다. 물론 열이 많으면서 체력이 약한 아이들에게 어울립니다.

더덕을 피해야 하는 사람도 있을까?

찬 성질이라 비·위장이 허약하며 냉하고 소화가 잘되지 않고 설사가 잘 나오는 사람에게는 어울리지 않습니다. 또한 더덕이 기침에 좋지만, 폐가 허약하여 찬바람을 쐬고 난 후에 기침하는 경우에는 피해야 합니다.

그렇다고 몸이 차고 냉한 사람은 더덕을 먹으면 안 될까요? 열성인 고추장을 듬뿍 발라 구워서 조금 먹는다면 문제가 되지는 않을 것입니다.

더덕은 사상체질 가운데 폐가 약한 태음인에 좋습니다. 폐가 좋지 못한 사람은 더덕나물이나 더덕구이를 많이 먹어야겠지요.

아욱

대소변을 잘 나오게 하는 다이어트 식품

대변을 잘 나오게 하는 약 중에서 동규자가 있지요. 다이어트 목적으로 동규자차를 마시는 사람이 있을 텐데, 동규자는 아욱의 씨입니다. 아욱은 동규冬葵라고 하는데, 입맛이 없을 때 아욱의 연한 줄기와 잎으로 국이나 죽을 끓여 먹는 사람도 많을 겁니다.

"가을 아욱국은 대문을 잠그고 먹는다", "아욱 밭은 딸에게도 가르쳐주지 않는다"는 말이 있는 것을 보면 맛이 좋다는 얘기지요. 게다가 예로부터 계절이 바뀌거나 기력이 떨어져서 입맛을 잃었을 때 구수한 아욱국을 먹으면 입맛이 나고 기운을 차리게 된다고 하여 많이 먹어왔습니다.

아욱의 효능

단맛에 차가운 성질로서 열을 내리고 뱃속에 체기가 쌓여 있는 것을 풀어주는 효능을 가지고 있습니다. 또한 대변과 소변을 잘 나오게 하는 효능이 있으므로 변비가 있거나 방광과 요도에 질환이 있을 때 좋습니다. 물론 열로 인해 생긴 변비와 비뇨기 염증에 효과가 있는 겁니다.

아욱에는 직접 기운을 넣어주는 작용은 없지만, 속에 열이 맺혀 있고 체기가 쌓여 있던 것이 풀어지면 힘을 쓸 수 있게 되지 않습니까? 아욱도 마찬가지로 기운을 아래로 내리는 작용이 있습니다.

숙취 해소 효과가 있어서 해장국으로 먹는 아욱

술을 많이 마셔서 열이 쌓여 풀어지지 않는 경우에 효과가 있습니다. 주독은 열독과 습독인데, 아욱에는 열을 내리고 소변과 대변을 잘 나오게 하는 효능이 있기 때문이지요. 그 밖에도 폐에 열이 있어 기침을 하는 경우나 황달이 있는 경우에 좋으며, 간장과 담낭의 기를 보강하고 눈을 밝게 하는 효능이 있습니다. 또한 임신부가 출산에 임박하여 아욱을 삶아 먹으면 태가 미끄러져 출산이 쉽게 되고 젖을 잘 나오게 하는 작용도 있습니다. 그리고 부인에게 냉이 있는 경우, 아이가 열이 많아 설사하는 경우에도 좋습니다.

아욱에 들어 있는 영양 성분은?

단백질·칼슘·칼륨·비타민 A·C 등이 들어 있어 영양이 뛰어난 편입니다. 특히 단백질·지방·칼슘은 시금치보다 많이 들어 있지요. 그래서 어린이에게 좋습니다. 칼슘이 부족하면 발육기 어린이의 뼈 성장이 나쁘게 되고 성격도 신경질적으로 되기 쉬운데, 아욱에는 칼슘이 많이 들어 있기 때문이지요. 게다가 아이들은 대개 열이 많은 편이므로 딱 어울립니다.

동규자의 약효는?

대변과 소변을 나오게 하는 효능이 크고 몸이 부은 것도 빠지게 하는 효능이 있으므로 체중 감량에 큰 도움이 됩니다. 그리고 소변이 잘 나오지 않으면서 통증이 있는 질병을 통틀어 임증淋證이라고 하는데, 동규자가 약이 됩니다.

특히 임증 가운데 신장과 요로에 돌이 들어 있는 석림石淋의 치료에 효과가 큽니다. 석림은 바로 요로결석인데, 동규자는 요로결석의 특효약이라고 할 수 있지요. 동규자에는 이뇨 작용이 있는 데다 성질이 매우 미끄러우므로 결석을 잘 빠져나오게 하기 때문입니다. 또한 젖을 잘 나오게 하는 효능도 있고, 유방이 붓고 아픈 경우에도 좋습니다.

아욱이나 동규자가 맞지 않는 경우는?

차가운 성질이므로 비장이 허약하여 소화가 잘되지 않고 기운이 아래로 가라앉거나 장이 냉하고 약하여 대변이 묽고 설사를 자주 하는 사람은 주의해야 합니다. 임신부는 물론이고, 몸이 냉한 사람도 피해야지요. 다이어트를 위해 마시는 동규자차도 누구에게나 적합한 것이 아닙니다. 만약 몸이 냉하여 추위를 타고 손발이 차가운 사람이라면 피해야 할 것입니다.

반면에 몸이 퉁퉁하면서 열이 잘 달아오르고 변비가 있는 사람에게 어울립니다. 또한 더위를 많이 타고 땀을 많이 흘리며 대변이 단단해서 대변을 보기 힘든 아이들에게도 좋습니다.

표고버섯

왕이나 영웅이 먹었던 성인병 예방식

표고버섯은 조선의 왕들을 비롯하여 서양의 위대한 지도자들도 즐겨 먹었습니다. 로마의 영웅 카이사르가 만년에도 진한 사랑을 할 수 있었던 것은 돼지고기와 표고버섯을 함께 먹었기 때문이라는 얘기가 있을 정도지요. 또한 나폴레옹도 표고버섯을 많이 먹었다고 합니다.

왕이나 영웅이 표고버섯을 즐겨 먹은 까닭은?

우선, 표고버섯은 약 4,000년 전부터 먹어왔는데 향기가 사람에게 스민다고 해서 향심香蕈이라고 부릅니다. 단맛에 서늘한 성질로서 주로 비·위장이 허약하고 입맛이 없으며 기운이 없을 때 먹으면 좋습니다. 예로부터 버섯을 자주 먹으면 질병에 걸리지 않는다고 했는데, 특히 표고는 불로장수 식품으로 귀하게 여겨왔습니다.

둘째, 왕이나 영웅은 모두 태양인이기 때문이라고 볼 수도 있습니다. 사상체질론에서는 표고버섯을 태양인에 적합한 음식이라고 분류했는데, 태양인은 1만 명에 5명이 될까 말까 할 정도로 극히 드문 체질로서 영웅호걸이 많다고 합니다. 또한, 태양인은 독선적인 경향이 있어 상대의 의견을 묵살하고 자신의 주장을 강조하는 성격이라고 나와 있습니다. 그렇지만 사상체질도 하나의 학설이기에 각양각색의 수많은 사람들을 단지 태음인, 소음인, 소양인의 3가지로 나누는 것은 무리가 있으며, 모든 왕과 영웅을 태양인으로 볼 수도 없습니다.

셋째, 최고 지도자들이 가진 엄청난 스트레스를 풀어주는 데 표고버섯이 도움이 되었기 때문이 아닌가 생각됩니다.

마음을 안정시켜주는 표고버섯

《신농본초경》이라는 고대 약물학 서적에 의하면 표고버섯이 마음을 안정시키는 효과가 크다고 했으니 정서 안정에도 도움이 됩니다. 한방에서는 스트레스를 주로 심화心火로 보는데, 심장의 화기가 강해지면 불안과 초조 증상이 나타나지요. 표고버섯은 심장을 강하게 하면서 음기를 보충해주므로 심화를 내려주는 작용을 하는 것으로 여겨집니다.

표고버섯에는 멜라닌 색소가 많은데, 이것이 뇌 중심부에 작용하여 중추신경·자율신경을 안정시켜주는 효과가 있습니다. 그러니 짜증이나 스트레스가 많이 쌓일 때 표고버섯을 달여 마시면 화기를 가라앉히고 스트레스를 해소시키는 데 도움이 됩니다.

표고버섯의 성분과 작용은?

피로 회복·골격 형성·체력 증강 작용이 있으며 고혈압과 동맥경화·심근경색에도 이로우므로 각종 성인병의 예방에 광범위한 효과가 있습니다. 또한 새로운 피를 생성하는 조혈 작용이 뛰어날 뿐 아니라 식이섬유가 콜레스테롤을 비롯한 몸속의 노폐물을 제거해줍니다. 그리고 에리타데닌eritadenine이라는 특수 아미노산이 혈액 대사를 빠르게 해서 콜레스테롤을 제거하고 동맥경화를 예방하는 데 좋은 역할을 합니다. 렌티난lentinan 성분과 균사체는 인슐린 분비를 돕고 혈당을 떨어뜨리는 효과가 있다는 연구 결과가 최근에 발표되었지요. 햇빛을 약간 받은 표고버섯의 리보핵산에는 항바이러스 효과와 항암 작용이 있습니다.

그래서 표고버섯은 미국 FDA에서 권장하는 10대 항암 식품에 들어 있습니다. 특히 렌티난 성분은 항암·면역력 증강 물질을 함유하고 있어 항암 치료제로 개발되고 있습니다. 그리고 포자 안의 리보핵산은 면역력을 증가시킨다는 인터페론을 생성하므로 특히 위암·자궁경부암 환자에게 효과적인데, 장기간 마시면 암의 전이를 막는 데 도움이 되고 감기와 알레르기성 질환의 예방과 치료에도 좋습니다.

표고버섯은 워낙 칼로리가 낮아서 다이어트식으로도 좋습니다. 단식을 오래 해도 표고버섯을 달인 물만 마셔도 건강을 유지할 수 있다고 할 정도로 단백질을 비롯해 각종 무기질이 풍부하고 혈액순환이 잘되도록 해서 신체의 말단 부위까지 산소 및 영양분이 원활하게 공급되기 때문입니다.

궁중에서 표고버섯은 어떻게 활용되었을까?

궁중 연회에 등장하는 요리에는 필수적으로 표고버섯이 사용되었으니, 용봉탕龍鳳湯은 물론이고 만두에도 넣었습니다. 특히 심장이 약한 왕은 제주도에서 올라온 한라산의 표고버섯을 말린 것을 따뜻한 물에 우려 조개로 맛을 낸 국물에 표고버섯 불린 것, 부추·숙주·두부 등으로 속을 넣어 만든 만두로 끓인 표고만둣국을 먹고 침전에 들었다고 합니다. 이것은 왕비나 후궁과의 성생활에서 심장에 무리가 오는 것을 방지하기 위함이었다고 하지요.

왕들은 표고버섯으로 만든 죽을 먹기도 했습니다. 표고버섯·살코기·계란·파를 넣고 멸치 국물과 표고버섯을 불린 물로 죽을 끓이면 됩니다. 그리고 표고버섯을 달인 차도 마셨다고 합니다. 또한 여름에 더위를 많이 타는 경우에 표고버섯차를 마시면 더위를 물리치는 데 효과가 좋습니다.

표고버섯을 주의해야 하는 경우는?

원래 버섯류는 습기가 많아 축축하고 햇볕이 잘 들지 않는 서늘한 곳에서 자라므로 동충하초를 제외하고는 대부분 냉한 성질입니다. 따라서 몸이 차고 냉한 사람, 특히 비·위장이 차가워 찬 음식을 먹으면 소화가 잘되지 않고 설사를 하는 소음인 체질이라면 표고버섯을 많이 먹지 않는 것이 좋습니다.

우엉

열을 내리고 대소변 잘 나오게 하는 성인병 예방약

하루에 한 끼만 먹는다는 일본의 나구모 박사는 배가 고플 때 직접 볶은 우엉차를 즐겨 마신다고 합니다. 그가 우엉을 권하는 이유는 우엉 껍질에 함유된 사포닌saponin 성분에 인삼과 같은 회춘 작용이 있기 때문이랍니다. 그런데 우엉은 인삼보다 값이 훨씬 싸지요. 매일 커피나 녹차의 카페인을 마시기보다 우엉차를 만들어 우엉의 사포닌을 마시면 점점 몸이 젊어진다는 겁니다. 우엉차, 과연 누구나 마시면 몸에 좋을까요?

우엉이 인삼과 비슷한 효과를 얻을 수 있을까?

사포닌은 배당체라고 불리는 화합물의 일종으로서 강심·이뇨·진정·해열·진통·진해·거담·혈당 강하·콜레스테롤 대사 개선·항암·항산화 등의 효과가 있습니다. 사포닌은 식물의 뿌리·줄기·잎·껍질·씨 등에 들어 있는데, 인삼을 비롯하여 도라지·더덕·가지·시금치·우엉 등에 함유되어 있지요.

그런데 각 식물에 들어 있는 사포닌의 작용은 차이가 있고, 특히 인삼의 사포닌은 특이한 화학 구조로 되어 있습니다. 그러니 인삼 대신 우엉을 먹는다고 비슷한 효과를 얻을 수는 없습니다. 그리고 비슷한 효과가 있다고 하더라도 대신 먹을 수는 없습니다.

우엉과 인삼의 사포닌이 효과가 같더라도 대신 먹을 수 없는 이유는?

인삼은 따뜻한 성질이지만 우엉은 정반대로 아주 차가운 성질이기 때문입니다. 그래서 우엉은 몸이 냉하고 손발이 차가우며 추위를 타는 사람은 먹지 않는 것이 좋습니다.

또한 인삼은 기를 약간 끌어올려주는 성질이 있는 반면, 우엉은 기를 아래로 가라앉히는 성질이 있습니다. 그러니 기가 허약하여 얼굴색이 희고 대변이 묽거나 설사하는 경우에는 우엉을 피해야 합니다. 그 밖에도 우엉은 폐의 기가 허약한 경우와 찬바람으로 인해 병이 된 경우에도 피해야 하고, 열이 있더라도 몸이 허약해서 생긴 허열에는 쓸 수 없습니다.

몸에 열이 있는 사람에게 좋은 우엉

평소 속열이 어느 정도 있다면 약보다는 음식으로 열을 내려주는 것이 좋습니다. 속열을 내려주는 약이 되는 음식 중에 흔히 반찬으로 먹고 약선 요리의 재료로도 많이 등장하는 뿌리채소가 바로 우엉이지요. 나구모 박사도 오래도록 우엉차를 마시고 있는데 탈이 생기지 않는다니, 몸에 열이 많은 편으로 볼 수 있습니다. 몸이 냉한 편인 사람은 맞지 않고, 몸이 열하지도 냉하지도 않은 중간인 사람도 우엉차를 계속 마시는 것은 좋지 않습니다.

우엉차는 어떤 역할을 하기에 노화 방지와 체중 감소에 도움이 될까?

우엉은 대소변을 잘 나오게 하는 효능이 큽니다. 쓴맛이 강한데, 쓴맛은 배설시키는 작용이 있어 대변을 잘 나오게 하기 때문이지요. 변비약은 쓴맛이 대부분입니다. 식이섬유가 채소류 중에서도 으뜸이라 할 만큼 풍부하게 들어 있는데, 셀룰로오스cellulose나 리그닌lignin 등입니다. 그래서 배변을 촉진하고 장내 유익한 세균을 번식시키며 장내의 발암 물질을 흡착하여 대장암을 예방합니다.

또한 소변을 잘 나오게 하는 효능도 있는데, 탄수화물의 일종인 이눌린inulin 성분이 신장 기능을 도와 소변 배설을 촉진합니다. 우엉은 대소변을 잘 나오게 하니 살찌지 않게 하는 다이어트 식품으로 훌륭합니다.

우엉이 노화 방지와 체중 감소에 좋은 또 다른 이유는?

우엉의 칼로리는 100g당 75~80kcal 정도이지만, 당질이 섬유질에 달라붙어 있어 소화기관에서 흡수되기 어려우므로 실질적인 열량이 낮습니다. 칼로리가 낮으니 다이어트에 좋지요.

우엉은 열을 내리고 대소변을 잘 나오게 하는 효능이 있으니 성인병에도 효과가 있습니다. 당뇨병에도 좋은데, 위장에 머무는 시간이 길어 당질의 흡수를 느리게 하여 급격한 혈당 상승을 막아줍니다. 그리고 이눌린 성분에는 혈당을 내리는 작용이 있습니다. 또한 동맥경화증을 예방하고 치료하는 작용을 나타냅니다. 섬유질이 많이 들어 있어 혈액 속에서 불필요한 담즙산과 콜레스테롤을 흡착시켜 노폐물과 함께 몸 밖으로 배출시킵니다. 그래서 우엉차를 꾸준하게 마시면 콜레스테롤 수치가 낮아져서 동맥경화·심근경색증·중풍 등의 예방에 도움이 됩니다.

그 밖에도 우엉에는 어떤 약효가 있을까?

우엉은 열과 풍기를 없애주고 부기·종기·독을 풀어주는 효능이 있어 얼굴이 붓거나 목이 붓고 열이 나며 통증이 있는 경우, 종창이나 헌데가 생긴 경우에 좋습니다. 편도선염이나 치통이 있을 때 우엉을 달인 물을 입에 머금고 양치하면 완화됩니다.

또한 각종 피부 질환에 효과가 있습니다. 얼굴이나 피부에 뽀루지나 여드름이 있거나 염증이 생겼을 때, 옴·버짐·두드러기·알레르기성 피부병에도 효과가 있습니다. 피부병을 일으키는 황색포도상구균과 여러 종류의 피부진균에 대해 억제 작용이 있는데, 리그닌 성분에 세균 억제·해독 작용이 있지요. 그러니 피부 미용에도 도움이 됩니다.

우엉은 어떤 음식과 잘 어울릴까?

우엉과 궁합이 맞는 도라지와 함께 달여 마시거나 양치하면 목이 붓고 통증이 있는 편도선염 등에 좋습니다. 또한 우엉과 율무를 함께 먹으면 이뇨를 촉진하고, 사마귀·피부 검버섯·혈당 조절·지방 축적 방지로 비만 치료에 효과적입니다. 그리고 몸에 열이 많은 사람의 피부 관리에 좋습니다. 우엉과 더덕을 함께 먹으면 열을 내리고 음기를 보충하는 효과가 좋습니다. 한편, 고기를 먹고 나서 생기는 식중독에는 우엉을 달여서 마시면 효과가 있습니다.

가지

열과 습기를 없애주는 다이어트 식품

가지를 반찬으로 먹는 경우가 많은데. 칼로리가 낮고 영양소도 별로 들어 있지 않아 채소 중에서 가장 영양가가 낮은 것으로 알려져 있습니다. 다이어트 식품으로서 열과 습기가 많은 비만 체질에 좋습니다.

가지는 어떤 약효가 있을까?

단맛에 서늘한 성질로서 가자茄子라고 하는데, 열을 내리고 독을 풀어주는 효능이 있으므로 열이 쌓여 있는 종기와 피부 궤양, 전갈이나 지네 · 벌등에 물린 상처를 낫게 합니다. 신선한 가지의 즙을 내어 바르거나 가지를 불에 말려 가루로 만들어 상처 부위에 붙이면 됩니다. 사마귀나 땀띠 · 기미 · 주근깨 등이 났을 때도 역시 효과가 좋습니다.

어혈을 풀어주고 응어리를 없애주는 효능이 있어 대변에 피가 섞여 나오거나 치질로 출혈이 되거나 넘어지고 부딪쳐서 상처가 생긴 경우에 씁니다. 가지를 불에 태운 가루를 따뜻한 물로 먹거나 가지를 푹 삶아서 소주에 며칠간 담가두었다가 찌꺼기를 없애고 공복에 따뜻한 술로 먹으면 됩니다. 혹은 불에 건조시켜 가루로 만들어 따뜻한 술로 마시면 됩니다.

성인병 예방에 좋은 가지

보라색의 색소는 안토시안계의 나스닌nasnin과 히아신hyacin이 주성분입니다. 나스닌에는 성인병을 예방하는 효과가 있어서, 콜레스테롤 수치를 낮추고 동맥경화 등의 순환기 질병 예방에 효과가 있습니다.

심장혈관계의 환자들에게 좋은 음식으로 동맥경화증·고혈압·관상동맥경화증·괴혈병 환자들이 먹으면 보조 치료 효과를 얻을 수 있습니다. 비타민 P의 함량이 비교적 높아 인체 세포 간의 점착력을 증강시키고 미세혈관에 대해 보호 작용을 나타내며 대혈관의 질병에 대한 저항력을 높여줍니다. 또한 가지를 계속 먹으면 고혈압으로 인한 뇌출혈과 당뇨병으로 인한 망막출혈을 방지할 수 있습니다.

가지를 먹을 때 주의할 점은?

열이 잘 달아오르는 사람에는 좋으나 비·위장이 허약하고 냉한 사람은 많이 먹지 않아야 하며, 설사를 잘하는 사람은 주의해야 합니다.

감자

비·위장에 좋은 성인병 예방식

가난하고 미개한 사람들이 먹는 음식, 심지어 악마나 먹는 음식이라고 천대받던 감자를 독일 사람들이 많이 먹게 된 것은 프리드리히 대왕이 적극적으로 권장했기 때문인데, 어려운 식량 사정을 극복하려는 노력이 성공을 거두어 식생활 개선에도 큰 공헌을 했다고 합니다. 남미의 안데스산맥이 원산지로 원주민들의 주식이었는데, 16세기에 스페인 정복자들에 의해 유럽으로 건너왔고 우리나라에는 순조 임금 때 중국으로부터 들어와 기근을 극복하는 구황식물로 큰 역할을 했습니다.

한의학적으로 어떤 약효가 있을까?

생김새가 말방울 같다고 해서 마령서馬鈴薯, 땅속의 콩이란 뜻에서 토두土豆라고 합니다. 단맛에 중간 성질로서 비장을 건실하게 하고 위장을 조화롭게 하며 기를 돕는 효능이 있습니다. 복통·변비·반위反胃: 위암 또는 식도암 등의 치료에 활용되어왔고, 모든 약의 독을 풀어주는 효능도 있습니다. 속

쓰림·메스꺼움·상복부 불쾌감을 없애주므로 위산과다·위십이지장궤양 등에 좋고, 이하선염에도 효과적입니다.

독일을 비롯한 북유럽에서 감자를 즐겨 먹어서 좋은 점은?

육식을 많이 하는 나라에서는 끼니마다 식탁에서 없어서는 안 되는 식품이라고 하는데, 산성인 육류·생선·유제품·밀가루 음식 등을 많이 먹어 산성 체질이 되면 이를 알칼리성 체질로 개선해주기 때문입니다. 특히 긴 겨울 동안 야채를 재배하기 어려웠던 옛날 북유럽에서는 감자가 비타민 C의 보급원으로 중요했지요. 또한 알레르기성 체질도 개선해주며, 항스트레스 및 항염증 효과도 있습니다.

그리고 칼륨이 다량 함유되어 있어 나트륨을 억제하여 고혈압 방지에 좋은데, 조리 시에도 파괴되지 않습니다.

성인병 예방에 좋을까?

고혈압에 좋을 뿐만 아니라 암 예방에도 도움이 됩니다. 그래서 미국 국립암연구소가 권장하는 항암 식품 40여 종에 포함되어 있지요. 특히 위암의 예방과 치료에 효과적인데, 한의학에서 위장 경락에 귀경歸經하여 위장을 조화롭게 하는 효능이 있는 것과 연관됩니다.

고구마와 비교해보면 칼로리가 조금 낮고, 수분과 단백질이 많으며, 당분이 적고, 섬유질은 절반 정도이며, 비타민 A는 거의 없습니다.

피부 미용에도 좋을까?

햇볕에 그을려 화끈거리는 피부를 진정시키는 데 감자 팩을 하면 효과가 좋습니다. 한방에서도 탕화상을 비롯하여 벌레에 물리거나 통증이 생겨 부은 곳에 붙여서 효과를 보았습니다.

감자를 먹을 때 주의할 점은?

솔라닌solanine이라는 독소가 함유되어 있는데, 햇빛에 노출될 때 녹색으로 변하면서 생기는 것입니다. 특히 저장해놓을 때 돋아나는 싹에 주로 많이 들어 있는데, 구토·두통·식중독 등을 유발하고 심할 경우에는 호흡 곤란도 일으킬 수 있습니다. 그러므로 녹색으로 변한 껍질과 싹을 반드시 제거하고 먹어야 합니다.

삶은 감자는 밥의 절반 정도의 칼로리를 지녔고 포만감은 밥보다 크므로 괜찮지만, 감자튀김이나 감자칩처럼 감자를 기름에 튀긴 경우에는 칼로리가 엄청 높아지므로 피해야 합니다.

고구마
성인병 예방과 노화 방지에 좋은 변비 치료제

고구마는 중앙아메리카가 원산지입니다. 콜럼버스 일행이 인디언들에게 대접받고 스페인으로 돌아와서는 "맛은 밤 같고 모양은 감자 같은 것을 먹었다"고 전했습니다. 중국에는 스페인의 식민지였던 필리핀을 통해 전해졌는데, 우리나라는 영조대왕 때 조엄이 일본에 통신사로 갔다 오는 길에 대마도에서 구해 온 것을 제주도와 부산에 보내 재배한 것이 시초입니다. 이때가 1763년인데, 제대로 재배되지 못했습니다.

고구마가 농가에 보급되어 제대로 재배되기 시작한 것은 언제일까?

그로부터 70년 뒤인 1833년 이후입니다. 서유구 선생이 70세에 전라도 관찰사로 부임했는데, 다음 해에 전라도 지방에 대흉년이 들었습니다. 이에 구황작물인 고구마를 널리 확산시켜 활발하게 재배해야겠다고 생각하고 강필리의 《감저보甘藷譜》, 김장순의 《감저신보甘藷新譜》에다 중국과 일본의 농서를 참조하여 《종저보種藷譜》라는 농서를 지었습니다. 그리고 일본으로 가는 통신사 편에 부탁해서 고구마 종자를 구입하여 각 고을에 나누어주어 재배를 장려했던 것이지요.

서유구 선생이 당시로선 생소한 고구마에 관심을 갖게 된 이유는?

선생은 실학자 집안 출신입니다. 일찍이 농학에 관심이 많아서 이조판서를 거쳐 대제학에 이르는 동안에도 지속적으로 농서를 저술했던 겁니다. 그리고 어려서부터 조부 서명응을 통해 고구마의 효능을 알고 있었던 것으로 짐작됩니다. 선생이 13세 때 서명응이 평안도 관찰사로 나가자 그곳에 가서 3년여를 수학하며 지냈는데, 그때가 고구마가 들어온 지 10여 년이 지난 1776년입니다. 조부 서명응의 친한 친구가 바로 조엄이었지요. 그리고 서명응도《고사신서攷事新書》라는 농서를 지었고, 거기에 고구마의 효능도 적어놓았던 겁니다.

고구마는 서유구 선생에 의해 남부의 거의 모든 지역으로 전파되었던 것인데, 당시에는 곡식 대용으로 먹었지만 지금은 건강식품이자 장수 식품으로 각광을 받고 있습니다.

건강과 장수에 좋은 고구마

남태평양에 있는 통가왕국이라는 작은 나라는 국민 대부분이 장수하고 성인병이 적다고 하는데, 그 비결이 바로 고구마를 주식으로 하는 식습관에 있다는 것이 조사를 통해 밝혀졌습니다. 이처럼 고구마를 많이 먹는 지역은 다른 지역보다 오래 사는 사람들이 많다는 공통점이 있습니다.

세계적인 장수촌인 오키나와 지역에서도 1993년에 일본 최고의 장수촌으로 지정된 오키나와 북부의 오기미 마을은 50년 전부터 고구마를 주식으로 삼아왔다고 합니다. 지금도 하루 한 끼 이상 고구마를 먹는 노인들이 적지 않은데, 붉은색 혹은 보랏빛 고구마인 '베니이모'를 먹습니다. 오키나와 사람들의 장수 비결에는 삶은 돼지고기·신선한 해산물·채소와 함께 고구마를 즐기는 습관이 있는 것입니다. 또 일본 최대의 고구마 산지인 가고시마 지역 사람들도 장수 비결로 고구마를 꼽았습니다. 가고시마에는 고구마로 만든 음료수·술·빵·과자·아이스크림 등 다양한 고구마 가공식품이 있는데, 이런 식품을 꾸준히 먹어서 건강하다는 것이지요.

고구마의 성인병 예방 효능

고구마에는 칼륨이 많이 들어 있어 몸속의 나트륨, 즉 염분을 밖으로 배출시켜주므로 고혈압 방지에 좋습니다. 또한 고구마에 들어 있는 펙틴이라는 수용성 섬유질은 콜레스테롤을 분해하고 배설을 촉진하여 콜레스테롤 수치를 낮추어주므로 동맥경화 예방에도 좋습니다. 그리고 비타민 E가 많이 함유되어 있어 활성산소를 억제하는 항산화 작용이 있으므로 성인병 예방·뇌 기능 유지·노화 방지에도 효과가 있지요.

한편, 고구마는 맛이 달기에 주성분이 전분으로 열량이 높기에 비만·당뇨병 환자들에게는 좋지 않습니다. 다만 혈당 지수Glycemic Index, GI: 음식의 혈당 상승 효과를 비교하기 위한 지수가 감자보다 낮고, 소화가 잘 안 되고 위장에 머물러 있는 시간도 많아 공복감을 줄일 수 있으므로 경우에 따라서는 도움이 될 수도 있습니다. 또한 당류가 지방으로 전환되는 것을 방지합니다.

고구마의 항암 효과

고구마는 당근·호박과 함께 폐암을 예방하는 3대 적황색 채소이기도 합니다. 위암·대장암에도 좋습니다. 고구마에는 노란색을 내는 색소인 베타카로틴이 많이 들어 있는데, 몸속에 들어가면 비타민 A가 됩니다. 베타카로틴은 매우 중요한 항암 성분으로서 암세포의 증식을 억제하고 진행을 지연시키는데, 담배 연기나 공해 물질에 의해 생기는 암을 예방합니다. 그러니 요즘처럼 공해가 많고 중금속 오염이 많은 상황이라면 고구마를 먹는 것이 좋겠지요.

또한 강글리오사이드ganglioside 성분은 암세포를 정상 세포로 환원시키고, 비타민 C와 E는 항산화 작용으로 암 발생을 방지하며, 식이섬유가 풍부하여 대장암의 발생 위험을 낮추어줍니다. 그리고 보라색이나 자주색 고구마에는 안토시아닌 성분이 들어 있는데, 항산화 활성이 매우 강합니다. 그래서 암세포 증식을 억제하고 세포 노화를 막는 작용이 있습니다.

고구마의 한의학적인 효능은?

단맛에 약간 서늘한 성질로서 번서番薯 · 감저甘藷 · 홍서紅薯 · 백서白薯 · 지과地瓜 · 토과土瓜 등의 이름이 있습니다. 비·위장을 보익하고 혈을 조화롭게 하며 얼굴색을 좋게 만들어줍니다. 그래서 고구마를 한 달 정도 꾸준히 먹었더니 젊어진 것 같다는 말을 들었다는 사람도 있습니다. 그리고 진액을 생기게 하여 갈증을 멎게 하는 효능도 있습니다. 또한 주독을 풀어주는 효능이 있어 만성 알코올 중독의 치료에도 좋고, 배를 타고 바다를 건너는 경우에 조금 먹으면 속이 편안해지게 됩니다.

최근에는 미국 항공우주국에서 우주 시대 식량 자원으로 고구마를 선정했습니다. 우주정거장에서 고구마를 재배해 우주 식품으로 활용할 계획이랍니다. 고구마는 한 끼 식사로 먹을 수 있을 뿐 아니라 각종 영양 성분이 풍부하고 잎과 줄기까지 활용이 가능하기 때문이지요.

고구마에 토인삼이란 이름이 붙은 사연은?

중국의 역대 황제 중에 가장 장수한 청나라의 건륭황제가 만년에 노인성 변비가 생겼습니다. 어의들이 수많은 처방으로 치료했으나 효과가 없었지요. 어느 날 황제가 황궁을 산보하다가 음식을 만드는 어선방御膳房 근처를 지나고 있는데, 한 줄기의 향내가 코를 찔렀습니다. 황제가 "어떤 음식인데 이렇게 맛있는 냄새가 나느냐?"고 묻자 태감이 "고구마를 삶고 있는 냄새이옵니다"라고 답하며 그 즉시 잘 삶은 고구마 한 개를 가져왔습니다. 황제는 고구마를 한입 크게 먹고 난 뒤에 맛있다는 말을 연발했습니다.

이후로 황제는 매일 삶은 고구마를 먹었는데, 얼마 되지 않아 오랫동안 낫지 않던 변비가 약을 먹지 않고도 나았고 정신도 매우 맑아졌습니다. 건륭황제는 매우 기분이 좋아 "고구마가 인삼보다 좋다"고 하였으니, 이로부터 고구마에 토인삼土人蔘이라는 이름이 붙었다는 겁니다.

고구마가 실제로 변비에 효과가 있을까?

대장의 연동 운동이 잘 일어나도록 해서 대변을 잘 나오게 하는 효능이 있습니다. 고구마를 먹으면 장이 편해지는데, 그 이유가 바로 여기에 있는 것입니다. 영양학적으로 보면 고구마에는 식이섬유가 많이 들어 있는데, 불용성 섬유질은 장에 자극을 주어 연동 운동을 촉진하므로 변비에 좋고 대장암과 비만 예방에도 좋습니다. 또 고구마를 썰면 흰 진액이 나오는데, 그 속에 함유된 얄라프산jalapic acid도 변비에 좋습니다.

고구마를 먹으면 가스가 생겨 방귀가 자꾸 나와서 곤란하기도 하지요. 고구마에 들어 있는 아마이드amide라는 성분이 세균의 번식을 촉진시켜 장내에서 발효가 일어나 가스가 많이 차게 되는 겁니다. 그래서 고구마를 너무 많이 먹으면 속에 가스가 너무 많이 차서 사무실이나 학교 등 사람이 많이 모인 곳에서 창피한 순간이 올 수도 있지요. 하지만 방법이 있습니다. 고구마를 먹을 때 펙틴이 풍부한 사과나 아밀라아제 성분이 있는 무즙·동치미와 함께 먹으면 이런 부작용을 줄일 수 있지요.

겨울에 고구마를 먹으면 특별히 좋은 이유는?

옛날 북유럽에서는 긴 겨울 동안 야채를 재배하기 어려웠는데, 감자가 비타민 C의 보급원으로 중요했습니다. 그런데 고구마에는 감자보다 비타민 C가 2배나 많기 때문에 비타민 C가 부족하기 쉬운 겨울철에 간식으로 먹으면 좋은 것입니다. 마침 우리나라에선 고구마가 겨울에 제철이기 때문에 구하기도 쉬워서 좋습니다. 조리하기도 편하고 맛도 좋으니 금상

첨화지요.

그리고 담배를 많이 피우는 사람이라면 고구마를 많이 먹는 게 좋습니다. 담배를 피우면 비타민 C가 엄청나게 소모되기 때문이지요. 더욱이 고구마의 비타민 C는 전분에 둘러싸여 있어 열에 보호되기 때문에 굽거나 삶아도 손실이 적다는 장점도 있습니다.

고구마는 어떻게 먹어야 할까?

먹는 방법은 어떤 증상이 있느냐에 따라 약간씩 차이가 있습니다. 비·위장이 허약하고 기가 부족하며 숨 쉬기가 어렵고 힘이 떨어진 경우에는 삶아 먹는 게 좋습니다. 여기에 생강을 함께 넣거나 붕어, 가물치를 함께 넣으면 더욱 좋지요. 변비가 있을 때는 삶거나 구워 먹으면 됩니다. 가슴이 답답하고 열이 나며 입이 마르는 증상이 있을 때는 생으로 먹는 게 좋습니다.

그리고 고구마는 껍질째 먹는 것이 좋습니다. 껍질에 섬유질·베타카로틴·항산화 물질이 많이 들어 있고, 안토시아닌도 보랏빛 고구마 껍질에 풍부하므로 껍질을 벗겨내지 않고 먹는 게 좋습니다. 또한 전분을 분해하는 효소도 껍질에 들어 있어 소화가 잘되게 합니다.

고구마를 먹을 때 주의할 점은?

비·위장이 허약하고 냉한 사람은 주의해야 합니다. 뱃속이 더부룩한 사람은 조금만 먹어야 하는데, 이런 사람이 고구마를 먹으면 기의 소통이 막혀서 좋지 않기 때문입니다.

시금치
혈맥과 기를 통하게 하며 힘을 내게 하는 슈퍼푸드

시금치는 대표적인 녹색 잎채소로서 10대 장수 식품에 들어 있고, 열이 많은 사람에게는 마늘 대용이 될 수 있습니다. 특히 '채소의 왕'이라고 부르기도 한다니 슈퍼푸드에 선정될 만한데, 과연 그만큼 이름값을 할까요?

시금치의 인기를 높인 만화영화 〈뽀빠이〉

만화영화 〈뽀빠이Popeye〉 시리즈가 방송되는 바람에 미국에서는 시금치 소비가 상당히 증가했다고 합니다. 체격이 작은 뽀빠이는 악당과 싸울 때마다 초반에는 형편없이 얻어맞고 위기에 처하지만, 일단 통조림에서 시금치를 꺼내 입에 넣고 나면 상황은 180도 달라져 악당을 때려눕혔습니다. 그러니 시금치만 먹으면 뽀빠이처럼 근육이 솟아오르고 힘이 세질 것만 같았기 때문이었지요.

그런데 실은 오래전에 독일의 화학자가 시금치의 철분 함유량을 실수로 10배나 많게 계산했다고 합니다. 실제 시금치에 함유된 철분 함유량은

100g당 3.5mg이지만 이를 35mg으로 계산한 것이지요. 그래서 시금치에는 철분이 엄청나게 함유되어 있다는 잘못된 인식이 생겼고, 2차 세계대전 당시 미국은 국민들의 철분 공급을 위해 〈뽀빠이〉로 시금치 홍보에 앞장섰다는 겁니다. 보건당국에서 아이들에게 싫어하는 시금치를 많이 먹이기 위해서 이 만화영화를 만들었다는 얘기도 있습니다.

시금치의 철분 함량이 많지 않다면 아이들에게 별로 도움이 안 될까?

시금치의 실제 철분 양이 적은 것이 아니므로 빈혈에 도움이 됩니다. 그리고 비타민 A·C·E·엽산·식이섬유·칼슘·칼륨·나트륨 등이 풍부하게 들어 있고 마그네슘·아연·구리·망간 등도 들어 있습니다. 칼슘이 많으니 어린이들의 뼈 성장에 큰 도움이 되겠지요. 그리고 시금치를 비롯한 녹황색 채소는 카로티노이드carotinoid의 보고라고 할 정도로 카로티노이드가 풍부합니다.

녹황색 채소에 많이 들어 있는 카로티노이드의 효과는?

자연계에는 600가지의 카로티노이드가 다양한 색을 나타내는데, 채소와 과일이 노란색·오렌지색·빨간색 등 현란한 색깔을 내는 것은 이들 다양한 종류의 색소가 다양한 비율로 섞여 있기 때문입니다. 시금치처럼 겉과 속에 모두 녹황색 색소를 머금은 채소를 녹황색 채소라고 하는데, 상추·쑥갓·피망·브로콜리·당근·호박·고추·토마토를 비롯해 귤·레몬·감 등의 과일도 여기에 속하지요.

카로티노이드는 비타민 A와 관련된 복합체의 한 종류입니다. 알파카로 틴α-carotene · 감마카로틴γ-carotene · 루테인 · 리코펜lycopene 등이 포함되는데, 이 가운데 베타카로틴이 제일 유명하지요. 식품에 함유된 베타카로틴은 비타민 A로 전환되지만, 비타민 A와 달리 많은 양을 섭취해도 독성이 없습니다. 리코펜은 토마토 · 수박 · 분홍색 자몽 등의 과일과 채소에서 붉은색을 나타내는 성분으로, 새롭게 각광받는 카로티노이드입니다.

카로티노이드는 세포 독성과 노화 촉진의 주된 원인인 활성산소를 억제하는 첨병 역할을 하고 비타민 A를 만드는 원료이기도 합니다. 몸에 들어가면 비타민 A가 되는 것이지요. 카로티노이드는 천연 식품이나 천연 식품에서 직접 추출한 제품으로 섭취해야 효과가 있는데, 인공 합성한 비타민 제품은 분자 구조가 다르기 때문에 흡수율이 낮아서 먹어봐야 효과가 그리 크지 않습니다.

채소 중에서는 시금치에 비타민 A가 상당히 많이 들어 있는데, 비타민 A는 눈 건강에 필수적인 성분으로 시력이 나빠지지 않게 합니다. 그런데 비타민 A가 직접 들어 있는 것이 아니고 비타민 A를 만드는 원료인 카로티노이드가 들어 있어서 이것이 몸에 중요한 역할을 합니다.

시금치에 들어 있는 카로티노이드는 어떤 작용을 할까?

카로티노이드는 크게 카로틴과 크산토필로 나뉩니다. 카로틴은 알파 · 베타 · 감마카로틴 등으로 나뉘는데, 가장 중요한 것이 항암 효과가 있다고 알려진 베타카로틴이지요. 크산토필은 해로운 자외선으로부터 세포를 보호해주는 방어용 색소로서 비올라잔틴 violaxanthine · 크립토잔틴 Cryptoxanthin · 루테인 · 제아잔틴 등이 있습니다.

시금치에는 카로티노이드 중에서 베타카로틴 · 루테인 · 제아잔틴 등이 많이 들어 있는데, 이 3가지는 눈 주변에 쌓이는 활성산소를 제거해줘서 눈을 보호해주는 가장 강력한 효과를 나타냅니다. 미국 하버드 대학 연구진이 45세 이상 간호사 7만여 명을 대상으로 12년간 추적 조사한 결과, 루테인 · 제아잔틴을 충분히 섭취한 사람은 적게 섭취한 사람에 비해 백내장 수술을 받을 확률이 22%나 낮았다고 합니다. 남성 의사 3만여 명을 대상으로 한 조사에서도 비슷한 결과가 나왔습니다. 그리고 시금치의 카로티노이드는 노인성 황반변성을 막는 데도 효과적이라고 합니다. 노인성 황반변성은 백내장과 함께 노인에게 실명을 일으키는 가장 흔한 원인이 됩니다.

시금치의 항암 효과는?

당근 · 호박 · 고구마는 폐암을 예방하는 3대 녹황색 채소로 알려져 있는데 바로 베타카로틴이 많이 들어 있기 때문이지요. 그런데 시금치에는 당근보다 많은 베타카로틴을 포함한 카로티노이드가 들어 있어 암세포의 생성과 증식을 억제합니다. 그리고 강력한 발암 억제 물질인 엽록소도 많이 함유되어 있습니다. 또한 엽산에도 항암 효과가 있어 폐암과 위암에 효과적이라는 연구 결과가 나왔지요.

시금치에 들어 있는 좋은 성분은?

엽산은 불안감을 해소하고 신경을 안정시키는 작용을 합니다. 몸속에 엽산이 부족해지면 뇌에서 기분을 즐겁게 해주는 세로토닌이라는 신경전달물질이 적게 나오므로 불안해지고 불면증이 나타나게 됩니다.

그리고 시금치의 항산화 물질은 뇌 신경세포의 퇴화를 억제하여 뇌의 노화를 막아준다고 합니다. 그래서 미국에서는 시금치가 기억력 저하와 치매를 예방할 수 있는 두뇌 식품이라고 발표하기도 했습니다. 지난 2002년 미국의 〈신경과학〉이란 학술지에 발표된 논문에 의하면 늙은 쥐에게 시금치를 6주 동안 먹였더니 학습 능력이 향상되었다고 합니다.

한의학에서 시금치의 효능은?

시금치는 파채菠菜 혹은 파릉菠薐이라고 하는데, 페르시아를 파릉이라고 한 데서 나온 이름이지요. 뿌리가 붉은색이기에 적근채赤根菜라고도 합니다. 적근채를 어원으로 시근채·시근취·시금치로 변화되었다고 합니다.

한의학에서는 시금치가 오장을 이롭게 하고 혈맥과 기를 잘 통하게 하는 효능이 있는 것으로 봅니다. 그래서 기와 혈이 막혀 가슴이 더부룩하고 답답한 것을 소통시켜줍니다. 또한 음기를 보충해주고 건조한 장에 윤기를 주는 효능이 있습니다. 그리고 위와 장에 쌓인 열을 풀어주고 뱃속을 조화롭게 하는 작용이 있는데, 주독을 풀어주는 효과가 큽니다.

시금치가 술 마시는 사람에게 좋은 이유는?

술을 많이 마시면 주독이 쌓이는데, 주독은 열독과 습독입니다. 시금치는 위와 장에 있는 열과 습기를 완전히 풀어줍니다. 술을 잘 깨어나게 하려면 땀을 잘 나게 하거나 대소변을 잘 나오게 해야 하는데, 시금치는 장에 쌓인 열을 풀어주고 뱃속을 조화롭게 하는 작용이 있어 대변을 잘 나오게 합니다. 그러므로 열성 체질의 술꾼은 시금치 해장국을 먹는 것이 좋습니다.

남성의 정력 식품이기도 한 시금치

시금치는 성기능에 큰 역할을 합니다. 특히 시금치에 산화질소nitric oxide 가 많이 들어 있는 것이 밝혀졌습니다. 산화질소는 음경해면체의 평활근육을 이완시켜 음경 혈관 내에 혈액이 충만되게 하므로 발기가 이루어지는 데 결정적인 역할을 합니다. 그 밖에 혈관계에서는 혈관 이완과 혈류를 조절하는 신호 전달자로서 작용하고 면역계에서는 방어 물질로 작용하여 항암·항미생물 효과도 있습니다. 한편, 산화질소는 염증 반응에 관여하여 조직의 손상과 자가 면역 질환을 유발하는 나쁜 점도 있습니다. 활성산소와 마찬가지로 두 얼굴을 가졌지요. 좋은 점도 있지만 각종 성인병을 유발하는 해로운 물질이기도 합니다.

한의학적으로 보면 시금치는 가슴을 시원하게 소통시키면서 제대로 힘을 쓸 수 있게 해주는 효능이 있습니다. 몸에 기가 막혀 있고 몸속에 열이 쌓여 있는 상태에서는 힘을 쓸 수 없기 때문이지요.

산화질소 외에 성기능에 효과적인 시금치의 성분은?

시금치는 채소로서는 드물게 라이신·트립토판·시스틴cystine 등의 아미노산이 들어 있는데, 양질의 동물성 단백질과 비슷하므로 성기능에 좋습니다. 마그네슘은 성호르몬의 균형을 잡고 근육의 수축과 이완을 조절하므로 피로 회복은 물론이고 성감·성적 흥분·사정·오르가슴 등에 중요한 역할을 합니다. 엽산은 혈액 순환을 잘되게 하므로 음경 발기에 도움을 줍니다. 또한 비타민 A는 항산화제인 베타카로틴으로서 성호르몬 자극에 반응하여 성적인 성장 발달에 중요한 역할을 하고, 남성호르몬과 여성호르몬 생성에 필수적입니다.

한의학적으로 보면 시금치는 찬 성질로서 오장을 이롭게 하고 혈맥과 기를 잘 통하게 하는 효능이 있기 때문에 열이 많으면서 운동이 부족한 사람의 힘을 내게 하고 정력 강화에 도움이 되는 겁니다.

그 밖에도 시금치를 먹으면 어떤 효과를 얻을 수 있을까?

시금치는 항산화 효과가 크므로 피부 미용에도 효과가 있습니다. 피부를 윤기 있고 탄력 있게 유지할 수 있도록 도와주고 피부 노화를 억제해줍니다. 물론 전신의 노화 억제에도 도움이 되지요. 그리고 시금치에는 오존의 독성을 중화시키는 효과가 있다고 알려져 있는데, 영국의 과학자들이 〈뉴 사이언티스트〉라는 학술지에 발표한 논문에 의하면 시금치는 방사능 오염물질로부터 방사능을 흡수·정화시키는 효과가 있다고 합니다.

시금치는 어떤 사람이 먹으면 좋을까?

시금치는 찬 성질이라 입이 말라 물을 자꾸 많이 마시는 경우에 좋습니다. 그리고 허약한 사람이나 고혈압 또는 당뇨병 환자에게 좋은 음식입니다. 노인의 대변이 시원하게 나오지 않거나 막힌 경우, 오래도록 대변이 막혀 있거나 치질이나 치루가 있는 경우에 효과적입니다. 시금치에 들어 있는 사포닌과 식이섬유가 장운동을 촉진하여 변비에 도움이 되지요.

또한 지혈 작용이 있어서 코피와 대변 출혈에 효과가 있으며, 열이 많아 코피를 잘 흘리는 어린이에게도 적합한 식품입니다. 그리고 철분과 엽산이 많이 들어 있어 빈혈에 좋으므로 부인 특히 임신부에 도움이 됩니다.

시금치를 주의해야 하는 경우는?

찬 성질이므로 속이 냉하고 대변이 묽은 사람은 적게 먹어야 합니다. 많이 먹으면 부스럼을 생기게 하고 다리의 힘을 약해지게 됩니다. 또한 수산蓚酸, oxalic acid이 많이 들어 있는데, 칼슘과 결합하여 수산칼슘이 되어 요로결석을 일으킵니다. 그러므로 결석이 있는 사람은 주의해야 하지만, 매일 500g 이상의 많은 양을 몇 달이고 계속해서 먹지 않으면 문제가 없습니다.

보통 시금치를 먹을 때는 끓인 물에 잠깐 담근 후 찬물에 넣어 온도를 떨어뜨리는데, 이렇게 데쳐내는 과정에서 수산의 80% 이상이 제거됩니다. 이후에 다시 삶아서 조리한 뒤에 먹기 때문에 떫은맛도 거의 느껴지지 않으며 몸에 문제가 없게 됩니다.

당근

항산화 작용이 뛰어나고 변비에 좋은 정력 식품

슈퍼푸드에는 속하지 않지만 '매일 먹어야 하는 음식 6가지'에 들어 있습니다. 유럽에서는 "당근은 사람을 애교 있게 만든다", "당근이 미인을 만든다"라는 말이 있지요. 그래서 동서양을 막론하고 각종 요리에 많이 이용되고 있어 소비량이 상당한데, 사람이 일생 동안 10,866개의 당근을 소비한다는 얘기도 있습니다.

말이 가장 즐겨 먹는 것이 당근인데, 힘차게 달리는 말을 보면 당근의 영양이 크다는 것을 알 수 있을 것 같지요. 원산지가 아프가니스탄으로 중국에는 원나라 때 전해졌는데, 서쪽 지역에서 왔고 무와 닮았다고 하여 호라복胡蘿蔔이라 이름 지었습니다.

일본은 인삼이 재배될 수 없는 환경이었기에 오래전부터 인삼의 대용품으로 당근을 먹었다고 합니다. 실제로 당근이 처음 재배될 때는 식용이 아닌 약용으로 시작했다고 하는데, 고대 로마에서도 당근을 식용이 아닌 약용으로만 썼다고 합니다. 러시아에서는 신선한 당근 주스에 꿀과 약간의 물을 섞어 감기 치료제로 쓴다고 하지요.

옛날에는 귀한 약이었던 당근

고대 그리스어로 당근은 '카로톤karoton'·'카로토karoto'로 불렸습니다. 발음이 같은 영어 단어로는 보석의 무게 단위인 carat200mg, 그리고 순금 함유도 단위인 karat24분의 1이 있지요. 그러니 당근이 얼마나 귀한 대접을 받았는지 짐작할 수 있겠지요. 영어로 carrot당근에는 다산과 풍요를 상징하는 뜻이 담겨 있다고 합니다.

고대 그리스인들은 당근을 애용했는데, 히포크라테스는 위장에 기를 북돋우기 위해 사용했고, 갈레노스는 위장관에 가스가 차는 헛배 부름을 치료하기 위해 이용했다고 합니다. 그리고 그리스 사람들은 당근이 성병을 치료한다고 생각했습니다. 또한 로마시대 크레타 섬에서는 당근의 씨를 모든 종류의 독으로부터 몸을 보호하는 면독제의 성분으로 사용했다고 합니다.

당근에 들어 있는 특별한 성분은?

당근은 오래 끓여도 변하지 않는 선명한 주황색입니다. 옛날에 당근을 폐결핵의 신약神藥으로 먹기도 했는데, 얼굴이 창백한 폐병 환자가 붉은 당근을 먹으면 혈색이 좋아진다고 믿었던 것이지요. 물론 주황색은 우울을 물리치는 색이라고도 하지요.

당근을 주황색을 띠게 만드는 것은 호박·고구마와 마찬가지로 카로틴이라는 색소 때문인데, 색이 짙을수록 많은 양의 카로틴이 들어 있습니다. 카로틴은 녹황색 채소와 생선 알·유즙에도 함유되어 있지만 특히 당근과 시금치에 많이 들어 있습니다.

당근에 주황색을 띠게 하는 카로틴은 어떤 작용을 할까?

카로틴은 강력한 항산화제 가운데 하나입니다. 항산화제는 몸에 해로운 활성산소를 없애줌으로써 각종 성인병을 예방하고 노화를 억제해줍니다. 당근에는 베타카로틴·알파카로틴이 들어 있는데, 베타카로틴은 강력한 항암 작용을 나타냅니다. 그래서 당근은 폐암·췌장암·후두암·식도암· 전립선암·자궁암 등 대부분의 암 예방에 도움이 되는 것으로 알려져 있는데, 특히 폐암을 억제하는 효과가 크다고 알려져 있습니다.

미국 암연구소의 연구 결과에 의하면 매일 당근즙을 반잔씩 마시면 폐암 발생 위험이 절반으로 떨어진다고 합니다. 가장 폐암에 걸리기 쉬운 사람은 과거 5년 이내에 담배를 끊었던 사람 중에서 베타카로틴을 적게 섭취한 남성이었다고 합니다.

담배를 피우는 사람들의 암 예방에 좋은 당근

담배를 피우지 않지만 주위 사람의 담배연기를 마시는 사람들이 폐암에 걸릴 위험도 당근을 먹으면 줄어든다고 합니다. 그리고 암 환자가 당근즙을 먹는 것도 좋습니다. 당근에는 식이섬유가 들어 있어 변비를 해결해주고 대장암 예방에도 효과가 있습니다. 그리고 당근에는 카로틴 외에도 많은 영양 성분이 들어 있기에 암 환자가 당근즙을 마시면 면역력이 증가되므로 감기를 비롯한 합병증 예방 등 건강 유지에 많은 도움이 됩니다.

당근의 카로틴은 항산화·항암 작용 외에 어떤 작용을 할까?

카로틴은 몸속에 들어가면 빠르게 비타민 A로 바뀌기 때문에 프로비타민 A라고 합니다. 당근에 들어 있는 비타민 A의 함량은 동물의 간과 맞먹을 정도로 엄청나게 많은데, 비타민 A가 결핍되면 시력이 떨어지고 야맹증이 생기며 성장 발육이 나빠지고 살결이 거칠어지며 피부의 병균에 대한 저항력이 약해져 여드름이 돋기 쉽고 잘 곪게 됩니다. 당근은 눈의 피로와 야맹증을 예방하여 시력을 좋게 하며 밤눈이 어두운 경우에 좋고, 피부가 건조해지는 것을 막아 곱고 매끄러운 피부를 유지하게 하며 모발과 치아의 성장을 촉진합니다.

또 기관지 점막을 튼튼하게 하고 저항력을 갖게 하므로 감기·기관지염의 예방과 치료에 도움이 되고, 위장 점막을 강화시켜주므로 위궤양 예방에도 도움이 되지요. 그런데 비타민 A를 충분히 먹더라도 술·담배·커피를 즐기는 사람은 비타민 A가 부족해지기 쉬운데, 이들이 비타민 A의 작용을 억제하기 때문입니다. 그러니 술·담배·커피를 많이 하는 사람에게는 당근이 약이 되겠지요.

한의학에서 당근의 효능은?

당근은 차갑지도 따뜻하지도 않은 중간 성질로서 비장을 건실하게 하고 위와 장에 맺힌 것을 풀어주며 뱃속을 시원하게 틔워주고 기를 내려주는 효능이 있습니다. 그러므로 비장이 허약하여 입맛이 없거나 소화가 잘되지 않거나 장이 건조하여 변비가 있는 경우에 좋습니다. 당근즙에 꿀을 넣어 아침·저녁 공복에 한 번씩 먹으면 장이 건조해서 생긴 변비가 해결됩니다. 몸의 양기를 올려주고 하부를 따뜻하게 하며 찬 습기를 없애주는 효과도 있습니다.

《본초강목》에 의하면 "위장을 보충하고 기가 위로 오르는 것을 내려주며 오장을 편하게 하고 식욕을 늘려, 이익은 있되 손해가 없다"라고 했습니다.

위와 장에 맺힌 것을 배출시켜주는 당근

트로이전쟁에서 트로이 목마에 숨었던 그리스 병사들이 배설 욕구를 줄이기 위해 생당근을 먹었다는 얘기가 있는데, 정말로 당근을 먹었다면 오히려 배설이 촉진되어 대변을 참기 힘들어 소동이 생겨나 트로이 군대에 발각되었을 것입니다. 물론 당근은 소변도 잘 나오게 합니다. 그러니 목마에 숨어 있던 병사들은 당근이 아닌 다른 것을 먹지 않았나 싶습니다.

당근은 소화불량·복부 팽만 등의 증상을 가진 위염·대장염 환자에게 좋고, 식이섬유가 많아 분변을 부드럽게 하고 부피를 25% 정도 늘려서 잘 배출되도록 합니다.

당근을 매일 먹으면 성인병 예방에도 좋을까?

섬유질이 풍부하므로 혈관의 혈전을 용해시켜 배출하는 효능이 있어 콜레스테롤 수치를 낮추고 혈압과 혈당 조절에도 좋습니다. 하루에 당근 2개를 먹으면 칼슘 펙테이트pectate라고 하는 용해섬유 때문에 콜레스테롤 수준을 약 20% 낮출 수 있다고 하는데, 하루 1~2개의 당근을 먹으면 혈중 콜레스테롤 수치가 10% 이상 낮아지고 심장병과 동맥 질환이 예방된다는 연구 보고도 있습니다.

1960년에 러시아 과학자들은 당근에서 다우카린daucarine이라는 성분을 추출했는데, 이 성분은 동맥질환과 심장병을 예방하고 혈관을 확장하는 효능이 있다고 밝혔습니다. 당근에 들어 있는 비타민 A와 철분이 조혈 작용을 돕고 혈액 순환을 도와 빈혈 예방에도 도움이 됩니다.

그 밖에 당근의 효능은?

당근에 들어 있는 칼륨은 혈압을 낮추어 고혈압과 동맥경화 예방에 도움이 되고, 또한 신경의 흥분과 근육 섬유의 수축을 조절해 초조감을 막아주므로 스트레스로 인한 불안감을 없애는 데 도움을 줍니다. 그리고 당근에는 살충 효능이 있어 회충이 있을 때 먹으면 됩니다. 당근의 씨도 장내 기생충으로 인한 복통의 치료에 쓰였습니다. 그리고 당근의 잎과 씨가 약재로 쓰였는데, 이뇨 작용으로 소변을 잘 나오게 하여 노폐물 배설에 좋고 방광염과 신장결석 예방에도 도움이 됩니다.

정력 식품에 들어가는 당근

폴란드에는 "나이가 들어 약해진 남편에게는 큰 당근 2개와 셀러리 1개로 낸 즙을 마시게 하라"는 속담이 있고, 아랍에서는 당근에 최음제 효과가 있다고 여겼다고 합니다. 1870년대 테헤란 남자들은 정력을 증진시키기 위해 설탕을 넣어 찐 당근을 먹었다고 합니다.

실제로 당근에는 성기능에 관여하는 성분들이 많이 들어 있습니다. 비타민 A는 남성호르몬인 테스토스테론과 여성호르몬인 에스트로겐의 생산에 필수적이고, 비타민 B_1은 스태미나에 필요하며, 비타민 B_6는 성호르몬 기능의 조절 작용을 맡고 있지요. 게다가 당근에는 성기능에 관여하는 철·아연·칼슘 등의 미네랄이 풍부하게 들어 있기에 정력 식품이라고 할 수 있습니다.

당근을 먹을 때 주의할 점은?

당근에 많이 들어 있는 비타민 A는 물에는 녹지 않는 지용성이므로 당근은 식물성 기름으로 익혀서 먹는 것이 좋습니다. 당근을 많이 먹으면 피부색이 노랗게 변하는데 당근의 섭취를 줄이거나 끊으면 바로 원래의 피부색으로 돌아오기 때문에 크게 걱정할 필요는 없습니다. 또 당근에는 아스코르비나아제ascorbinase라는 비타민 C 분해 효소가 들어 있어 오이·무·시금치·배추처럼 비타민 C가 풍부한 채소와 함께 요리하면 비타민 C가 파괴되므로 주의해야 합니다. 당근을 약한 불에 몇 분간 가열하면 분해 효소가 없어진다고 합니다.

상추
맛 좋고 잠 잘 오게 하는 천금채

　산이나 바다에 나가서 고기나 생선회를 상추에 쌈을 싸서 먹는 그 맛은 정말 별미지요. 무더위와 열대야로 입맛이 떨어진 경우에도 상추쌈을 싸서 먹으면 손쉽게 한 그릇을 비울 수 있을 겁니다.

　상추는 유럽의 온대지방과 인도의 북부지방이 원산지로서 중국을 통해 우리나라로 들어왔습니다. 그런데 맛과 품질은 고려산이 월등히 좋았다고 합니다. 요즘이야 상추가 흔하고 비싸지 않아서 누구나 먹을 수 있지만, 중국의 옛 문헌에 의하면 고려의 상추를 천금채千金菜라고 했다고 기록되어 있습니다. 고려의 사신이 가져온 상추 씨앗은 천금을 주어야 살 수 있었기 때문이라고 합니다.

고려의 상추가 중국에서 유명해진 이유는?

　고려는 몽골족의 침입을 당해 40여 년간 전쟁에 시달리다가 결국 항복하고 말았는데, 그 뒤로 공녀를 보내달라는 요구에 시달려야 했습니다. 그래서 수많은 처녀들이 원나라에 공녀로 끌려갔는데, 여인들을 징발하기 위해 '결혼도감'과 '과부처녀 추고별감'을 설치하기도 했지요. 그때 끌려간 여인들 중에는 원나라 순제의 황후가 되어 권력을 휘두르면서 자신이 낳은 아들을 황제로 만들기까지 했던 기황후도 있었습니다. 그렇지만 대부분의 여인들은 낯선 타국에서 고향 생각을 하면서 외롭고 쓸쓸한 나날을 보내야 했는데, 다시 고려로 돌아올 수도 없었지요.

그렇게 불쌍한 그녀들의 향수를 달래준 음식이 있었으니 바로 고려에서 가져와 뜰에 심어놓은 상추였던 겁니다. 더욱이 고려 상추를 한번 맛본 원나라 사람들도 그 맛을 자주 즐겼기에 고려 상추가 유명해졌던 것이지요. 고려 사람들이 원나라에 많이 머무르게 되면서 고려의 음식이나 풍속이 전해졌는데, 상추쌈도 그중의 하나였던 것입니다.

요즘도 상추를 즐겨 먹는 이유는?

고기나 생선회를 상추로 쌈을 싸서 먹는데, 산성인 고기를 구워 먹을 때 알칼리성인 상추를 함께 먹으면 좋은 것은 당연하지요. 특히 쌈 중에서 상추를 가장 많이 먹는 이유는 맛이 좋기 때문만은 아니고 입맛을 돌게 하며 소화를 도와주는 등의 약효가 많기 때문입니다. 물론 비타민과 미네랄 등의 영양소가 전혀 손상되지 않은 상태로 먹는다는 이점도 있지요.

상추는 날로 먹을 수 있다는 '생채'가 변화된 말인데, 한문 이름은 와거 萵苣입니다. 서늘한 성질로서 오장을 이롭게 하며 근육과 뼈를 튼튼하게 하고 가슴을 시원하게 열어주며 경맥을 잘 통하게 하는 효능이 있습니다. 또한 입 냄새를 없애주고 열을 내려주며, 소변이 잘 나오지 않거나 붉게 나오는 것을 치료하고, 변비에도 좋습니다.

상추에는 잠을 잘 오게 하는 작용도 있을까?

신경 안정 작용이 있어 불면증에 좋습니다. 줄기에서 나오는 우윳빛 즙액인 락투세린lactucerin과 락투신lactucin에는 진통과 최면 작용이 있으므로 상추를 많이 먹으면 졸음이 오고 몸이 나른해집니다. 한의서에는 가슴을 맺힌 열을 풀어서 잘 통하게 하고 경맥을 소통시켜준다고 했으니 잠이 잘 오게 해주는 것이지요. 속열이 많아 답답해서 잠이 잘 오지 않는 사람에게 좋습니다.

젖을 잘 나오게 하는 상추

젖이 적게 나오는 산모가 먹으면 젖이 잘 나오게 하는 효능이 있습니다. 그렇다고 모든 산모가 그런 것은 아닙니다. 기와 혈이 왕성하고 젖도 많이 만들어지는데 통로가 막혀서 잘 나오지 않는 경우에 효과를 볼 수 있습니다.

반면 기와 혈이 허약해서 야위고 기력이 없으면서 젖이 부족하여 적게 나오는 경우에는 효과를 볼 수 없을 뿐만 아니라 오히려 기운이 더욱 떨어지면서 젖이 더욱 적게 나오게 될 수 있지요. 다시 말해서 허약한 산모에게는 적합하지 않고 체력이 강한 산모가 먹어야 도움이 된다는 것입니다. 한편 상추의 씨도 젖을 잘 나오게 하는 효능이 있는데, 소변 역시 잘 나오게 합니다.

상추가 몸에 좋지 않아 주의해야 하는 경우는?

상추를 많이 먹으면 눈을 아프게 하거나 흐리게 하므로 평소 눈이 아픈 사람은 먹지 말아야 합니다. 또한 성질이 차가우므로 많이 먹으면 냉병이 생길 수 있고, 쓴맛이기에 기를 가라앉게 합니다. 그러므로 몸이 차갑고 소화 기능이 약하거나 기력이 약한 사람이 많이 먹으면 찬 기운이 가중되고 몸 상태가 나빠지게 되므로 주의해야 합니다.

심할 경우에는 소화가 되지 않고 입맛이 떨어지며 배가 더부룩해지고 대변이 묽거나 설사가 나는 등의 증상이 생기게 됩니다. 일종의 중독 증상인데, 이 경우에는 생강이나 마늘을 함께 넣고 적게 먹거나 아예 먹지 않는 것이 좋습니다. 상추로 인한 중독이 심한 경우에는 생강즙을 마시면 해독할 수 있습니다.

옛날에 상추를 먹는 특별한 방법이 있었을까?

요즘이야 사계절 언제나 먹을 수 있지만, 조선시대에는 음력 4월과 5월에만 왕에게 상추를 올렸다고 합니다. 그런데 쌈을 싸 먹을 때 보통은 상추의 안쪽에 밥을 얹지만 궁중에서는 반대로 했습니다. 상추를 씻을 때 마지막에 참기름을 한 방울 떨어뜨려서 헹구어 건져놓고, 가는 실파와 쑥갓을 끊어놓습니다. 쌈을 쌀 때는 잎의 겉이 위로 가게 하여 실파와 쑥갓을 놓고 밥을 얹은 뒤 위에 고기와 생선 등과 된장, 고추장을 놓고 마지막에 참기름을 한 방울 넣어 싸 먹었다고 합니다. 이렇게 상추를 뒤집어 싸 먹으면 목에 넘어갈 때 부드러운 면이 닿으므로 목이 상하지 않고 절대로 체하지 않는다고 합니다.

그리고 상추쌈을 먹은 뒤에는 반드시 계지桂枝차를 마셨다고 합니다. 계지는 계수나무의 가지로 껍질은 계피桂皮지요. 계지는 따뜻한 성질로서 경락을 잘 통하게 하고 땀을 나게 하여 찬 기운을 몰아내는 약효가 있기에 상추의 찬 성질을 중화시켜 탈나지 않게 해주기 때문입니다.

부추
기운을 올려주고 어혈을 풀어주는 선비들의 채소

육류가 워낙 비쌌던 조선시대에 서민들이나 가난한 선비들의 반찬은 채소뿐이었는데, 그중에서 부추는 예로부터 청빈하고 소박한 밥상을 상징하는 채소였지만 몸에 좋은 효능은 무척이나 많습니다.

중국 고사에 따르면, 제나라의 관리 유고지庾杲之는 채소를 직접 가꾸면서 청빈하게 살았는데 그의 식탁에는 언제나 부추로 만든 3가지 반찬만이 올랐다고 합니다. 부추김치·삶은 부추·생부추였지요. 이 3가지 반찬을 가리켜 삼구三九 혹은 삼구채三九菜라고 했는데, 청렴한 선비의 소박한 밥상을 가리키는 대명사가 되었다고 합니다. 구는 아홉 구 자이지만, 부추 구韭 자와 음이 같아서 쓴 것이지요. 다산 정약용 선생의 채소밭에도 부추가 빠지지 않았습니다.

다산은 채소밭에 어떤 채소들을 심었을까?

귀양살이를 했던 강진에서 가꾼 채소밭에는 부추를 비롯하여 배추·상추·무·파·쑥갓·가지·겨자·토란 등을 심었다는 것이 그가 지은 시에 나옵니다. 그런데 외딴 곳인 강진으로 친한 친구가 찾아왔는데, 술상에는 마침 안주가 부추밖에 없었다고 합니다. 그래서 모처럼 찾아온 친한 벗에게 좋은 안주를 대접하지 못하는 안타까움을 시로 지었습니다. 부추는 술 안주로는 적합하지 않습니다.

부추가 술안주로 적합하지 않은 이유는?

원나라 황제의 성기능 장애를 죽으로 완치시켰던 홀사혜忽思慧라는 명의가 있었습니다. 황실의 음식을 전담했던 음선어의飲膳御醫로 임명되어 활동하면서 음식 치료에 관한《음선정요飲膳正要》라는 책을 편찬했는데, "구불가여주동식韭不可與酒同食"이라 하여 술과 부추를 함께 먹으면 병을 일으키니 피하라는 내용이 나옵니다. 다른 한의서에도 마찬가지입니다.

술은 성질이 대열大熱한데 매운맛의 자극성이 있어서 먹으면 온몸이 후끈 달아오릅니다. 혈관이 확장되고 혈의 유통이 빨라지는 것이지요. 부추도 마찬가지로 매운맛에 따뜻한 성질로서 양기를 돕고 혈의 운행을 활발하게 합니다. 그러니 술을 마시면서 부추를 먹으면 불에다 기름을 붓는 형상이 됩니다. 게다가 혈을 동하게 하므로 머리가 아프거나 눈이 충혈되는 등 해로운 증상도 생겨날 수 있기에 피하라는 것이지요. 특히 열이 잘 달아오르거나 출혈성 질병이 있는 사람은 주의해야 합니다.

술 마실 때는 무조건 부추를 피해야 할까?

체질에 따라 차이가 있을 수 있습니다. 몸에 열이 많은 체질은 술을 마시지 않을 때도 부추를 피하는 것이 좋겠지요. 몸이 차갑고 손발이 냉하며 추위를 타고 찬 음식을 먹으면 설사를 잘하는 사람은 술안주로 먹거나 술 마신 뒤에 부추를 먹는 것이 도움이 될 수도 있습니다. 그리고 고량주처럼 도수가 높은 술은 반드시 부추를 피하라고 했는데, 소주도 마찬가지지요. 반면 서늘한 성질인 맥주를 몸이 냉한 사람이 마실 때는 부추를 먹는 것도 괜찮을 것 같습니다.

가난한 선비들이 부추를 즐겨 먹던 특별한 이유는?

부추는 한문 이름을 구채韭菜라고 하지만, 그 밖에도 별명이 많습니다. 겨울에도 죽지 않고 뿌리를 찢어 심어도 살아나는 강한 생명력을 가지고 있으면서 몸에 좋은 효능이 무척이나 많기에 장생구長生韭라고 합니다. 또한 대충 씨를 뿌려놓아도 쑥쑥 잘 올라오기 때문에 게으른 사람의 채소란 뜻으로 나인채懶人菜라고도 합니다. 늘 공부를 하는 선비들은 틈틈이 채소밭을 가꾸었을 테니, 쉽게 잘 자라는 부추는 재배하기 편한 채소였지 않았나 싶습니다. 그리고 부추는 기운을 나게 하고 입맛을 좋게 하며 소화가 잘되는 효능이 있기에 즐겨 먹었던 것으로 여겨집니다.

봄철에 특히 좋은 부추

봄이 되어 기운이 없고 입맛이 없었는데 부추를 먹었더니 기운이 솟아

나고 입맛이 난다는 사람이 많을 겁니다. 특히 봄철에 먹는 부추가 몸에 좋은 데는 이유가 있습니다. 겨울은 음기가 강한 계절이고 추위로 인해 양기가 더욱 부족해지므로, 봄이 되면 활동량이 늘어나면서 양기가 많이 필요하게 됩니다. 그러니 생장력과 생명력이 강하면서 양기를 보충해주고 피로 회복에 좋은 부추가 봄에는 좋은 약이 되는 것이지요. 특히 추위를 타는 노인이나 허약한 사람에게는 부추가 딱 어울리는데, 허리와 무릎을 따뜻하게 하는 효능도 있습니다.

부추가 다른 계절에는 별로 도움이 되지 않을까?

이른 봄부터 여름까지 나오는 부추가 가장 맛이 좋기에 예로부터 "봄 부추는 인삼·녹용과도 바꾸지 않는다"는 말이 있긴 하지만, 사계절 어느 때나 먹어도 좋습니다.

요즘이야 부추가 흔하지만, 옛날 중국에서는 귀족들의 밥상에만 올라가는 귀한 음식이었습니다. 겨울이나 초봄에 나오는 부추는 누런색으로서 황구黃韭 또는 구황韭黃이라 불렸는데, 겨울철에 움 또는 온실에서 키워 누런색이 된 것입니다.

그 밖의 효능은?

매운맛에 따뜻한 성질로서 뱃속을 따뜻하게 하므로 소화를 돕고 입맛을 돌게 하며 기운을 돋구어줍니다. 또한 아랫배가 차갑고 아프거나 오래도록 설사와 이질이 나오는 경우에 효과가 있으며, 만성 위염·위궤양 등

의 위장 질환에 좋은 약입니다. 특히 반위反胃라는 병의 치료에도 쓰여왔
는데, 드라마 〈허준〉에서 허준 선생의 스승이었던 유의태 선생이 앓다가
죽은 병이었지요. 반위는 요즘의 위암 혹은 식도암에 해당되는 병입니다.

어혈을 풀어주는 부추의 효능

기를 소통시키고 혈을 통하게 하는 효능이 강합니다. 그래서 어혈, 즉 죽
은피를 풀어주는 효과가 있지요. 물론 생으로 먹었을 때 매운맛으로 혈을
통하게 하고 맺힌 것을 풀어주는 효과를 나타냅니다. 기혈이 맺혀 가슴이
막히고 아프거나 명치 아래가 아픈 경우에 좋으며, 넘어지거나 부딪혀서
어혈이 생긴 경우에 좋습니다. 익혀서 먹으면 단맛으로 속 기운을 보충하
며 간장을 돕고 맺힌 것을 풀어줍니다.

어혈은 주로 넘어지거나 부딪히거나 무거운 것에 눌리거나 찬 기운을
많이 받아 기의 소통이 맺히는 등으로 생겨납니다. 어혈이 생기게 되면 피
가 맑지 못하고 끈끈해지면서 순환장애를 일으키고 나아가 열과 결합하
거나 담과 결합하여 고지혈증·동맥경화·중풍·악성 종양 등의 성인병을
일으킵니다.

실제로 부추가 독을 푸는 데 사용됐을까?

《본초비요本草備要》라는 약물학 책에는 간의 채소라고 했고,《단계심법丹
溪心法》이라는 책에는 간장의 기를 보충한다고 했습니다. 한의학에서는 간
장이 혈을 갈무리하는 곳이므로 혈을 잘 통하게 하는 효과가 있다는 것이

고, 어혈을 풀고 피를 맑게 하므로 해독 작용이 강합니다. 그래서 약물이나 음식물의 독을 풀어줍니다. 각종 약물에 중독되었을 때 부추의 생즙을 마시면 해독 효과를 얻을 수 있고, 미친개에 물려 발작하는 경우에도 좋으며, 뱀·전갈·악충 등의 독을 풀어줍니다.

부추의 성기능 강화 효능

부추의 다른 이름 가운데 기양초起陽草가 있습니다. 양기를 일으키는 풀이라는 의미이니 이름만으로도 정력을 강하게 하는 한다는 것을 알려주지요. 우리나라에서 부추라는 이름이 붙은 데는 전해 내려오는 야사가 있습니다.

옛날 어느 지방에 한 여인이 살았는데, 여름에는 쓸 만하던 남편의 거시기가 겨울이 되면 시들시들해지는 것이었습니다. 원인을 곰곰이 생각해보니 오직 차이가 나는 것은 여름까지 남편에게 늘 먹였던 어떤 채소를 겨울엔 먹이지 못한 것이었습니다. 그 후로 여인은 한겨울에도 그 채소를 부뚜막에서 길러 남편에게 먹였더니 긴긴 겨울밤을 심심하지 않게 보냈다고 합니다. 그래서 '부뚜막에서 길러 먹는 채소'라고 하여 부추라는 이름이 생겼다고 합니다.

부추가 정력에 좋은 이유는?

채소 가운데 제일 따뜻한 성질이고 신장에 작용하여 온신고정溫腎固精·온신양溫腎陽의 효능을 가지고 있기 때문입니다. 신은 성기를 뜻하는 것으로 성기를 따뜻하게 하여 발기가 잘되게 하는 것이지요. 고정은 정기를 굳건하게 하여 함부로 새어 나가지 않도록 해준다는 뜻으로서 정액이 저절로 흘러내는 유정遺精이나 일찍 사정이 되어버리는 조루早漏를 막아준다는 말입니다. 또한 온신양은 신장의 양기, 즉 불기운을 도와준다는 뜻인데, 이때의 신양은 성호르몬을 의미하는 것이니 성호르몬을 증가시켜준다는 의미지요.

따라서 성욕이 떨어지거나 성기가 차가워서 발기가 잘되지 않거나 정액을 함부로 내보내는 경우에 효과적인 훌륭한 정력제가 되는 겁니다. 부추도 정력제이지만 부추 씨가 더욱 효과가 강해서 한약재로 쓰입니다.

식품학적으로 보면 부추에는 마늘처럼 황화알릴이 들어 있는데, 알릴 성분은 혈액순환을 원활하게 하여 발기가 잘되게 합니다. 그리고 성기능에 필요한 미네랄인 셀레늄·마그네슘·칼슘·칼륨 등이 풍부하게 들어 있습니다.

부추의 씨가 정력제로 효과가 있을까?

씨를 구자韭子라고 하는데, 신장의 양기를 도와주는 효과가 부추보다 훨씬 커서 성기능을 강하게 하는 한약재로 많이 쓰여왔습니다. 발기가 잘되지 않고 조루증이 있으며 허리와 무릎이 시리고 아픈 경우에 좋습니다. 정기가 새어 나가지 못하게 갈무리하는 효능이 있어 유정, 소변을 찔끔거리는 유뇨遺尿, 소변이 잦은 뇨빈尿頻, 오줌에 뿌연 것이 섞여 나오는 백탁白濁 등의 병증을 치료합니다. 여성 중에 성기 주변이 차갑고 아랫배가 아픈 사람에게 좋습니다.

원래 자子 자가 붙은 약재는 식물의 종자이므로 대부분 종족 보존을 위한 생식 기능을 강하게 하고 아울러 노화를 방지하는 데 큰 효능이 있습니다. 정력이 약하거나 체력이 허약한 사람은 부추 씨로 술을 담가 마셔도 좋은데, 파극·육종용·음양곽 같은 보양제를 추가하면 더욱 좋습니다.

부추는 익혀 먹어야 할까, 생즙으로 먹어야 할까?

건강을 위해 매일같이 녹즙을 마시는 사람들도 있는데, 미나리나 셀러리 같은 푸른 채소는 모두 찬 성질이어서 몸이 차고 손발이 차며 입맛이 없고 설사를 잘하는 사람들에게는 오히려 해가 됩니다. 이런 사람은 부추를 갈아서 즙을 내어 먹는 것이 좋습니다. 음식에 체하여 설사가 계속될 경우에 된장에 부추를 넣고 국을 끓여 먹으면 멎게 됩니다.

허리와 무릎이 시큰거리고 차가우며 힘이 없고 발기력도 약하고 오줌을 찔끔거리는 경우에는 부추와 호두를 함께 기름에 볶아 먹으면 좋습니다. 부추에 계란을 함께 섞어 먹으면 신장의 기를 보충하고 기를 잘 소통시키며 통증을 멎게 하는 작용을 나타냅니다. 그래서 신장의 정기 허약·성기능장애·소변빈삭·복통 등의 치료에 도움이 되지요.

부추를 먹을 때 주의할 점은?

부추는 열성이므로 많이 먹을 경우에 상부로 열이 오르게 되는데, 심할 경우 정신이 흐릿해지고 눈이 침침해질 수 있습니다. 체질적으로 몸에 열이 많고 더위를 많이 타는 사람은 적게 먹어야 합니다. 특히 위장의 기가 허약하면서 열이 있거나 음기가 부족하여 몸이 마르며 허열이 오르는 경우에는 피해야 합니다.

또한 부스럼이나 종기가 생겨 있거나 눈병이 있는 경우, 열병을 앓은 직후나 곽란을 앓은 직후에도 피해야지요. 그리고 여름에 나는 부추는 섬유질이 많아서 소화·흡수가 쉽지 않기 때문에 위장에 부담을 줄 수 있으므로 위장병이 있거나 대변이 묽은 사람은 조심해야 합니다.

고추

소화를 돕고 지방을 분해하는 모택동의 음식

고추가 빠지지 않는 밥상, 바로 모택동 주석이 평생 받았던 밥상이었습니다. 전쟁 중에도 고추만 있으면 어떤 반찬도 부럽지 않았다고 하는데, 다른 음식이 없으면 만두에 고추를 끼워 먹곤 했다고 합니다. 고추 사랑이 얼마나 대단했던지 1942년 스탈린파 사람이 넉넉한 선물을 보내오자 답례품으로 손수 기른 고추를 보낼 정도였지요.

통일 후에도 모택동의 식탁은 간단했지만 역시 고추는 빠지지 않았다고 합니다. 늙어서 여러 질병으로 아픈 바람에 고추를 마음대로 먹을 수 없게 되자, 작은 그릇에 조금 놓고서 입에 묻히는 정도로 만족해야 했다고 합니다. 과연 모택동이 84세까지 장수하는 데 고추가 도움이 되었을까요?

고추의 효능은?

고추는 뱃속을 데워주고 찬 기운을 몰아내는 효능이 크며 습기를 말려줍니다. 그러므로 뱃속이 차가워서 생기는 복통·구토·설사·이질 치료에 좋은 약이지요. 위장 운동을 활발하게 해주므로 소화를 잘되게 하는데, 소화액의 분비를 촉진합니다. 또한 항균 작용과 살충 작용도 있습니다. 비타민 C가 사과의 30배나 될 정도로 많이 들어 있고, 항암 효과가 큰 베타카로틴도 들어 있습니다.

그리고 캡사이신이 들어 있는데 땀을 내게 하고 기운을 발산시키는 작용이 있을 뿐만 아니라 지방을 연소시키는 효과를 나타내므로 지방의 축적을 막고 지방의 분해를 촉진하여 다이어트에 효과가 크지요. 그러니 비만한 체질에다 오랜 기간 전쟁터를 누비고 다니며 형편없는 음식을 먹었던 모택동에게 큰 도움이 되었을 것으로 여겨집니다.

감기에 걸렸을 때 고춧가루를 뿌려 먹으면 나을까?

고추는 매운맛으로서 땀이 잘 나게 하여 찬 기운을 몰아내기 때문에 찬 기운이 몸에 들어와 피부 표면에 머물러 있는 초기 감기 상태에서는 효과를 볼 수 있습니다. 그러나 감기가 심해져 열이 많이 나거나 감기가 오래되어 음기까지 손상된 경우에는 오히려 해를 볼 수 있습니다.

고추를 이용한 민간요법은?

동상 걸린 부위에 고추 껍질을 벗겨서 붙이면 효과가 있습니다. 그리고 동상이 잘 걸리는 부위에 고춧가루를 바셀린에 개어서 바르면 예방할 수 있습니다. 허리 등의 신경통에는 고춧가루와 바셀린을 술에 반죽해서 붙여도 좋습니다. 독사에 물렸을 때에는 고추를 여러 개 씹어 먹거나 씹어서 상처에 붙이면 부기가 빠지고 통증이 멎는다고 합니다.

고추를 먹을 때 주의할 점은?

고추를 오래 먹으면 열기를 일으켜 치질을 일으키며 치아를 아프게 하고 목을 붓게 하므로 주의해야 합니다. 또한 음기가 허약하여 열이 있는 사람이나, 구강염·인후염·결막염 등의 염증성 질환이 있는 경우, 그리고 고혈압·위궤양·변비·치질이 있는 사람도 피해야 합니다. 특히 과민성 대장으로 변비가 심한 사람은 고추 같은 매운 음식이 매우 해롭지요.

생강
소화를 돕고 감기를 치료하는 해독제

공자孔子는 밥을 먹을 때마다 항상 생강을 함께 먹었다고 합니다.《논어》〈향당편鄕黨篇〉에는 "한꺼번에 많이 먹지는 않았지만, 꾸준히 생강을 먹었다"는 기록이 있지요. 주자朱子가 여기에 주석을 달기를 "생강은 통신명, 거예악, 고불철通神明 去穢惡 故不撤"한다고 했습니다. 신명을 통하게 하여 정신을 맑게 하고 더럽고 나쁜 기운을 없애주기 때문에 빼놓을 수 없는 것이라고 해석하였지요. 공자가 2,500년 전에 무려 73세까지 장수할 수 있었던 비결로 생강을 빼놓을 수 없습니다.

생강이란 이름은 어떻게 해서 붙여졌을까?

중국의 전설적인 황제 신농神農이 발견하고 이름 붙였다고 전해집니다. 신농이 남산에 약초를 캐러 갔다가 잘못해서 독버섯을 먹고 배가 칼로 베인 듯이 심하게 아팠는데, 약을 먹어도 통증이 그치지 않더니 얼마 지나서는 나무 아래에 이르러 정신을 잃고 쓰러지고 말았습니다. 오래되지 않아 겨우 의식이 돌아왔는데, 주변에 짙은 향기를 뿜어내는 푸른 풀잎을 발견했습니다. 고개를 숙이고 냄새를 맡자 바로 머리가 혼란하지 않고 가슴이 답답하지 않은 것을 느꼈습니다. 바로 그 풀의 향내가 그를 깨어나게 한 것이지요.

신농이 그 풀의 뿌리덩이를 파내어 씹어보았더니 향과 매운맛, 시원한 느낌이 들었습니다. 잠시 지나자 그의 뱃속은 부글부글하기 시작했고, 설사를 한 뒤에는 완전히 회복되어 뱃속이 매우 편해졌습니다. 신농은 이 풀이 자신을 기사회생시켰으니 좋은 이름을 붙여줘야겠다고 생각했는데, 자신의 성姓이 강姜이었기에 생강生薑이라고 했던 것이지요.

생강은 사기邪氣가 체표에 머문 증세外表證, 외표증를 치료하며 온갖 사기가 몸 안으로 들어오는 것을 막는데, 그것이 변방을 굳건하게 지키는 모습과 유사하다고 해서 지경이나 변방을 뜻하는 강疆과 동의어로도 쓰인 강疆 혹은 군세다는 뜻의 강姜이나 강彊을 썼다고 합니다. 18세기 후반 청나라 때 새로이 합병되어 새로운 국경이란 뜻의 이름을 갖게 된 중국 북서쪽 끝의 신강성新疆省이 바로 이 강 자를 씁니다.

신농은 누구일까?

중국 고대의 전설적인 황제 셋을 삼황三皇이라고 하는데, 태호 복희씨太昊 伏羲氏, 염제 신농씨炎帝 神農氏, 황제 헌원씨黄帝 軒轅氏입니다. 신농은 반인반수, 즉 몸은 사람이고 머리는 소였다고 합니다. 한나라의 사마천이 지은《사기》에 "신농씨—시상백초 시유의약神農氏— 始嘗百草 始有醫藥"이라 기

재되어 있습니다. 신농씨가 100가지 약초를 맛보기 시작하여 의약이 시
작되었다는 겁니다.

삼황시대는 지금으로부터 5,000여 년 전인데, 당시에는 약초를 알지 못
했기에 사람들은 미신에만 의존해 병을 치료하려고 했습니다. 그래서 신
농씨가 풀을 직접 먹어보아서 어떤 풀이 약이 되고 독이 되는지를 연구
했다는 것이지요. 먹어보고 맛과 성질, 효능을 알아냈다고 하는데, 하루
에 70가지의 독을 만났다고 기록되어 있습니다. 독초에 수십 차례 중독되
면서도 계속 연구하다가 결국 중독으로 세상을 떠나게 됩니다. 그러니 신
농씨는 자신의 목숨을 바쳐 사람들에게 의학을 전해준 고마운 분이지요.

신농씨는 어떻게 약초의 성질과 독성을 알아냈을까?

전설에 의하면 신농씨가 풀을 직접 맛보았다고도 하고, 자편赭鞭이라고
하는 일종의 신비한 채찍을 사용하여 약초의 독성 여부와·약효를 알아냈
다고도 합니다. 풀과 나무에 채찍질을 가하면 독성의 여부나 약효 등이 자
연히 나타났다는 것이지요.

중국 원나라 때 편찬된 역사책인《십팔사략十八史略》에 의하면 "신농씨
는 붉은 채찍으로 풀과 나무를 쳐서 100가지 풀을 맛보아 처음으로 의약
을 만들었다"고 나옵니다. 지금도 중국 산서성 태원현에는 그가 약을 맛보
았다고 하는 솥이 있으며, 성양산에는 그가 약초에 채찍질했다고 하는 곳
이 있어 그 산을 '신농원약초산神農原藥草山'이라 부른다고 합니다.

그리고 신농씨가 확인한 365종의 약초는 후세에 정리되어《신농본초

경》이라는 책으로 편찬되었고, 지금도 전해지고 있습니다. 그래서 신농씨는 동양에서는 의약의 신으로서 동양 의학의 창시자라고 할 수 있지요. 신농씨는 그 밖에도 인간 생활을 위해 많은 업적을 남겼습니다.

신농씨가 남긴 업적

백성들에게 오곡을 파종하는 것을 가르쳐 농업의 발명자로 알려져 있습니다. 그가 인류에게 오곡의 파종법을 가르치려고 할 무렵 하늘에서 수많은 씨앗이 떨어졌다고 하지요. 그는 이것을 모아 밭에다 심었는데, 이것이 인류가 먹는 오곡의 시초가 되었다고 합니다. 신농씨를 염제炎帝라고하는데 이는 화신火神으로서, 태양빛을 충분히 보내도록 하여 오곡이 성장할 수 있도록 했기 때문에 이때부터 인류는 양식에 대해 더 이상 걱정할 필요가 없게 되었지요.

그리고 처음으로 나무를 깎아서 쟁기를 만들고, 나무를 구부려서 자루를 만들어 소와 말 등의 가축을 길들였습니다. 이외에도 시장을 두어 필요한 물건을 서로 교환할 수 있도록 했습니다. 태양이 머리 위에 떴을 때 시장을 열어 백성들의 생활을 편리하게 했다는 겁니다. 그러니 신농씨 덕분에 농경사회가 정착되었기에 '농업의 신'으로 불리는 겁니다. 그리고 사제蜡祭를 행했다고 하는데, 사제는 12월에 여러 가지 동식물을 모아 하느님께 바치고 농경의 결과를 보고하는 것이지요.

차茶를 사람들에게 처음 알려준 것도 신농씨였습니다. 신농씨가 산에 오르다가 목이 몹시 말라 주위를 둘러보다가 눈에 띄는 나뭇잎을 하나 발견

했는데, 손으로 비벼보니 즙이 나오는데 맛이 쓰면서도 시원해서 직감적으로 갈증을 풀어주고 정신을 맑게 하는 일종의 약임을 알아차렸습니다. 그것이 바로 찻잎이었지요.

한편 중국 고대 신화에 의하면, 신농이 태어났을 때 주위에 저절로 9개의 우물이 생겨 물이 솟아올랐다고 합니다. 그 우물은 서로 뚫려 있는 듯, 한 우물의 물을 길으면 나머지 8개의 우물이 출렁거렸다고 하지요. 여기서 9개의 우물, 즉 구정九井은 동이東夷 9족을 의미하는 것으로서 신농씨가 동이족, 즉 우리 한민족이라는 주장도 있습니다.

공자가 식사 때마다 생강을 먹었던 까닭은?

생강은 해독 효과가 커서 약물이나 음식물 중독에 효과가 있는데, 살균·항균 작용을 가지고 있습니다. 그래서 버섯·채소·물고기·바닷게의 독을 풀어줍니다. 악하고 더러운 것을 없애주는 효능이 있어 어류·육류의 비린내를 없애주는 작용도 있습니다. 또한 반하半夏와 남성南星처럼 약성이 강렬하고 독이 있는 한약재를 생강즙에 담가두었다가 쓰는 것도 독성을 감해주기 때문입니다. 그 밖에도 생강의 약효는 많아서 두루 활용되어 왔습니다.

이처럼 우리가 먹는 한약이나 음식은 선조들이 오랫동안 직접 먹어보고 경험하여 성질·맛·약효를 알아낸 것입니다. 한의학의 기본이 약으로부터 출발하므로 예로부터 한약을 연구하는 경우에는 직접 먹어보았던 것이지요. 신농씨 이후로 한의사들이 약이나 음식을 먹어보고 성질과 맛을 알아내어 한방 약물 서적에 기재해놓았습니다. 성질·맛·효능을 모르면 음식이나 약을 제대로 쓸 수 없기 때문이었지요.

서양에서 생강은 어떻게 활용되었을까?

약효가 좋은 의약품으로 여겼습니다. 피타고라스의 정리를 발견한 그리스의 수학자 피타고라스는 제자들에게 생강이 훌륭한 소화제라고 가르쳤다고 합니다. 사실 피타고라스는 그리스를 대표하는 식물학자이기도 했으며, 신비주의자였고, 인류 최초의 채식주의자로 꼽히는 인물이기도 합니다.

요즘은 생강이 흔하지만 예전에는 동서양을 막론하고 귀했습니다. 생강을 하늘의 신들이 먹는 식품으로 여겼는데, 아랍권에서도 마찬가지였습니다. 이슬람의 《코란》에는 천국의 축제에서 생강을 제공하는 것으로 나온다고 합니다. "알라가 말씀하시기를 생강을 넣은 음료수가 그들에게 주어질 것이며", "뜨거운 생강 음료수가 담긴 잔을 받은 자", "알라에게 가장 가까이 다가선 자는 언제든지 그 잔을 마실 수 있으며" 등 여러 구절에서 생강이 언급됩니다.

그리고 중세 유럽에서는 흑사병이 유행했을 때 생강을 먹으면 예방할 수 있다고 믿었다고 합니다. 생강의 약효에 대한 믿음도 있겠지만, 당시에는 아랍의 상인들이 생강 무역을 독점하고 있었기 때문에 후추와 마찬가지로 생강은 일반인은 구경도 할 수 없었고 부자들만 먹을 수 있는 향신료였기 때문이었던 것으로 보입니다.

생강에는 어떤 약효가 있을까?

추위를 이기는 데 좋은 약입니다. 따뜻한 성질로서 몸에 양기를 넣어주며 땀을 내게 하여 찬 기운과 습한 기운을 몰아내는 작용이 강하기 때문이지요. 혈관을 확장시켜 몸을 따뜻하게 하는 효과가 있다고 밝혀졌습니다. 게다가 폐의 기를 잘 통하게 하고 따뜻하게 하여 가래를 삭이고 기침을 멎게 하는 효능이 있으므로 감기의 치료와 예방에도 좋습니다. 생강을 말린 것을 건강乾薑이라고 하는데, 양기를 보강하는 힘이 더욱 강합니다. 그래서 땀을 내게 하는 데는 생강을 쓰고, 열을 넣어주는 데는 건강을 씁니다.

생강은 뛰어난 소화제

비·위장을 따뜻하게 하는 효능도 있습니다. 비·위장은 따뜻해야 제 기능을 발휘하므로 생강차를 마시면 소화를 돕고 식욕을 돋우어주며 비·위장이 냉하여 생기는 복통과 구토를 치료합니다. 그러므로 생강과 계피를 달인 수정과를 마시고 속이 편안해지며 소화가 잘되는 사람이라면 분명 속이 냉한 편일 겁니다. 약리학적으로 생강에는 소화액의 분비를 자극하고 위장의 연동 운동을 촉진하는 성분이 들어 있습니다.

생강은 구토를 그치게 하는 성스러운 약이기도 합니다. 비·위장을 따뜻하게 하여 상부로 치받아 올라오는 기운을 억누르므로 구토를 억제하는 것이지요. 생강이 임산부나 암환자의 구토에 효과가 있다는 것이 외국의 연구에서 보고되었습니다.

이탈리아 나폴리 대학의 연구팀은 미국의 〈산부인과학〉 잡지에 발표한 보고서에서 입덧하는 여성 429명을 대상으로 한 임상 시험 결과 생강이 임신 초기의 입덧오심·구토·헛구역질 등을 진정시키는 데 효과가 있다고 밝혔습니다. 또한 미국 미시간 대학 암센터에서는 10개 의료기관에서 항암 치료를 받고 있는 암 환자 중 항구토제를 투여해도 구토가 진정되지 않는 환자들을 대상으로 생강이 든 캡슐을 복용케 해서 일정한 효과를 거두고 있다고 밝혔지요.

한약 처방에 생강을 3쪽씩 넣어 달이는 이유는?

모든 한약 처방에 생강이 들어가는 것은 아니고, 몸속을 따뜻하게 해서 기와 혈의 순환을 잘되게 할 필요가 있는 경우에 들어갑니다. 생강은 양기를 불어넣어주므로 약기운을 잘 끌고 가게 하여 약효를 높여줄 수 있기 때문이지요. 또한 찬바람을 받았거나 비를 맞았거나 찬물을 많이 마신 뒤에 감기 기운이 있을 때는 땀을 내게 하여 찬 기운을 몰아내기 위해 생강을 넣습니다.

으슬으슬 춥고 열이 약간 있으며 머리가 아프고 코가 막힐 때는 생강차만 마셔도 낫게 되지요. 습기를 없애줘야 하는 경우에도 생강을 넣어 달이면 좋습니다. 실험 연구에 의하면 생강의 매운 성분이 신경말초에서 활성물질의 방출과 다른 약물의 흡수를 촉진한다고 합니다.

생강의 또 다른 효과는?

봄만 되면 입맛이 없는 사람이 많은데, 한의학적으로는 이유가 있습니다. 오행으로 보면 봄철과 간장은 목木에 속하는데 비·위장은 토土에 속하지요. 그러니 봄이 되어 목의 기가 왕성해지면 간의 기가 왕성해지면서 목극토木剋土의 상극相剋의 원리에 의해 토 기운이 장애를 받으므로 비·위장의 소화·흡수 기능에 장애가 생겨나기 때문입니다. 그래서 봄철에 소화불량이 잘 생기고 입맛이 떨어지는 것이지요. 만약 추위를 타면서 뱃속이 냉한 사람이라면 더욱 심합니다. 이럴 때 좋은 약이 되는 음식이 바로 생강입니다.

생강은 정력에도 좋을까?

따뜻한 성질이 기혈의 순환을 잘되게 하고 양기를 넣어주기 때문인데, 몸이 냉한 여성의 불감증에도 좋습니다. 실제로 생강에는 철분·아연·마그네슘·칼슘·베타카로틴 등의 성 미네랄이 함유되어 있어 성욕을 촉진하는 식품으로 오래전부터 사용되어왔습니다. 정자의 수와 활동성을 증가시킨다는 보고가 있고, 혈중 콜레스테롤과 혈액의 점도를 떨어뜨리고 피로 회복과 항산화 작용이 있으므로 정력에 도움을 줍니다.

생강의 원산지는 인도인데, 인도의 전통 의학인 아유르베다에서는 생강을 "신이 내린 치료제"로서 만병통치약으로 여깁니다. 《아라비안나이트》에서도 생강은 신이 내린 정력제로 나오고, 아프리카 사람들은 생강을 최음제로 먹고 있습니다. 유럽에서도 생강을 정력제로 여겼는데, 영국의 헨리 8세는 흑사병도 예방하고 정력도 높일 겸해서 생강을 즐겨 먹었다고 합니다. 헨리 8세는 결혼을 6번이나 했다고 합니다.

생강의 다른 효능

노화 방지에도 좋습니다. 항산화·항염증·콜레스테롤 저하·강장 및 피로 회복 작용이 있기 때문이지요. 한편, "아침에는 생강을 먹고, 자기 전에는 무를 먹어라"라는 말이 있습니다. 중국의 금원사대가, 즉 금나라, 원나라 시대의 4대 한의학자의 한 사람인 이동원李東垣의 말이지요. 이는 생강이 위의 기운을 열고, 무는 소화를 촉진시키기 때문입니다. 생강의 매운맛과 흩어지는 기운이 오미五味를 조화시키고 중초를 데워 위의 기운을 북돋우어 식욕을 증진시키고 소화·흡수를 촉진시킨다고 본 것입니다.

또한 생강의 맵고 발산하는 성질은 음양 중에서 양이므로 잠을 자야 하는 밤에 먹을 것이 아니라 활동을 시작하는 아침에 먹어야 합니다.

생강을 먹을 때 주의할 점은?

몸에 열이 많아 더위를 타는 경우, 음기가 부족해서 열기가 오르는 경우에는 마땅치 않습니다. 출혈성 질환이나 열성병을 앓고 있거나 피부병이 심할 때, 눈에 충혈이 자주 생길 때, 종기가 생길 때, 그리고 임신 중에는 피해야 합니다. 또한 오래 먹으면 열이 쌓이고 음기를 상하여 눈을 상하게 하므로 주의해야 합니다.

고사리
기가 막힌 것을 치료하는 성인병 예방약

신라의 천년 사직을 잃어버린 마의태자가 금강산에 들어가 죽을 때까지 뜯어 먹고 살았던 것이 고사리였지요. 옛날에 고사리는 매우 흔했는데, 당송 시기에 많은 문인들이 맛보고는 시를 써서 찬미했다고 합니다. 그 바람에 값이 많이 올라 귀중한 산나물로 부상했고, 황실의 미식 대열에도 올라 공물로 진상되어 황실의 필수 요리 재료가 되었지요.

청나라의 건륭황제도 동북지방에서 진상된 고사리를 즐겨 먹었다고 합니다. 요즘에는 육개장이나 비빔밥에 거의 빠짐없이 들어가는 단골 재료가 되었고, 성인병 예방에 좋다고 알려지면서 건강식품으로 각광을 받고 있기도 하지요.

고사리만 먹고 살았던 명사들

중국의 백이숙제伯夷叔齊 형제는 주나라 무왕이 은나라 주왕을 멸망시키고 주나라를 세우자 신하가 천자를 토벌한 것은 인의에 위배되는 것이라며 반대했습니다. 그래서 주나라의 곡식을 먹기를 거부하고 수양산에 들어가 숨어 지내며 고사리를 뜯어 먹고 살다가 결국 굶어 죽었다고 합니다.

생육신의 한 사람인 김시습金時習도 화악산華嶽山: 강원도 춘천시·화천군·가평군의 경계에 있음의 곡운谷雲: 화천군 사내면 용담리·삼일리 일대에 은거하면서 고사리를 캐어 먹고 살았다고 합니다. 뒤에 김수증金壽增이 이 골짜기를 채미採薇라 불렀습니다.

역시 생육신의 한 사람인 조려趙旅도 벼슬길을 포기하고 37세에 고향인 경남 함안으로 내려가 채미정茶薇亭을 짓고 70세로 죽을 때까지 무려 33년간 고사리만 뜯어 먹고 살았다고 합니다. 정자의 현판 글씨는 '백세청풍百世淸風'으로, 영원히 변치 않는 맑고 높은 선비가 지닌 절개라는 뜻이지요. 그가 살았던 서산西山을 후세 사람들이 백이산伯夷山이라 불렀다고 합니다.

정온 선생 집안의 고사리

정온鄭蘊 선생은 불의를 보면 참지 못하는 강직한 성격이라, 대북파가 선조 임금의 막내아들인 영창대군을 제거하려고 하자 이에 극구 반대하며 스승과 의절하고 대북파와 절교했습니다. 죽기를 각오하고 영창대군의 죽음이 부당하다는 내용의 상소를 광해군에게 올렸다가 제주도에 위리안치되어 10년간 귀양살이를 했지만, 강인한 정신력이 있었기에 건강을 유지할 수 있었습니다. 68세의 나이에 이조참판을 지내던 중 병자호란으로 군신들이 남한산성에 포위되어 있을 당시, 청나라에 항복하는 것을 끝까지 반대했다가 뜻을 이루지 못하자 할복 자결을 시도했지만 살아난 뒤 벼슬을 버리고 고향에 돌아가 고사리와 미나리를 먹으며 73세까지 살았습니다.

선생이 은거했던 마을이 모리某里인데, 당시의 생활을 기록한《모리구소 기某里鳩巢記》라는 글이 있습니다. 비둘기집 같은 집을 짓고 숨어 살았는데, "내 이름과 자취를 감추어 세상 사람들이 내가 어떤 사람인지, 어느 마을에 사는지 알지 못하게 하련다"라고 했지요. 은거지는 채미헌採薇軒이라는 이름이 전해 내려오는데, 글자 그대로 고사리를 캐는 집이라는 뜻입니다. 후손들은 고사리와 미나리를 제사상에 반드시 올려놓는다고 하는데, 이 집안에서는 단순한 나물 반찬이 아니라 의리와 절개의 상징인 것이지요.

충절을 지킨 사람들이 고사리를 먹은 특별한 이유는?

산에 저절로 나는 나물이니 가난한 충신들이 쉽게 구해 먹을 수 있었기도 하지만, 한의학적인 효능을 보면 수긍이 가는 점이 있습니다. 고사리는 열을 내려주고 기를 가라앉히는데, 특히 기가 가슴에 막혀 내려가지 못하는 기격증氣膈證의 치료에 탁월한 효과가 있습니다. 기막힌 일을 당해 열이 뻗쳐오르는 것을 가라앉혀주므로, 스트레스를 많이 받아 가슴이 답답하고 열이 오르는 것을 내려주는 것이지요. 그러니 고사리는 불의에 저항한 기개 있는 선비들의 울분을 내려주는 데 도움이 되었을 것으로 생각됩니다.

그리고 울분을 삭이려고 자주 술을 마셨을 것인데, 숙취 해소에도 도움이 됩니다. 한의학에서 주독은 열독과 습독으로서 땀을 나게 하고 소변과 대변을 잘 나오게 하는 것이 주된 치료법이지요. 고사리는 열을 내려주며 대변과 소변을 잘 나오게 하는 효능이 있습니다. 음식이 막혀 내려가지 못하고 있는 식격증食膈證의 치료에도 효과가 있습니다.

성인병 예방 효과도 있는 고사리

한의학에서 인식하고 있는 성인병의 주된 원인은 열·담·어혈·기의 소통 장애입니다. 고사리는 궐채蕨菜라고 하는데 차가운 성질로서 열을 내려주고 기를 가라앉히며 담을 삭여주는 효능이 있으니 당뇨병·고혈압·동맥경화 등의 예방과 치료에 도움이 되는 것입니다.

또한 고사리는 칼로리가 낮은 데다 열을 내려주어 식욕을 줄게 하고 담을 삭여주며 대변과 소변을 잘 나오게 하니 비만한 사람이 먹으면 체중 감량에도 좋습니다. 피를 맑게 하며 정신을 맑게 하는 효능도 있지요.

정말 고사리만 먹고도 살 수 있을까?

옛날에 흉년이 들거나 먹을거리가 부족하면 구황식품으로 고사리를 먹었습니다. 녹말을 채취해서 떡을 만들어 먹기도 했는데, 고사리가루는 칡가루보다 찰기가 있어 떡이나 전을 부쳐 먹기가 수월했던 겁니다. 고사리에는 당질이나 단백질이 많이 들어 있지요.

그런데 고사리만 먹는 것은 우리 몸에 있는 2가지 근본 가운데 후천의 근본인 비·위장을 부실하게 해서 영양의 균형이 깨지므로 문제가 생깁니다. 비·위장의 기가 극도로 쇠약해져 먹지 못하고 소화시키지 못하면 어떤 약으로도 다스릴 수 없습니다. 조려 선생이 30여 년을 고사리만 먹고 살았다고 하는데, 곡식을 전혀 먹지 않고서는 불가능하지 않나 싶습니다.

고사리 외에 어떤 음식을 더 먹어야 할까?

비·위장을 보익하는 약이 오곡이고, 그중에 으뜸이 쌀입니다. 그러니 쌀을 비롯한 오곡을 반드시 먹어야 하는데, 고사리나 미나리 같은 채소류만 먹으면 비·위장이 허약해지고 영양 상태도 부실해서 오래 살 수 없지요. 정온 선생은 고사리와 미나리 외에 좁쌀을 먹었기에 5년을 살 수 있었지 않았나 싶습니다. 물론 곡식·채소·과일·생선·육류를 고루 먹어야 건강한 몸 상태를 만들 수 있지요.

고사리가 남성의 정력에 정말 해로울까?

고사리를 먹으면 정력이 떨어진다는 얘기 때문에 아예 먹지 않는 남성도 있지요. 과연 그럴까요? 한의학에서 정력의 근본은 불기운, 즉 양기이므로 성기능이 떨어지는 주된 원인도 양기의 감퇴에 있습니다. 실제로 고사리는 양기를 빠져나가게 하고 기를 아래로 가라앉히는 작용이 있으므로 원기를 손상시킬 수 있습니다. 그래서 고사리가 남자의 양기를 줄게 한다는 말이 나온 것인데, 특히 기가 약하고 몸이 냉한 사람은 주의해야 합니다. 만약 성기 끝부분이 차가운 경우라면 당연히 멀리해야 하겠지요.

고사리가 남성에게 도움이 되는 경우는?

습기와 열기가 쌓여 있거나 기가 잘 소통되지 못하고 맺히는 것도 성기능 장애의 원인이 됩니다. 특히 술과 기름진 음식을 많이 먹어 그로 인해 성기 주변의 경락과 혈관의 소통이 잘되지 못하는 경우에는 보양제가 도움이 되기는커녕 오히려 해가 될 수 있지요. 따라서 몸에 습기와 열기가 많은 사람들에게는 고사리가 분명 도움이 될 수 있습니다.

고사리를 주의해야 하는 경우는?

고사리는 서늘한 곳에서 자라기 때문에 찬 성질이지요. 그래서 몸이 차갑고 비·위장이 냉해서 소화가 잘되지 않고 대변이 묽은 사람은 고사리를 많이 먹으면 안 됩니다. 이런 증상을 가진 사람이 고사리를 많이 먹으면 배가 불러 오고 머리카락이 빠지며 코가 막히게 될 수 있으므로 많이 먹지 않는 게 좋습니다.

지나치게 너무 많이 먹으면 다리가 약해져서 걷기 힘들게 되고 눈이 어두워질 수 있다고 합니다. 이것은 고사리에 비타민 B_1이 없을뿐더러 비타민 B_1을 파괴하는 아노이리나아제aneurinase가 들어 있어 몸에 비타민 B_1이 더 부족하게 되기 때문이지요. 비타민 B_1은 몸에서 에너지를 만드는 데 사용되기 때문에 이게 없으면 몸이 점점 피곤해지게 됩니다. 그러니 음식은 1~2가지에 치우치지 않고 골고루 먹어야 하는 겁니다.

미나리

간장의 열을 내려주고 소변 잘 나오게 하는 숙취 해소제

미나리를 좋아하는 사람이 많지요. 특히 술을 마신 다음 날 복어탕에 미나리를 듬뿍 넣어 먹는데 술을 깨게 하는 효과가 있기 때문입니다. 아울러 몸에 좋다고 녹즙으로 마시기도 하지요.

왜 미나리가 숙취 해소에 좋을까?

주독은 열독과 습독이므로 숙취를 풀어주는 치료법은 열을 내리고 땀을 나게 하거나 소변과 대변을 잘 나오게 하는 것입니다. 미나리는 찬 성질로서 술의 열독을 풀어주고 소변과 대변을 잘 나오게 하는 효능이 있으므로 술꾼의 속을 시원하게 풀어주는 것이지요.

그리고 술의 열독을 풀어주려면 간장을 해독해야 하는데, 미나리는 간장과 연계되어 있는 푸른색으로 간장에 주로 작용하기 때문입니다. 그래서 간장의 열이 위로 치솟아 올라서 머리가 아프고 어지러우며 얼굴이 붉고 눈이 붉어지며 아픈 경우에도 미나리를 먹으면 효과가 있는 것이지요.

또한 간 기능도 좋게 하므로 간염으로 인한 황달에도 좋습니다.

미나리의 약효는?

수근水芹 혹은 근채芹菜라고 하는데 찬 성질로서 위·장·폐의 열을 내려 주므로 가슴이 답답하고 입이 마르는 데 효과가 있습니다. 습기와 담을 없애주는 효과도 있으니 기침·가래에 쓰며 눈이 붓고 치아가 아픈 데도 좋습니다. 이뇨 효과가 커서 소변이 잘 나오지 않고 뻐근하며 아픈 경우와 뿌옇게 나오는 데 쓰고, 부종의 치료에 좋습니다.

여성의 냉증에도 효과가 있고, 아이들이 열이 나서 오래도록 떨어지지 않을 때, 곽란으로 토하고 설사하는 경우에도 미나리가 좋습니다. 지혈 효과도 있으니 코피·각혈·토혈·소변 출혈을 치료해줍니다.

성인병에도 도움이 되는 미나리

직접적으로 성인병에 좋다기보다는 간장을 건전하게 하고 피를 맑게 하므로 간장의 열이 위로 치솟아 올라서 생기는 병증머리가 아프고 어지러우며 얼굴이 붉고 눈이 붉어지며 아픈 증상 등을 치료해주기 때문이지요. 그래서 혈압과 콜레스테롤을 내려주는 효과로 나타납니다.

미나리를 많이 먹지 말아야 하는 경우는?

비·위장이 허약하며 속이 찬 사람과 대변이 묽거나 설사하는 사람은 적게 먹어야 합니다.

오이

열을 내리고 노폐물 배출시키는 숙취 해소제

운동하거나 등산을 가서 땀을 흠뻑 흘리고 갈증이 심할 때 먹는 오이의 맛을 아십니까? 더울 때 미역에 오이를 썰어 넣은 냉채국을 먹고서 가슴이 시원해지고 기운이 났던 기억도 있을 겁니다.

사람 중에도 맑고 깨끗한 사람을 청백리清白吏라고 하지요. 요즘은 건강을 위해 채식만을 고집하는 사람이 적지 않지만, 조선시대에 일생을 나물과 오이·소금으로만 살아간 것으로 유명한 사람이 있습니다. 건강도 잘 유지해서 77세까지 장수했습니다. 지금으로부터 550여 년 전에 태어났으니, 요즘으로 보면 100세에 해당되지요.

일생을 나물과 오이, 소금만 먹고도 장수한 사람은?

조원기趙元紀는 극도로 청빈한 생활을 했기에 생전에 청백리에 녹선되어 칭송을 받았습니다. 그때 요즘의 청와대 비서실 격인 승정원의 좌부승지로 재직하기도 했습니다. 뒤이어 검찰총장에 해당되는 대사헌을 거쳐 법

무부 장관인 형조판서를 지내고 좌참찬을 거쳐 종1품 판중추부사를 지냈으니 정승급의 자리에 올랐던 것이지요. 명문 한양 조씨로서 그의 조카가 바로 중종 임금 때 개혁 정치를 하려다 사약을 받고 죽은 조광조입니다.

일반적으로 공직자로서 공사의 구별을 엄격히 하고 자신의 권위로 사적인 이익을 얻지 않으면서 검소하게 살아가는 것을 청렴淸廉이라고 한다면, 청빈淸貧은 청렴을 위한 '자발적인 가난'을 이미합니다. 조원기는 청렴을 넘어서 청빈을 몸소 실천했는데, 정직하고 의로운 삶을 위해 불의와 타협해 얻을 수 있는 모든 부를 거부하고 가난한 삶을 선택한 것입니다.

조원기의 삶에 관한 재미난 일화

그의 청빈함은 흡사 수도자의 금욕 생활을 방불케 할 정도였습니다. 형조판서에 올라서도 집은 폐려단도弊廬短堵, 즉 다 쓰러져가는 오막살이에 담장은 매우 낮아 겨우 비바람을 가릴 정도였다고 합니다. 게다가 날마다 먹는 음식이라곤 간장도 아닌 소금으로 간을 한 나물국만을 반찬 삼아 먹었다는 것이지요. 부엌에 육류는 전혀 없고, 항상 오이가 몇 개씩 있어서 즐겨 깎아 먹곤 했다고 합니다.

그가 승정원에 근무할 당시에 유명한 일화가 있는데, 마침 집무 공간을 새로 청소했더니 쓸어도 걸릴 것 하나 없을 정도로 말끔했습니다. 그러자 동료 하나가 "여기가 이렇게 청엄淸嚴하기만 하니 우리가 여기서 장차 무엇을 먹어야 어울리겠소?"라며 투덜거렸다고 합니다. 그러자 조원기는 "오이를 깎아 먹어도 좋지 않은가?" 하며 아무렇지도 않게 대답하여 모두가 크게 웃었다고 합니다. 사실 오이를 깎으면 깨끗한 흰색이니 맞는 말이지만, 최고 권력기관에 근무하는 고관들에게 어울리는 것은 아니라고 생각했나 봅니다.

오이를 먹으면 시원해지는 것은 어떤 효능이 있기 때문일까?

오이는 차가운 성질로서 가슴에 쌓인 열을 풀어주고 갈증을 멎게 하는 효능이 있습니다. 그래서 가슴을 시원하게 하며 더위 먹은 것을 낫게 하지요. 또한 이뇨 작용이 있어 소변이 잘 나오지 않는 경우와 신장염·부종에 쓰입니다. 해독 작용과 피를 맑게 하는 효능도 있으며 노폐물을 잘 빠져나가게 하는 작용도 있으므로 피로 회복과 고혈압에 효과적입니다.

오이는 열을 내려주기 때문에 열로 인한 모든 질병에 효과가 있습니다. 목이 붓고 아픈 것은 대부분 열이 원인이므로 인후염·편도선염에 효과가 있습니다. 눈병에도 좋아 화안火眼에 쓰였는데, 화안은 풍열風熱이 눈에 들어와서 생긴 병으로 요즘의 급성 결막염에 해당됩니다.

오이의 다른 이름

오이의 한자 이름은 황과黃瓜입니다. 성숙한 오이는 선명한 노란빛을 띠기 때문인데, 모양도 수세미처럼 통통해집니다. 실제로 밭에서 오이를 수확하지 않고 그냥 두면 노랗게 되어버리지요. 결국 우리가 먹는 초록색의 오이는 덜 자란 상태인 겁니다. 원래는 성숙한 오이를 먹었는데 덜 자란 오이를 먹어보니 의외로 싱싱하고 맛이 좋아 계속 그렇게 먹게 되었다고 합니다.

오이를 호과胡瓜라고도 하는데, 원산지인 인도 북서부에서 한나라 때의 장건이 중국으로 가져왔기 때문입니다. 유럽에는 실크로드를 통해 전해졌다고 하는데, 로마시대부터 약재로 활용되었다고 합니다.

서양에서 약으로 활용된 오이

로마의 역사가 플리니우스가 쓴《박물지》에도 오이즙이 여성의 생리를 촉진시키는 작용을 한다고 나옵니다. 오이즙을 포도주에 타 마시면 이뇨와 기침에 좋고, 부인의 젖에 타 마시면 뇌염, 초나 꿀에 타 마시면 이질에 좋다고 나와 있습니다.

한편, 오이는 정력을 북돋워주는 힘이 있다고 여겼는데, 힘을 돋우는 채소라고 믿었다는 기록이《성경》에 나온다고 합니다, 이집트에서는 피라미드 건설 노동자에게 먹였다고 합니다.

오이가 상징하는 것은?

동서양에서 오이는 생식과 다산, 풍요, 생명력의 상징이었습니다. 우리나라에서는 처녀가 오이를 먹고 아기를 낳았다는 기록이 제법 있을 정도지요.

지금 우리가 쓰는 말에도 그 흔적이 남아 있는데, "과년한 딸이 있다"는 말에서 과년過年은 나이가 들어 혼기를 놓쳤다는 뜻이기도 하지만, 또 다른 뜻으로는 과년瓜年으로 결혼 적령기의 딸이 있다는 의미입니다. 오이 과瓜 자를 쪼개면 여덟 팔八 자 둘로 나눠지므로 합하면 열여섯이 되지요. 그러니 과년은 16살이라는 뜻으로 옛날에는 결혼할 나이를 의미했습니다. 춘향이 이몽룡을 만났을 때 나이가 이팔청춘이었고, 예전에는 보통 16살 무렵에 생리를 시작했기에 아이를 낳을 수 있었으니 결혼 적령기였던 겁니다.

오이가 숙취 해소에 도움이 될까?

소주에 오이를 썰어 넣어 마시는 경우가 있는데, 오이는 소변을 잘 나오게 하는 작용이 있는 데다 차가운 성질이 소주의 열 기운을 내려주므로 술을 깨게 하는 효능이 있습니다. 콩나물과 마찬가지로 아스코르빈산ascorbic acid 성분이 들어 있어 알코올 분해를 잘되게 하고 분해된 알코올을 몸 밖으로 빨리 배출시켜줍니다.

그리고 술 마신 다음 날 아침에도 술이 깨지 않는 경우에 오이를 갈아서 생즙으로 마시면 해결될 수 있습니다. 그렇지만 찬 성질인 맥주를 마신 뒤에는 오이가 별로 도움이 되지 않습니다.

오이에 들어 있는 영양 성분은?

오이는 90% 이상이 수분이고 칼로리가 거의 없는 알칼리성 식품이기에 다이어트에 좋습니다. 칼륨이 많이 들어 있어 체내의 염분과 노폐물을 배설시키고, 칼슘·인·비타민 B·C가 들어 있습니다. 그런데 비타민 C를 파괴하는 아스코르비나아제가 들어 있고, 특히 끝부분에 많이 들어 있어 잘

라내야 합니다. 베타카로틴 성분은 항산화 작용으로 항암 효과를 나타내고, 꼭지 부분에 쿠쿠르비타신cucurbitacin 성분이 들어 있는데 쓴맛을 내지만 암세포의 성장을 억제하고 간염에 좋습니다.

오이를 먹을 때 주의할 점은?

오이는 찬 성질이므로 뱃속이 차갑고 설사를 잘하는 사람은 적게 먹어야 합니다. 만약 그런 사람이 오이를 많이 먹으면 한기와 열기가 왔다 갔다 하거나 학질이 올 수 있습니다. 그리고 추위를 많이 타고 저혈압인 사람에게도 맞지 않고, 비·위장이 냉한 체질에도 맞지 않습니다.

오이를 얇게 썰어 얼굴에 붙이면 피부 미용에 효과가 있을까?

오이의 찬 성질이 피부의 열을 물리쳐주고 엽록소와 비타민 C가 들어 있어 피부와 점막을 튼튼하게 하며 보습·미백 효과가 있기 때문이지요. 여드름이나 뾰루지 예방에도 좋고, 콜라겐 성분이 들어 있어 피부의 노화 방지에도 도움이 됩니다. 그러니 오이를 먹는 것으로도 촉촉하고 깨끗한 피부를 만드는 데 좋으므로 '먹는 화장품'이라 할 수 있지요.

오이 마사지는 피부 미용에 좋을 뿐만 아니라 햇볕에 그을린 경우에도 좋습니다. 화상을 입었거나 땀띠가 생겼을 때에는 오이 생즙을 바르거나 씻어주면 회복이 빠릅니다. 오이 덩굴에서 나오는 액즙은 땀띠에 유효하고, 피부를 아름답게 하는 화장수로 좋습니다.

호박

진통·해독 작용이 있고 비·위장을 돕는 항암제

호박은 약 9,000년 전부터 아메리카 대륙에서 재배되기 시작하여 옥수수·강낭콩·고추 등과 함께 멕시코 고대 문화를 지탱하는 농작물로서 콜럼버스에 의해 전파되었습니다. 웬만한 기후이면 어디서든 잘 자라므로 전 세계에 널리 보급되었고, 우리나라에는 임진왜란 전후에 전파된 것으로 추정됩니다.

우리가 흔히 먹는 채소 중에 훈채류를 제외하고는 얼마 되지 않는 따뜻한 성질을 가진 채소 중의 하나입니다. 수박·참외·오이와 마찬가지로 박과에 속하지만 따뜻한 성질이지요. 한자 이름도 남과南瓜이니 따뜻한 성질임을 짐작할 수 있습니다. 호박은 전남 강진으로 귀양을 갔던 다산 정약용 선생에게 활력을 찾아준 음식이기도 했습니다.

심신이 지쳤던 다산 선생에게 호박이 도움이 된 이유는?

정조대왕이 승하한 뒤 정권을 잡은 노론 세력은 남인들을 축출해내려고

사교 집단으로 몰아 체포해서 고문하고 귀양을 보냈습니다. 다산도 포항 장기현으로 귀양 갔다가 1년 만에 다시 한양으로 압송되어 취조를 받고는 전남 강진으로 내려갔습니다. 그러니 선생의 몸과 마음은 지칠 대로 지쳐 있었고, 입맛도 떨어져 곡기를 입에 대지 못했다고 합니다.

그때 다산은 고소한 냄새가 나는 호박죽을 대하고는 모처럼 입맛을 찾아 한 그릇을 다 비웠다고 합니다. 그리고 자리에서 일어나 책을 읽고 산책도 했다는 것이지요. 호박에는 비·위장을 보충하고 기를 끌어올려주는 효능이 있기 때문입니다. 호박의 노란색은 오장 중의 비장에 해당되는 색으로서 주로 비·위장에 작용하므로 소화·흡수가 잘되어 비·위장이 약한 사람이나 질병을 앓은 후 회복기에 있는 환자들에게 좋습니다.

출산 후 몸이 부은 경우에 호박을 달여 마시면 정말 좋을까?

호박은 소변을 잘 나오게 하는 효능이 있습니다. 그리고 태를 편안하게 해주므로 임신 중에 배가 아프고 하혈이 있거나 부종이 있는 경우에 좋고, 산모의 건강식으로서 산후에 전신이 허약한 경우에도 좋습니다. 산후는 물론이고 평소에도 부종이 생기면 호박을 달인 물을 마시는 사람이 적지 많습니다.

그런데 호박은 누구에게나, 어떤 부종이나 모두 부기를 빠지게 하는 것은 아닙니다. 임신 전에는 몸이 별로 붓지 않다가 출산 후에 부은 경우, 그리고 비·위장의 문제로 부은 경우에 늙은 호박을 달여 마시면 효과가 있지요. 비·위장의 문제로 생긴 부종은 가슴과 배가 답답하고 팔다리에 힘이 없으며 음식을 잘 먹지 못하면서 몸이 무거운 것이 특징입니다.

호박은 어떤 부종과 어떤 사람에게 맞지 않을까?

기가 잘 소통되지 못하고 맺히거나 습기가 쌓여 생긴 부종에는 호박이 전혀 도움이 되지 않고 오히려 더 붓게 합니다. 또한 원래 비만하고 근육질 체형으로서 평소에도 몸이 잘 붓던 경우에는 부기가 빠지기는커녕 마신 만큼 더 붓게 될 것입니다. 호박은 단맛인데, 부종에 단맛의 음식은 맞지 않기 때문이지요. 그런 사람이 호박을 많이 먹으면 몸에 습기를 일으키고 배가 불러질 수 있습니다. 그리고 호박 달인 물은 출산 후 어혈이 빠져나간 뒤에 마셔야 합니다.

호박이 다이어트에 도움이 된다는 얘기는 사실이 아닐까?

식이섬유가 풍부해 포만감이 좋고 변비를 막아줍니다. 그리고 지방 분해 효소를 억제하여 지방 흡수를 줄여주므로 비만에 도움이 될 수 있습니다. 그러나 늙은 호박은 단맛이 강하므로 비만한 사람에게 도움이 되지 않을 것 같습니다. 비만한 사람은 애호박을 먹는 것이 좋은데, 애호박은 늙은 호박에 비해 단맛이 덜하고 호박씨의 칼로리가 낮기 때문이지요.

호박의 종류에 따라 어떤 차이가 있을까?

애호박·늙은호박청동호박·단호박서양호박 등 여러 가지 종류가 있습니다. 종류에 따라 영양소는 크게 다르지 않은데, 호박이 익으면 속이 노랗게 변하면서 당질이 많아져 단맛이 강해지고 칼슘·철·비타민 E·베타카로틴의 함량이 엄청 많아집니다. 그러니 늙은 호박과 단호박 같은 노란 호박은 비타민 E와 베타카로틴 등이 다른 호박보다 많이 들어 있습니다. 애호박은 덜 자란 어린 호박이니 늙은 호박과 효능은 거의 같습니다. 애호박은 나물·볶음·전부침개 등의 반찬용이며 위궤양과 위염 예방에 좋고, 늙은 호박은 죽·떡·엿·약용으로 활용됩니다.

서양에서도 호박은 건강에 좋은 스타급 농산물로 많이 먹고 있습니다. 특히 영국 등의 북유럽과 미국에서 큰 축제일로 지켜지고 있는 핼러윈에 호박이 등장하지요. 핼러윈은 10월 31일에 귀신 분장을 하고 치르는 축제로, 잭 오 랜턴Jack-O'-Lantern이라 불리는 호박등이 불을 밝히지요. 호박등은 속을 파낸 큰 호박에 도깨비의 얼굴을 새기고 안에 초를 넣어 도깨비 눈처럼 번쩍거리게 만든 장식품입니다.

단호박, 즉 서양 호박은 동양 호박과 어떤 차이가 있을까?

단호박은 꼭지가 원통 모양이고 껍질이 어두운 녹색이지요. 왜호박이라 하여 한때는 멀리했다고 합니다. 단호박은 단맛이 강한데, 완숙되어야 맛이 납니다. 단호박에도 비타민 A·B·C·E 등을 비롯하여 탄수화물·식이섬유·무기질이 풍부하게 함유되어 있습니다. 특히 단호박 4분의 1 조각만 먹어도 비타민 A의 일일 권장 섭취량을 충족시킬 수 있다고 합니다. 칼슘도 많이 들어 있는데, 특히 껍질에는 같은 양의 우유보다 많은 칼슘을 함유하고 있고, 칼륨도 많아서 정상 혈압을 유지하는 데 도움이 됩니다.

빨치산들에게 유일한 치료약으로 활용되었던 호박

대하소설《태백산맥》에서 보급이 끊어진 빨치산들에게 유일한 치료약으로 쓰인 것이 바로 호박이었습니다. 전투에서 총상이나 파편상을 입은 환자들이 상당수였는데, 한여름 무더위에 염증이 생기거나 곪기 쉬웠지만 치료할 약이 아무것도 없었던 겁니다. 그래서 들녘에 지천으로 널려 있는 늙은 호박을 가져와서 호박 속을 나무절구에 찧어 붙여주고 말았는데, 신기하게도 효과를 나타내었다고 하지요. 빨치산의 의무과장은 명색이 양의사라 침도 한약도 인정하지 않았지만, 환자들을 그냥 죽일 수가 없어 최후의 수단으로 어쩔 수 없이 상처 치료에 호박을 사용했던 것이지요.

호박에 총상이나 파편상을 낫게 하는 효과가 있을까?

양의사인 의무과장은 신기하게 나았다고 여겼지만, 한의사들은 이를 당연하게 생각합니다. 한의학에서는 예로부터 화약에 상한 경우, 즉 총상을 입었거나 쇠붙이에 상처를 입었을 때 호박으로 치료해왔습니다. 소염·해독·진통·살충 효과가 있기 때문이지요.

또한 건성 늑막염·늑간신경통이나 다리의 궤양이 있는 곳에 고약처럼 붙이면 염증을 없애주고 통증을 가라앉히는 효과가 큽니다. 끓는 물에 데었을 때도 생호박을 찧어 붙이면 되고, 또한 아편의 독을 풀어주는 효과가 있으므로 아편 중독자에게 생호박즙을 자주 마시게 하면 됩니다. 폐농양에는 호박과 소고기를 푹 삶아서 먹으면 좋습니다.

호박에는 어떤 성분이 들어 있을까?

늙은 호박에는 베타카로틴 함량이 높은데, 비타민 A의 전구물질이지요. 면역력을 강화하여 감기 예방에 도움이 되고, 피부 및 점막을 건강하게 유지시켜줍니다. 또한 심장 질환 예방·야맹증·눈이 피로한 증상을 예방하는 데 효과적입니다.

호박은 적황색 채소의 대표로서 겨울철에 부족해지기 쉬운 비타민 공급원이었습니다. 비타민 A를 비롯하여 B·C 그리고 항산화제인 비타민 E도 많이 들어 있습니다.

미네랄로는 칼슘·칼륨·철·아연·망간 등이 들어 있고, 특히 셀레늄이 많이 들어 있습니다. 셀레늄은 발암 물질의 생성을 억제하고 해독을 촉진하며 활성산소를 제거하는 작용을 나타내고 면역 기능을 증가시킵니다. 정자의 생성을 촉진하며 정자의 운동성과 성욕을 증강시키므로 성기능 향상에도 좋고, 전립선염 예방에 도움이 됩니다.

또한 늙은 호박에는 시력을 보호하는 영양제로 널리 알려진 루테인이 많이 들어 있어 시력 유지에 도움이 되고 백내장의 발병을 억제해줄 수 있습니다. 시트룰린citrulline은 노폐물 배출과 이뇨 작용을 활발히 하여 지방의 축적을 막아줍니다.

호박의 항암 효과

항산화 작용이 강하므로 당연히 항암 효과도 큽니다. 정상 세포가 암세포로 변하는 것을 막는 동시에 암세포의 증식을 억제하는 것으로 밝혀졌는데, 미국 국립암연구소는 늙은 호박을 꾸준히 섭취하면 폐암에 걸릴 확률이 반으로 줄어든다고 발표했습니다. 폐암으로부터 인체를 지켜주는 3가지 적황색 채소가 호박·당근·고구마지요. 그러니 담배를 피우는 사람이라면 호박을 자주 먹는 것이 좋습니다. 식도암·위암·전립선암 등의 예방에도 호박이 큰 도움이 됩니다.

호박씨의 효능

회충과 촌충을 구제하는 효능이 있으며 백일해와 당뇨병에도 좋습니다. 산후 손발이 붓는 경우나 젖이 잘 나오지 않는 경우에도 쓰는데, 하루에 30~60g 정도씩 까서 간식으로 먹으면 됩니다. 중국에서는 호박씨를 전채 요리로 먹을 뿐만 아니라 중풍 예방 및 변비 치료 목적으로 많이 먹고 있습니다. 전립선 비대로 소변이 잘 나오지 않을 때 말린 호박씨를 볶아 먹으면 좋습니다.

말린 호박씨는 칼로리가 굉장히 높아 100g당 545kcal입니다. 호박씨의 주성분은 지방산과 단백질인데, 질이 좋은 불포화지방산과 필수 아미노산으로 구성되어 있습니다. 칼슘·인·철 등의 미네랄과 비타민 B군을 비롯한 각종 영양소가 풍부하지요. 그래서 영양이 부족하고 얼굴색이 누렇게 떠 있는 사람의 경우 땅콩·호두와 함께 먹으면 좋습니다. 또 레시틴이 들어 있는데, 뇌세포를 만들고 있는 주성분으로서 뇌세포에 활력과 노화를 방지해주므로 치매 예방과 두뇌 개발에 효과가 있지요.

쌈으로 먹는 호박잎에도 효능이 있을까?

호박잎을 삶아 된장을 넣고 쌈을 싸서 먹으면 어느 틈에 한 그릇을 비울 정도로 참 맛있지요. 한의서에는 호박잎의 효능을 이질痢疾 · 감적疳積: 어린 아이가 젖이나 음식 조절이 잘못되어 생기는 병으로 얼굴이 누렇게 뜨고 몸이 야위며 배가 불러지고 영양 장애 · 소화불량 등의 증상이 나타남 · 창상創傷: 칼을 비롯하여 날이 예리한 연장에 의해 다친 깊은 상처 등의 치료에 효과적이라고 나옵니다. 이질에는 호박잎을 삶아서 소금을 조금 넣고 먹으면 되고, 칼에 베었을 때는 호박잎을 햇볕에 말려 상처에 붙이면 낫습니다.

호박잎에 들어 있는 영양소는?

엽록소는 상처를 치료하고 세포를 재생시킬 뿐 아니라 콜레스테롤과 혈압을 낮춰 고혈압 · 동맥경화 등 성인병 예방에 효과가 있다고 알려져 있고 또 항산화 기능으로 노화를 억제해줍니다.

호박잎의 성분 중에 두드러지게 많은 것이 베타카로틴인데, 강력한 항산화제지요. 활성산소를 제거해 암세포 발생을 막아주며 피부와 점막을 튼튼히 하고 저항력도 높여주고 눈의 피로를 풀어줍니다.

그 밖에도 비타민 A가 풍부하게 들어 있어 시력에 도움을 주고 눈 보호 · 눈 건강에 좋습니다. 비타민 C가 들어 있어 윤기 있고 탄력 있는 피부에도 효과적이며, 항산화 작용이 있어 피부 미용과 노화 방지에 좋습니다. 엽산이 풍부하여 임산부에게도 도움이 됩니다. 또 칼륨이 풍부하게 들어 있어 나트륨 배출을 하여 노폐물 제거에 도움을 주기 때문에 심혈관 질환에 좋습니다. 식이섬유가 풍부하여 장운동을 활발하게 도와주므로 변비에도 좋습니다.

호박을 먹을 때 주의할 점은?

호박은 가뭄과 병에도 강하고 농약 살포도 필요 없는 무공해 식품이기도 하니 자주 먹는 것이 좋지만, 기가 소통되지 않고 맺혀서 습기가 쌓여 있는 사람에게 적합하지 않습니다. 살이 쪄서 몸이 찌뿌듯하며 쑤시고 아픈 사람은 주의해야지요.

호박을 많이 먹으면 몸에 습기를 일으키고 황달이 생기며 배가 불러진다고 했고, 양고기와 함께 먹으면 기가 통하지 않게 되므로 피해야 합니다.

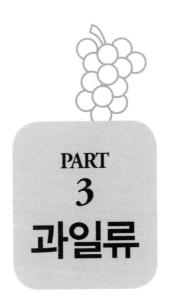

PART 3
과일류

베리류

치매와 노화를 억제하는 항산화 물질의 보고

10대 장수 식품 가운데 블루베리가 들어 있습니다. 블루베리는 일명 '보랏빛의 기적'이라 불리듯이 워낙 좋은 건강식으로 알려져 있는데, 블루베리만 좋은 것이 아니고 베리류 모두가 슈퍼푸드라고 할 수 있지요.

베리류에는 블루베리 bluebarry를 비롯하여 크랜베리 cranberry · 라즈베리 raspberry · 아사이베리 acaiberry · 아로니아 aronia chokeberry 등이 있습니다. 모두 외국에서 수입하는 것이지만 우리나라에서 나는 딸기 strawberry · 복분자 black raspberry · 오디 mulberry 등도 모두 베리류에 속합니다.

놀라운 베리류의 효능

베리류에는 안토시아닌과 폴리페놀 등의 항산화 물질이 상당히 많이 함유되어 있어 몸에 해로운 활성산소를 없애주므로 각종 성인병과 노화 억제에 매우 좋습니다. 특히 성인병과 노화의 원인이 되는 몸속의 미세 염증을 막아줍니다. 특히 근래 들어 뇌 기능을 향상시켜준다는 연구 결과가 속속 발표되고 있습니다. 베리류가 육체의 노화는 물론이고 정신의 노화까지 지연시켜준다는 것이지요. 근래 연구들을 종합 검토한 결과에 의하면 베리류를 먹는 것이 뇌 기능 향상과 관련 있을 뿐 아니라, 노화와 관련된 기억력 감소를 예방해준다는 강력한 증거들이 존재한다고 합니다.

미국 농업연구청USDA-ARS 산하 노화영양연구소Human Nutrition Research Center on Aging의 마샬 밀러 박사팀은 베리류가 누뇌 신호 전달 체계와 커뮤니케이션, 행동 등에 미치는 영향을 연구한 최근 논문을 분석했는데, 세포 실험·동물실험·사람을 대상으로 한 임상 시험 등을 통틀어 베리류가 인간 두뇌의 노화 현상에 다양한 방식으로 이득을 주는 것으로 나타났다고 밝혔습니다. 즉, 치매나 알츠하이머와 같은 노화와 관련된 질환들에 베리류가 도움이 된다는 것이지요.

베리류가 뇌 기능에 도움을 주는 이유는?

항산화 작용이 매우 강하여 혈관의 활성산소로부터 뇌세포가 손상되는 것을 막아줍니다. 또 뇌에서 서로 신호를 주고받는 뉴런의 길을 변화시켜주는데, 이러한 변화는 뇌세포를 손상시키는 염증을 막아 운동 조절 능력과 뇌기능을 향상시킵니다. 실제로 베리 추출물로 만든 보조제들이 염증을 감소시킨다는 논문들도 있고, 베리류가 경도의 인지 장애가 있는 중장년층의 뇌기능을 향상시킨다는 연구도 있습니다. 베리류는 신경세포를 보호하고 인지 기능을 자극시키므로, 신경세포의 움직임을 향상시키고 정보 전달을 개선시켜준다는 것이지요.

신경과학자 제임스 조지프 박사에 의하면 늙고 인지력이 손상된 동물들이 베리류를 먹은 뒤 기억력·균형감·운동 기능을 빠르게 회복하는 것으로 나타났고, 동물들이 더 젊어지고 똑똑해진 것이 관찰되었다고 합니다. 또 다른 실험에서도 노화하는 동물들에게 베리류를 공급함으로써 인지 기능의 쇠퇴를 예방했다고 하는데, 베리류를 먹는 것이 치매를 치료하지는 못하지만 치매를 예방하거나 적어도 시작을 늦출 수 있다는 것을 확신한다고 결론 내렸다고 합니다.

베리류를 어느 정도 먹어야 도움이 될까?

미국 시카고 러시 의대의 치매 연구팀에 의하면 적어도 한 달에 2번 딸기를 먹은 여성 노인들은 인지 기능 쇠퇴의 비율이 16%나 느려졌다고 합니다. 미국 농업연구청 인간영양연구센터HNRCA에서는 블루베리 추출액을 실험용 쥐에게 먹이고 운동 능력을 테스트해보았더니 블루베리 추출액을 먹은 쥐는 그렇지 않은 대조군에 비해 운동의 행동적 학습 및 기억면에서 훨씬 나은 결과를 보였고 탐색 행동의 정도도 더 높아졌다는 연구 결과를 발표했습니다. 쥐에게 먹인 블루베리 양을 사람에게 환산해보면 하루에 1컵을 먹어야 동일한 효과가 나타난다고 합니다.

베리류의 항암 효과

항산화 효과가 크니 당연히 항암 효과도 큽니다. 블루베리에는 스틸벤stilbene 계열 물질도 들어 있는데, 강력한 항산화 물질로 알려져 있어 암 예방 효과가 크다고 합니다. 러트거스 대학 레디 박사팀의 연구에 의하면 블루베리의 프테로스틸벤pterostilbene 성분이 암 성장을 유발하는 유리기로 불리는 고반응성 물질을 제거하는 효과가 있는 것으로 나타났다고 합니다. 또 블루베리에는 일래직산과 엽산이 들어 있는데 둘 다 암 발생을 억제하는 역할을 합니다. 그래서 블루베리는 대장암을 비롯하여 유방암과 자궁암 등을 예방하는 효과가 있고, 암세포를 직접 공격하며 정상 세포가 암세포로 돌연변이 되는 것을 막아주는 작용도 있다고 합니다.

항산화제가 암 발생 위험을 높일 수 있을까?

암 예방 효과가 있다고 알려진 블루베리나 브로콜리 등이 오히려 암 발생 위험을 높일 수 있다는 주장이 제기됐습니다. 미국 하버드대 교수 출신으로 DNA 이중나선구조를 공동 발견하여 1962년 노벨 생리의학상을 수상했던 제임스 왓슨 박사에 의하면, 항산화 물질이 암을 예방하는 효과도 있지만 암을 유발하는 효과가 더 클 수도 있다고 주장했습니다.

항암 치료는 활성산소를 이용하여 암세포를 죽이는 것인데, 항산화제는 활성산소를 제거하기 때문에 항암 치료를 방해한다는 것이지요. 그래서 항산화물이 특히 말기 암의 치료 가능성을 크게 떨어뜨린다는 겁니다. 나아가 "항산화물 섭취는 많을수록 좋다는 이론을 수정할 때가 왔다"고 말했답니다.

왓슨 박사의 주장은 항암 치료에 방해가 될 수 있다는 것이지, 암 예방에 방해가 된다는 것은 아니지요. 항산화 물질이 많은 음식을 늘 먹어서 몸속의 항산화력이 강하면 암을 비롯한 각종 병에 걸리지 않게 됩니다. 그리고 자연에서 나는 음식과 한약은 한 가지 기전으로 작용을 나타내는 것이 아니라 여러 가지 경로를 통해 효과를 나타내는데, 암에 대해서도 마찬가지지요. 장수촌의 사람들은 그런 음식을 늘 먹고살았기에 무병장수해왔습니다. 훈자 마을 사람들은 오디와 살구, 빌카밤바 사람들은 토마토, 조지아 사람들은 포도와 포도주를 늘 먹습니다. 아마 장수촌 사람들은 욕심내지 않고 적당량을 먹었을 겁니다. 아무리 슈퍼푸드라도 무조건 많이 먹는다고 좋은 것은 아닙니다.

블루베리
눈 건강, 심혈관 질환 예방에 좋은 다이어트 식품

블루베리에 보라색을 띠게 하는 천연 항산화 색소가 안토시아닌입니다. 안토시아닌은 과일 중 블루베리에 가장 많이 들어 있는데, 포도의 30배나 된다고 합니다. 안토시아닌은 시력을 보호하고 눈의 피로를 감소시켜 주는 등 눈 건강에 탁월한 도움을 줍니다. 이 사실은 2차 세계대전 중 영국의 전투기 조종사들이 블루베리 잼을 빵에 발라 먹고 출격하면 야간비행 시에 희미한 불빛 속에서 공격 목표가 명확하고 선명하게 보였다고 증언해서 조사에 의해 밝혀졌다고 합니다. 눈이 충혈되는 증상의 개선에도 좋다고 합니다.

안토시아닌은 망막에서 빛을 느끼고 뇌에 전달하는 시홍소도로푸신 색소의 재합성 작용을 촉진하기 때문에 시각 기능이 향상되어 야간 시력 향상·시야 확대·백내장이나 녹내장 방지 등의 효과를 나타낸다고 합니다.

블루베리는 심장 혈관계 질환의 예방에도 도움이 될까?

항산화 성분이 콜레스테롤 수치의 상승을 억제시키는 데 도움이 됩니다. 데이비스 캘리포니아 대학의 연구에 따르면 블루베리는 심장 질환, 발작의 원인이 되는 해로운 콜레스테롤의 형성을 감소시킨다고 합니다.

그리고 최근 미국 농무부 아네스 리만도 박사팀의 연구에 따르면 블루베리 성분 중 곰팡이를 차단하는 프테로스틸벤 성분이 혈중 콜레스테롤을 감소시키는 효과가 있다고 밝혔습니다. 특히 기존의 약품이 잘 듣지 않는 환자들에게는 콜레스테롤 수치를 낮추는 기능 식품으로 발전할 가능성이 크다고 합니다. 그러니 블루베리는 심혈관계 질병이나 중풍 예방에 도움이 되고, 비만에도 효과가 있습니다.

블루베리는 다이어트 식품

복부 지방을 감소시켜 다이어트에도 도움을 준다는 연구 결과가 나왔습니다. 미국 미시간 대학 연구진은 사료에 블루베리 가루를 섞어 쥐에게 먹인 결과, 그렇지 않은 쥐보다 복부 지방과 콜레스테롤 수치가 낮게 나왔다고 밝혔습니다.

블루베리는 열량이 100g당 56kcal 정도로서 냉동한 것은 100g당 50kcal, 말린 것은 100g당 350kcal 정도입니다. 그러니 말린 것은 적당히 먹어야겠지요. 다른 연구에 의하면 블루베리를 먹는 것은 공복 혈당 장애 개선과 인슐린 민감성 향상에 도움을 주는 것으로 나타났다고 합니다.

블루베리의 기타 효능

스웨덴에서는 어린이들의 설사병을 치료하는 데 건조 블루베리를 사용하는데, 안토시아노사이드 성분의 작용 때문이라고 합니다. 안토시아노사이드anthocyanoside는 대장균에 대한 멸균 작용이 있는 것으로 알려져 있습니다. 그리고 블루베리는 혈관을 이완시키고 혈액순환을 촉진하므로 남성의 발기를 잘되게 하는 성기능 개선 효과도 있습니다. 그 밖에도 블루베리는 식이섬유의 공급원이기도 하고, 비타민 A·B·C·E·P·카로티노이드·칼슘·칼륨·구리·망간·마그네슘·아연·철 등의 미네랄이 들어 있으므로 여러 가지 작용을 나타냅니다.

복분자

눈귀를 밝게, 머리카락을 검게 하는 항산화제·정력제

옛날에 어떤 사람이 먼 지방으로 일을 다녀오게 되었습니다. 일을 마치고 집으로 돌아오는 길인데 가난한 살림이라 넉넉지 못했던 노잣돈이 떨어지고 말았습니다. 그래서 음식을 먹지도 못하고 산을 넘어가야 했는데, 너무 허기지고 목이 마른 데다 다리에 힘도 빠져 간신히 무거운 발걸음을 옮기던 중이었습니다. 그때 문득 길가에 빨간 열매가 보이기에 정신없이 허겁지겁 따 먹었습니다. 그러자 힘이 생겨나 한걸음에 산을 넘어 집으로 돌아왔고, 집에 와서 그동안 참았던 소변을 보았습니다. 오줌 줄기가 평소와 다르게 힘차게 나오더니 결국 요강을 엎어버리고 말았습니다.

나그네가 산길에서 먹고 힘을 냈던 빨간 열매는 베리류에 속하는 복분자覆盆子입니다. 《동의보감》에는 오줌을 누면 요강을 엎는 고로 이름한 것이라고 나옵니다. 복분자가 특히 유명세를 탄 것은 그 이름 때문이기도 한데, 엎을 복覆, 동이 분盆이지요. 물론 복분자의 모양도 그릇을 엎어놓은 것처럼 보입니다. 보통 6월경에 완전히 익어서 달짝지근할 때 먹지만, 한약재로는 덜 익은 것을 따서 햇볕에 말려서 씁니다.

산딸기와 복분자의 차이

　식물 분류상으로 보면 장미과, 산딸기속에 속합니다. 산딸기속 식물은 세계 전역에서 자생하는데, 품종과 관련 없이 라즈베리란 이름으로 두루 불립니다. 우리 산야에도 산딸기 종류가 많은데, 산딸기·복분자 외에도 뱀딸기·장딸기·줄딸기·멍석딸기 등 20여 종이 자생합니다. 산딸기나무는 줄기가 붉은 갈색이며 거의 곧추서고 잎은 보통 셋으로 갈라져서 한 잎자루에 1개의 잎이 달립니다. 반면에 복분자는 줄기가 밀가루를 발라놓은 것처럼 하얗고, 덩굴이며, 잎은 한 잎자루에 3~5개가 달립니다.

　산딸기와 복분자 열매도 모양이 비슷하게 생겨서 구별하기가 힘든데, 색상이 차이가 납니다. 산딸기는 다 익었을 때 빨간색을 띠고 단맛이 강한 반면, 복분자는 익기 전에는 빨갛지만 다 익으면 검붉은색을 띠면서 약간 쌉쌀한 맛이 특징입니다. 그래서 산딸기는 라즈베리, 복분자는 블랙 라즈베리라고 합니다. Korean raspberry라고도 하는데 한국 특산이지요.

딸기와 산딸기의 차이

　딸기도 이름이 스트로베리로 역시 베리류에 속하는데, 산딸기와는 모양부터 다릅니다. 딸기는 유럽 혹은 남미 칠레가 원산지이며, 우리나라에는 1900년대 초엽에 전래되었다고 합니다. 그래서 양딸기라고 불리기도 했지요. 큰 차이를 보면 딸기는 여러해살이 풀이고, 산딸기는 나무입니다. 그리고 딸기는 서늘한 성질이지만 산딸기와 복분자는 약간 따뜻한 성질입니다.

남성의 정력에 좋은 산딸기

에로 영화의 제목으로 많이 등장했듯이 실제로 정력에 좋은 약재입니다. 《동의보감》에 복분자는 남자의 신정허갈을 치료하고 남자의 성기능 장애를 고쳐 힘세고 길게 해준다고 했습니다. 신장의 양기를 돕고 정精을 굳건하게 지켜주므로 양위陽痿, 즉 성기능 장애와 조루의 치료에 좋습니다.

원래 '자'로 끝나는 이름을 가진 식물의 열매나 씨는 다음 세대를 이어갈 생명력을 간직했기에 생식력을 강화시켜주는 효능을 가지므로 대부분 정력제로 쓰여왔습니다. 열매와 씨로 구성된 대표적인 성기능 강화 처방으로 오자연종환五子衍宗丸이 있는데, 복분자를 비롯하여 구기자枸杞子·토사자菟絲子·오미자五味子·차전자車前子 또는 사상자蛇床子로 구성되어 있습니다. 복분자의 맛은 달면서 신맛이 나지요. 신맛은 몸에서 무엇이든 빠져나가는 것을 막아주고 거두어주는 작용을 나타내어 정액이 빠져나가지 못하게 막아주는 효능이 있습니다. 그래서 유정, 꿈속에서 사정하는 몽정 그리고 유뇨 등을 치료하는 효과가 있습니다.

복분자는 여성이 먹어도 좋을까?

여성이 먹으면 자식을 낳게 한다고 했으니 불임증에 효과가 있습니다. 《동의보감》에 '여자무자女子無子'를 치료한다고 나옵니다. 복분자의 엄청난 번식력을 보면 짐작이 갈 겁니다. 또한 복분자는 여성의 성생활을 만족스럽게 해주며 불감증에도 좋고 피부를 윤택하게 합니다. 그러므로 여성에게도 좋은 약이며, 술을 담가두었다가 부부가 함께 마시면 그야말로 사랑의 묘약이라고 하겠습니다.

그 밖에도 복분자의 효능은?

예전에 고창군수가 광고에 등장해서 "제가 복분자를 계속해서 먹었더니 눈이 밝아지고 귀가 밝아지며 머리카락이 검게 되었습니다"라고 얘기하는 것을 본 적이 있는데, 한의서에 신장과 간을 보강하고 눈을 밝게 하며 얼굴색을 좋게 하고 기운을 도우며 몸을 가볍게 하고 머리카락을 희어지지 않게 하며 소변이 자주 나오는 것을 다스린다고 나옵니다.

복분자를 과연 슈퍼푸드라고 할 수 있을까?

슈퍼푸드라면 항산화·항암·노화 방지 등의 효능이 강해야겠지요? 복분자에는 폴리페놀이 많이 함유되어 있어 항산화 작용이 강합니다. 항균·항암·동맥경화 예방·혈전 예방·노화 억제 효과 등이 있다는 것이 알려져 있습니다. 또 구연산·주석산 등의 유기산과 비타민 A·C가 많이 들어 있어 피로 회복과 피부 미용에 좋고, 타닌 성분이 들어 있어 체내에 독성 물질이 흡수되는 것을 막아주고 노폐물을 배출시키는 항암 효과가 있습니다.

복분자의 효능은 블루베리에 비해 어느 정도일까?

실험 연구에 의하면 복분자의 항산화 활성은 블루베리의 항산화 활성보다 우수한 것으로 밝혀졌는데, 특히 C3G 성분이 많이 들어 있습니다. C3G는 오디를 비롯한 베리류에 들어 있는 안토시아닌으로 노화를 억제하는 항산화 색소이지요. C3G는 토코페롤비타민 E보다 노화 억제 효과가 5~7배나 강하다고 하는데, 활성산소를 제거하여 노화를 억제시켜주며 기억력을 향상시키고 눈의 피로를 회복시키며 시력 개선에도 효과가 있습니다.

C3G에 대한 연구에 의하면 쥐의 피부 종양세포의 성장을 지연시키고 인간 폐암 세포의 성장과 체내 이행을 줄인다는 보고가 있고, 혈중 콜레스테롤과 중성지질의 함량을 떨어뜨린다는 보고도 있습니다.

성기능 장애에 효과가 큰 복분자

동물실험에서 흰쥐에 알코올이나 시메티딘cimetidine이란 위장병 치료제를 투여했더니, 음경 중의 과산화지질이 증가되고 산화질소와 산화질소 생성에 관여하는 효소의 함량, 그리고 음경 혈관평활근 이완을 촉진하는 인자인 c-GMP 함량이 현저하게 감소되었습니다. 반면 c-GMP를 분해하는 효소인 포스포디에스테라아제phosphodiesterase의 활성이 증가되고 혈중 남성호르몬 함량이 감소되었으며 음경해면체 전기 자극으로 인한 음경 발기 기능이 저하되었습니다. 그런데 복분자 추출물을 투여한 경우에 모든 것이 회복되는 것으로 나타났습니다.

현재 시중에서 발기부전 개선제로 판매되고 있는 약물들과 비교하면 어느 정도일까요? 비아그라·시알리스 등의 주성분은 실데나필sildenafil인데, 그 작용은 딱 한 가지로 c-GMP를 분해하는 효소인 포스포디에스테라아제의 활성을 억제하는 것입니다. 그래야 음경 혈관평활근 이완을 촉진시켜 음경 발기가 되게 하는 c-GMP의 함량이 줄어지지 않아 발기 상태를 유지할 수 있겠지요. 그런데 복분자는 실데나필의 작용은 물론이고 여러 가지 작용에 의해 성기능을 개선시켜줍니다. 아울러 신장의 양기를 보강하고 노화를 방지하는 효능도 있습니다.

그 밖에 복분자의 효능은?

비아그라의 주성분인 실데나필은 원래 협심증 치료제로 개발되던 성분입니다. 그러나 임상 시험을 하던 중 심장으로 통하는 혈관을 확장시킬 뿐 아니라 성기의 혈관을 확장시켜 발기를 지속시키는 부작용을 경험하게 되었던 것이지요. 복분자도 오자환에 들어가는 약물로서 성기능을 개선하는 효능이 크면서, 혈관내피세포를 보호하고 혈관을 확장시키는 효과를 나타내는 것으로 여겨집니다.

산딸기는 누구나 먹어도 좋을까?

양기가 강한데도 불구하고 더욱 강해지기 위해 먹다가는 오히려 손해를 볼 수 있습니다. 또한 산딸기는 약간 따뜻한 성질이므로 신장의 음기가 허약해서 열이 있는 경우는 피해야 하고, 소변이 잘 나오지 않는 경우에도 피해야 합니다. 만약 열이 있는 사람이라면 상심자, 즉 오디를 먹으면 되겠지요.

복분자로 담근 술을 마시는 것도 효과가 좋을까?

복분자의 효능이 그대로 술에 들어 있으니 꾸준히 마시면 효과를 볼 수 있지요. 사실 제대로 담근 복분자주는 값비싼 와인보다 맛이나 효능 면에서 낫지 않을까 싶습니다. 그래서 복분자주는 국내 행사는 물론이고 남북 정상회담이나 APEC 정상회의를 비롯한 각종 국제 행사에 공식 만찬주로 사용되어 호평을 받았습니다. 만약 술을 마시지 않는 사람이라면 믹서에 우유와 같이 갈아서 셰이크를 만들어 먹으면 될 겁니다. 온 가족의 건강 음료가 되지요.

오디
음기를 보충하고 당뇨병에 좋은 항산화제·정력제

세계 3대 장수촌의 하나인 히말라야의 훈자 마을 사람들이 가장 좋아하는 간식이 바로 오디입니다. 훈자 마을에는 어디를 가나 뽕나무가 많다고 합니다. 오디는 6~7월에 익는데, 제철에는 당연히 생으로 먹지만 말려두었다가 1년 내내 먹습니다.

집집마다 길가나 옥상에서 살구와 오디를 우리나라 고추 말리듯이 말린다고 합니다. 잘 말린 오디의 달콤한 향기는 정말 좋습니다. 오디 농축액을 밀가루 반죽과 섞어 젤리나 과자를 만들거나 저온으로 말려서 가루를 내어 먹기도 합니다. 증류주를 만들어 마신다고 하는데 아주 독합니다. 원래 오디술은 빛깔이 곱고 유기산이 적어서 시지 않고 달콤하지요. 그런데 약으로 쓰거나 술을 담그려면 덜 익은 것을 써야 합니다.

오디의 효능

상심자桑椹子라고 하는데, 완전히 익으면 검은빛을 띤 자주색, 즉 자흑색이 되고 신맛과 단맛이 조화를 이루어 새콤달콤하게 맛이 매우 좋습니다. 과즙도 풍부하며 달콤하고 신선한 향기가 납니다.

그런데 상심자는 식품일 뿐만 아니라 고대로부터 한약재로 활용되어왔습니다. 오장을 이롭게 하며 혈을 보충하는 효능이 있고, 신장의 음기를 보충하는 보약으로서 음기가 허약한 사람에게 좋습니다. 음기와 혈이 부족하여 어지럽고 눈앞이 흐릿하며 머리카락이 일찍 희어지는 경우에 효과가 크지요. 오래 먹으면 눈과 귀를 밝게 하고 정신을 안정시킨다고 합니다.

질병의 치료에도 활용된 오디

오디는 당뇨병에 효과적인 약으로 쓰여왔습니다. 차가운 성질로서 열을 내리고 갈증을 없애주며 진액을 생겨나게 하기 때문이지요. 또한 변비에도 좋은데, 음기와 혈이 부족하여 장이 건조해서 생기는 변비에 효과적입니다. 당연히 노인 변비에도 좋습니다. 그리고 소변을 잘 나오게 하고 부종을 없애주므로 몸이 붓는 경우에 활용되어왔고, 풍기와 습기를 없애주므로 관절이 좋지 않은 경우에도 쓰였습니다. 특히 상심자는 성기능 강화와 노화 억제에 탁월한 효과가 있습니다.

오디의 약효가 대단한 이유는?

오디는 검은색이지요. 한의학에서 검은색은 신장의 색으로서 검은색의 약과 음식은 신장으로 들어가 작용을 나타내는데, 신장은 원기의 근본으로서 인체의 생장·발육·생식·노화의 모든 과정에 결정적인 작용을 합니다. 특히 성기능을 주관하는 곳이므로 복분자에 버금갈 정도로 성기능을 강하게 하는 효과가 크고, 훌륭한 항노화 약물이지요.

상심자의 효능이 탁월한 것은 열매인 탓도 있습니다. 열매는 다음 세대를 이어갈 생명력을 간직하였기에 생식력을 강화시켜주는 효능을 가지며 신장에 작용하기 때문이지요. 그러므로 오미자, 구기자를 비롯하여 닥나무 열매인 저실자, 부추이 씨인 구자, 검은깨인 호마자 등등 '자' 자로 끝나는 이름을 가진 약재는 거의 정력제가 되는 것입니다. 그러니 비아그라 같이 단지 일회성으로 성기능을 항진시키는 최음제가 아니라 정력제이자 불로초가 되는 것이지요.

오디의 영양 성분

오디에는 포도당·과당·시트르산citric acid·사과산·타닌·펙틴을 비롯하여 비타민 A·B_1·B_2·C·D, 그리고 칼슘·인·철 등의 미네랄이 들어 있습니다. 특히 검붉은색을 띠게 하는 안토시아닌이라는 색소가 포도나 블루베리보다 훨씬 많이 들어 있습니다. 안토시아닌은 강력한 항산화 작용이 있어 활성산소를 없애주고 항암·항노화 효과가 있지요. 안토시아닌은 C3G라고 하는데 토코페롤비타민 E보다 노화 억제 효과가 강한 것으로 알려져 있으며, 오디는 포도에 비해 23배나 들어 있다고 합니다.

그리고 레스베라트롤resveratrol 성분도 들어 있는데, 항암·항염증 효과가 있습니다. 또 루틴 성분이 메밀보다 훨씬 많이 들어 있는데, 루틴은 혈관의 저항력을 향상시켜 고혈압이나 동맥경화·뇌출혈·당뇨병 등 성인병을 예방하는 효과가 있지요. 실험 연구에 의하면 콜레스테롤과 혈당을 떨어뜨리고 운동 능력을 향상시키며 피로를 회복시키는 것으로 보고되었습니다.

오디를 먹을 때 주의할 점은?

약간 차가운 성질이므로 비·위장이 허약하고 냉한 사람이 먹으면 설사를 일으킬 수 있으므로 적게 먹어야 합니다. 몸이 냉한 사람은 따뜻한 성질을 가진 복분자를 먹는 것이 좋습니다.

한편, 상심자는《동의보감》에 나오는 삼정환三精丸을 구성하는 주된 약재입니다. 삼정환은 오래 먹으면 몸이 가벼워지고 오래 살게 하며 얼굴이 아이처럼 동안이 된다고 나와 있지요.

딸기

안토시아닌 · 비타민 C 많은 항산화제

옛날에는 봄이 한창인 5월이면 빨갛게 익은 딸기를 먹으러 딸기밭에 가는 사람이 많았습니다. 그런데 요즘은 한겨울에도 슈퍼마켓에 딸기가 많아서 딸기가 먹고 싶다는 임신부가 있어도 전혀 어려울 것이 없지요. 딸기도 베리류에 속하는데, 블루베리 · 오디 · 복분자와 같은 슈퍼푸드라고 하긴 어렵지만 영양 성분이 많이 함유되어 있고 효능도 상당합니다.

딸기도 베리류에 속하므로 항산화 효과가 있을까?

딸기에 붉은색을 띠게 하는 색소가 바로 블루베리 · 오디 · 산딸기에 들어 있는 안토시아닌입니다. 딸기의 안토시아닌 함량은 블루베리 · 오디 · 복분자 등은 물론이고 포도에 비해 낮지만 항산화 작용은 포도나 오렌지보다는 높습니다. 안토시아닌은 눈의 피로를 풀어주고 시력 개선에 효과를 나타내며, 항암 효과가 있어 암 예방에도 도움이 됩니다.

딸기의 항암 효과를 나타내는 성분으로 엘라그산Ellagic acid도 있는데, 암

세포의 사멸apotosis을 유도하여 암세포 억제에 도움이 됩니다. 그리고 딸기는 비타민 C도 풍부하게 들어 있어 항산화 작용이 뛰어납니다.

딸기에 많은 비타민 C의 효과

딸기의 비타민 C 함량은 귤의 1.5배, 레몬의 2배, 사과의 10배 가까이 됩니다. 그러니 하루에 딸기 6~7개를 섭취할 경우 하루에 필요한 비타민 C를 모두 섭취할 수 있다는 말이지요. 비타민 C는 인터페론 생성을 증가시키고 암세포나 바이러스에 감염된 세포를 죽이는 대식세포의 활성을 증강시켜 면역력을 강화시켜주므로 항암·항염증 효과가 있고 겨울철 감기 예방에도 도움이 됩니다.

또 비타민 C는 자외선에 대한 저항력을 길러주고 멜라닌 색소의 생성을 억제하므로 자외선에 의한 피부 콜라겐의 파괴와 염증을 억제하는 효과를 나타냅니다. 그러니 피부 트러블을 진정시켜주는 작용을 하며 기미와 주근깨를 예방하고 피부 미백과 피부 노화 방지에도 좋습니다. 딸기는 피부에 좋은 과일이기에 먹는 화장품이라고 합니다.

그 밖에도 딸기의 효능은?

포도당·과당·자당 등이 들어 있어 머리를 많이 쓰는 수험생이나 직장인의 영양이 급격히 떨어진 경우에 좋습니다. 시트르산·말산·구연산 등의 유기산과 비타민 A·B도 들어 있어 혈관을 튼튼하게 만들어 혈관 질환 예방에 좋고 피로 회복에도 좋습니다. 또 펙틴 성분이 함유되어 콜레스테롤을 떨어뜨리고 장운동을 활발하게 촉진시켜주므로 변비 예방에 좋습니다. 그리고 칼슘·인·칼륨 등의 미네랄도 함유되어 있어 고혈압·당뇨병·심혈관계 질환 등의 성인병 예방에도 좋습니다.

임신부가 딸기를 먹고 싶다는 경우가 많은데 도움이 될까?

임신부에게 딸기가 좋은 이유는 안토시아닌·비타민 C·미네랄 등을 함유할 뿐 아니라 엽산이 들어 있기 때문입니다. 엽산은 태아의 신경과 혈관 발달에 중요한 영양소로서 임신부에게 엽산이 부족하게 되면 태아의 뇌 이상이나 기형 등의 위험이 나타날 수 있고, 심할 경우 조산이나 사산이 될 수 있다고 합니다. 그러니 엽산이 풍부하게 들어 있는 딸기가 좋은 것이지요. 또한 딸기는 철분도 풍부하게 함유되어 성장기 어린이들의 뼈 건강에도 좋습니다.

식사하고 후식으로 먹으면 치아 건강에 좋은 딸기

딸기에는 충치 예방에 도움이 되는 자일리톨 성분이 많이 들어 있습니다. 자일리톨은 자작나무·떡갈나무·벗나무 등의 나무와 옥수수 등의 곡류·채소·과일 등의 식물에 주로 들어 있는데, 특히 딸기에는 100g당 326mg이나 들어 있습니다. 자일리톨은 구내염에 잘 걸리거나 잇몸이 곪고 피가 나는 경우, 구취가 심한 경우에 좋고, 잇몸을 튼튼하게 하고 입안을 상큼하게 해줍니다. 그러므로 식후에 딸기를 먹으면 치아 보호와 입속 건강에 도움이 되지요.

딸기를 먹을 때 주의할 점은?

열량이 100g당 27kcal로 낮기 때문에 많이 먹어도 살찔 염려가 없는 것으로 알고 있지요. 그러나 요즘 딸기는 당도가 높아 중성지방을 증가시킬 수 있으므로 복부 비만인 사람은 많이 먹지 않도록 주의가 필요합니다. 그리고 딸기는 서늘한 성질이므로 속이 냉하고 대변이 묽은 사람은 적게 먹어야지요.

한편, 딸기를 먹을 때 설탕에 찍어 먹으면 유기산·비타민 B_1·칼슘 등의 영양 성분에 손실을 주게 됩니다. 꿀에 찍어 먹는 것은 괜찮습니다. 그리고 딸기는 우유를 비롯하여 유산균 음료·요구르트 등과 함께 먹는 것이 좋다고 하는데, 단백질이 보강되고 칼슘 흡수가 많아져서 골다공증 예방에 좋습니다.

감귤류
면역 기능은 강하게, 혈관을 튼튼하게 하는 항산화제

세계 10대 슈퍼푸드에 오렌지가 빠질 수 없겠지요? 오렌지에는 비타민 C와 구연산이 풍부하고 섬유질과 비타민 A도 많이 함유되어 있으며 플라본 화합물도 들어 있습니다. 그래서 오렌지는 항산화 작용이 뛰어나고 면역 기능을 강화시켜주며 콜레스테롤과 혈압을 내리는 데 도움이 됩니다. 또 혈관을 튼튼하고 피를 맑게 해주며 감기 예방·피로 회복·피부 미용에도 좋습니다. 오렌지는 감귤류에 속하는 열매 가운데 하나입니다.

감귤류에 속하는 열매

감귤류citrus fruits는 감귤나무아과 중에서 감귤속, 금감속, 탱자나무속에 속하는 각 종, 그리고 이들 3속에서 파생된 품종의 총칭입니다. 오렌지를 비롯해서 세빌리오렌지신맛이 강한 오렌지·자몽·레몬·라임·단라임·금귤·만다린·귤·유자·포멜로왕귤나무의 열매, 자몽과 비슷하지만 단맛이 더 강한 과일·베르가모트·시트론·탄제린껍질이 잘 벗겨지는 작은 오렌지 등이 있습니다. 그러니 감귤류에 속하는 열매는 어느 것이나 유사한 효과를 내는 것으로 여겨집니다.

우리나라에서 나는 귤이나 유자 등을 먹어도 효과는 거의 같을까?

감귤류의 원생지는 인도·미얀마·말레이반도·인도차이나·중국·한국·일본까지의 넓은 지역에 이른다고 합니다. 귤이 우리나라에서는 생산되지 않고 중국이나 남방에서 수입되었다고 알고 있는 사람도 있는데, 사실은 삼국시대 때부터 제주도를 비롯한 남해안 지방에서 재배되어왔습니다.

우리나라에서 오래전부터 재배되었다고 전해지는데, 확실한 기록은 찾아볼 수 없으나 일본 야사인《히고국사[肥後國史]》에 삼한으로부터 귤tachibana을 들여왔다고 기록되어 있습니다. 요즘 제주도에서 재배되는 귤은 1911년 일본에서 도입된 추위에 잘 견디는 귤나무를 비롯해서 개량종이 주종을 이루고 있는데, 우리나라는 세계의 감귤류 재배지 중에서 가장 북부에 있으므로 재배 품종이 제한되어 있고 재배 면적도 좁은 편이지요.

귤
과육은 항산화제, 껍질은 기를 소통시키는 한약재

요즘은 귤을 누구나 많이 먹을 수 있지만 불과 30여 년 전까지만 해도 값이 비싸 서민들은 쉽게 먹을 수 없었지요. 특히 조선시대에는 그 당시의 교통편으로 제주의 귤이 한양에까지 오는 데 얼마만큼 오랜 시간과 노력이 들었는지 생각해보면 얼마나 귀했던 음식인지 짐작할 수 있습니다. 그때는 귤이 궁중에서나 볼 수 있는 워낙 진귀한 과일이었기에 왕실을 비롯한 특권층에서만 먹을 수 있었습니다.

조선시대 귤의 활용법

제주도에서 매년 동지 무렵에 3,000~7,000개 정도의 귤·유자柚子·황감黃柑 등을 진상하면 왕은 종묘에 나가 천신례薦新禮를 행한 다음 여러 신하들에게 하사했습니다. 뿐만 아니라 이를 축하하기 위해 성균관과 사학四學의 유생들에게 나누어주고 동시에 과거 시험을 보게 했는데, 이를 황감제黃柑製 또는 감제柑製, 황감과黃柑科라고 합니다.

그리고 왕이 대신들과 밤에 강론이나 국정을 논의하다가 귤을 하사하거나 늙은 부모를 모시고 있는 대신들에게 특별히 하사하기도 했는데, 하사 받은 대신들은 감격하여 눈물을 흘리거나 집안의 영광으로 여겼다고 합니다. 이처럼 귤은 종묘 제사·빈객 접대·하사품 등으로 주로 사용되었기에 국가의 정책적 통제하에 있었고 극히 일부가 상인을 통해 민간에 유통되었습니다. 궁중의 동물과 화초를 가꾸는 어원御苑인 상림원上林園에서 귤의 재배·관리·진상에 대한 업무를 담당했습니다.

귤에 들어 있는 성분은?

오렌지와 마찬가지로 구연산과 비타민 C가 많이 함유되어 있어서 감기나 동맥경화에 좋다는 사실은 잘 알려져 있지요. 감귤류에는 독특한 향기와 쓴맛 성분이 들어 있는데, 그 성분이 항산화 작용을 나타냅니다. 쓴맛 성분인 리모닌limonin, 향기 성분인 리모노이드limonoids 등이지요. 또 귤에 노란색을 내는 피토케미컬phytochemical 성분인 베타크립토크산틴betacryptoxanthin이 폐암을 비롯한 여러 암에 대해 항암 효과를 나타내는데, 베타카로틴보다 강력하다고 합니다.

귤을 자주 먹으면 그 효과는?

제주도에 사는 사람은 귤을 많이 먹는데, "79세까지 살면서 지금도 건강한 것은 밥 말고 귤을 많이 먹은 덕택이다. 하루에 25개 정도씩 먹었는데, 그게 건강을 지켜준 것이라고 생각한다", "75세까지 살면서 감기약 한

번 안 먹어보고 병원에 가서 주사 한 대 안 맞아봤는데, 그게 다 귤 덕분이다"라고 얘기했습니다.

특히 제주도는 섬이라는 지역 특성 때문에 소금 섭취량이 다른 지역보다 높은 편이고, 위암의 원인이 되는 헬리코박터 파일로리균의 감염률도 높은 편입니다. 그래서 발암 요인들이 많은 편인데도 불구하고 제주도의 위암 발생률은 다른 암과 함께 전국 평균에 비해 훨씬 낮습니다. 그것이 바로 귤을 많이 먹기 때문이라는 것이지요.

귤의 효능은?

과육은 시고 단맛에 서늘한 성질로서 가슴이 답답하고 갈증이 나는 것을 풀어주고 진액을 생기게 하며 술을 깨게 하는 효능이 있습니다. 기를 소통시키는 효능도 있어 가슴에 기가 맺힌 것을 풀어주는데, 귤피에 비해서는 약한 편이지요.

귤이 슈퍼푸드에 속하지만 많이 먹을 경우에는 가래처럼 끈적끈적한 담이 생기게 하고 기를 쌓이게 합니다. 그러므로 귤을 먹는 것은 감기의 예방에는 도움이 될 수 있으나, 이미 찬바람으로 인해 감기에 걸려 기침·가래가 있는 사람은 먹지 않는 것이 좋습니다. 그리고 귤 1개의 열량이 50kcal나 되므로 비만한 사람은 적당히 먹어야겠지요. 또 과당이 들어 있으므로 많이 먹으면 중성지방이 오르게 되니 주의해야 합니다. 귤의 과육과 껍질은 맛·성질·약효에서 차이가 있습니다.

귤껍질에는 어떤 성질과 약효가 있을까?

귤의 과육도 효능이 좋지만, 귤껍질에 약효가 많아 한약재로 중요하게 사용되었습니다. 궁중의 내의원에서도 반드시 필요로 했던 약재였지요. 귤껍질은 귤피라는 이름이 있지만, 오래 묵은 것일수록 좋은 것이기에 묵을 진陳 자를 써서 진피陳皮라는 이름이 주로 쓰입니다.

과육은 시고 단맛에 서늘한 성질이지만 귤피는 맵고 쓴맛에 따뜻한 성질을 가졌는데, 귤피는 기를 순행시켜주는 작용이 과육보다 강하며 비장을 건실하게 하고 습기와 담을 없애주는 효과도 뛰어납니다. 그래서 가슴을 쾌통시켜주고 몸에 습기와 담이 쌓여 몸이 무겁고 여기저기 아픈 경우에 좋습니다.

또한 구역질·구토·딸꾹질을 막아줄 뿐만 아니라 소화를 잘되게 하고 속이 더부룩하거나 밥맛이 없는 경우에 좋습니다. 특히 물고기나 바닷게를 먹고 체한 데는 귤피가 제일이고, 독을 풀고 비린내를 없애는 데도 으뜸입니다. 그래서 생선회를 먹은 뒤에 후식으로 귤이 나오는 것이지요. 생선 가시가 목에 걸렸을 때 귤피를 씹으면 씻은 듯이 내려갑니다. 또 찬바람을 맞은 뒤에 춥고 기침이 나며 가래가 생기는 등 감기 기운이 있을 때 귤피를 달여 마시면 땀이 나면서 풀어집니다.

귤껍질에도 항암 효과가 있을까?

귤에 들어 있는 항암 성분이 노란색을 내는 피토케미컬 성분인 베타크립토크산틴인데, 귤껍질에 더 많이 들어 있습니다. 귤의 과육이나 껍질에 들어 있는 이 성분은 식물이 해충이나 곰팡이 등의 외부 침입을 막기 위해 만드는 것이지요. 암세포에 많이 존재하는 특정 효소를 만나면 독성 물질로 변해 정상 세포보다 암세포에 대해 20배가량 강한 독성을 낼 수 있다고 합니다. 또 지방 흡수를 억제시키고 콜레스테롤 합성을 억제하며 교감신경을 간접적으로 흥분시켜 다이어트에도 효과가 있습니다.

귤껍질에도 귤의 과육과 같은 성분이 들어 있을까?

귤피에는 과육보다 비타민 C가 4배나 많이 들어 있습니다. 또 과육과 껍질 안쪽의 흰 부분에 비타민 P가 많이 들어 있는데, 비타민 P는 혈관이 노화되는 것을 방지하고 동맥경화와 뇌출혈을 예방하는 데 도움이 됩니다. 칼륨도 풍부하여 혈압을 내리는 데 좋습니다.

그리고 향기를 내는 정유 성분인 테레빈유도 많이 들어 있는데, 자율신경 조절을 통한 스트레스 해소와 신경 흥분 조절 효과가 있는 것으로 밝혀졌습니다. 스트레스로 인해 몸에 통증이 나타날 경우에도 진통 효과가 있는데, 이런 효과는 기를 잘 소통시켜주는 효능이 있기 때문이지요.

과육은 먹고, 껍질은 말려서 상비약으로

귤껍질을 잘 씻어 농약을 없애고 말려서 보관해두면 다음 해에는 훌륭한 가정상비약이 될 것입니다. 덜 익은 귤의 껍질을 청피青皮라고 하는데, 기를 흩어버리는 성질이 더욱 강하여 옆구리가 결리고 아픈 경우와 뱃속의 덩어리를 풀어주는 데 좋습니다. 또한 귤의 씨도 약으로 쓰는데, 쓴맛에 차갑지도 따뜻하지도 않은 중간 성질로서 요통·유선염·방광염에 쓰이고, 특히 고환이 붓고 아픈 데 특효약입니다.

귤피는 누구든지 달여 마셔도 좋을까?

귤피만 달인 한약 처방도 있습니다. 귤피일물탕橘皮一物湯이라고 하는데, 너무 안일하게 쉬기만 하고 활동하지 않아 몸이 찌뿌듯하면서 결리고 아픈 증상이 나타나는 것을 다스려 몸을 가볍게 해주는 명약입니다. 가만히 놀고먹으며 운동하지 않고 땀도 흘리지 않아 몸이 무거운 사람들에게 좋습니다.

그러나 막히고 체하지 않은 경우에는 귤피를 먹지 말아야 합니다. 귤피만을 오래 먹을 경우 진기眞氣를 상하게 하기 때문이지요. 또한 음기가 허약하여 마른기침을 하거나 기가 허약하거나 야윈 사람에게는 적합하지 않습니다. 귤피가 따뜻한 성질이기에 열이 있는 경우에는 맞지 않습니다.

조선 왕실에서 마셨던 귤피차

귤피의 효과가 좋으니 예로부터 약차로 마셔왔습니다.《조선왕조실록》이나《승정원일기》에는 왕들이 수시로 마셨던 약차들이 기록되어 있는데, 그 종류가 자그마치 145종이나 됩니다. 왕실에서 가장 많이 마셨던 9가지 약차 중에 귤피가 들어간 것이 3가지나 됩니다.

왕실의 약차 중에 가장 많이 마신 1위는 바로 삼귤차蔘橘茶입니다. 삼귤차는 삼과 귤, 즉 인삼과 귤피를 환자의 상태에 따라 적절한 용량으로 함께 물에 넣어 끓이면 됩니다. 삼귤차는 그 효과가 뛰어나서 궁중에서 쓰였을 뿐 아니라 조선시대 한의서에도 자주 등장합니다.

삼귤차는 어떤 효능이 있기에 왕실에서 많이 마셨을까?

삼귤차는 기를 소통시키고 담, 즉 가래를 없애주면서 진기를 상하지 않게 하는 효능이 있으므로 담으로 인해 생기는 병을 치료하는 데 도움이 됩니다. 한의학에서 담이 일으키는 병은 무수히 많습니다. 그래서 삼귤차가 활용되는 병증이 너무나도 많기에 가장 많이 마셨던 것으로 여겨집니다.

가슴이 답답하고 개운치 못한 경우, 가슴 밑이 막힌 듯 체기가 있는 경우, 어지러운 경우, 위장이 편치 않은 경우, 얼굴이 마르고 늙어 보이는 경우, 손이 차고 시린 경우 등등이지요. 영조대왕은 비·위장에 문제가 있어 가슴의 담 증세나 어지럼증을 등을 자주 앓았기에 탕약 대신 삼귤차를 수시로 복용했다고 합니다.

삼귤차에서 인삼과 귤피의 분량은?

기본적으로 인삼과 귤피는 같은 양을 쓰지만, 인삼과 귤피의 용량을 결정하는 데 특히 신중을 기했던 기록들이 많이 보입니다. 두 약재의 비율은 환자의 상태를 진단해서 정기正氣가 허약한 정도와 사기邪氣가 왕성한 정도가 기준이 되었습니다. 영조대왕 때 인삼 2돈, 귤피 1돈을 처방했다가 다시 허약하다고 판단해서 인삼을 3돈으로 올린 예, 기운은 전과 같으나 가슴에 뭔가 걸린 것 같은 느낌이 있어 인삼을 줄이고 귤피를 더해서 처방한 예가 보입니다.

일반적으로 약차는 탕약에 비해 약력藥力이 강하지 않은 것이 사실이지요. 그래서 약차는 탕약에 비해 부작용이 적다고 할 수 있습니다. 그러나 인삼은 최고의 보약인지라 한 가지만을 쓸 경우에 꼭 들어맞지 않으면 문제가 생길 수 있지요. 그러니 배합을 잘해서 쓰는 것이 좋습니다. 인삼 한 가지만 쓰면 기를 끌어올려주어 가슴이 답답해질 수 있는데, 귤피를 함께 써서 막히고 체하지 않게 해주는 겁니다. 또한 귤피 한 가지만 오래 쓰면 진기를 상하게 할 수 있는데 인삼과 함께 쓰면 문제가 없는 것이지요.

삼귤차의 배합은 허약한 증세가 심한 경우에는 인삼을, 담증痰證이 심한 경우에는 귤피를 늘리면 됩니다. 인삼과 귤피의 용량을 논의하는 과정에서 "귤피를 늘리고 인삼을 줄이면 힘이 없고, 위장에 담이 체했거나 기의 흐름이 순조롭지 못할 경우에는 귤피를 써야 한다"는 기록도 있습니다.

결국 인삼 한 가지만을 달인 삼차도 약차 중에서 두 번째로 많이 마셨지만, 인삼에 다른 약재를 배합한 차를 더 많이 마실 수밖에 없었던 겁니다.

삼귤차를 마실 때 주의할 점은?

삼귤차도 인삼과 귤피 모두 따뜻한 성질이므로 열이 많은 경우에는 피해야 합니다. 물론 귤피가 들어 있어 기를 통하게 하면서 땀을 나게 하므로 인삼차와는 달리 열이 조금 있는 경우에는 쓸 수 있지만, 체질적으로 열이 있는 편인 사람은 삼귤차도 맞지 않습니다.

사실 어느 약차든 함부로 마셔서는 안 됩니다. 보약이나 약차를 스스로 만들어 마시는 경우가 많은데, 한약재는 체질에 맞게 먹지 않으면 오히려 병을 일으킬 수도 있기 때문에 반드시 한의사로부터 자신의 체질과 몸 상태에 맞는 것을 추천받아서 먹는 것이 좋겠습니다.

귤피와 생강을 넣고 달인 귤강차는 어떤 경우에 마시면 좋을까?

귤피가 들어간 차 중에 조선 왕실에서 6번째로 많이 마셨던 귤강차橘薑茶가 있습니다. 귤강차 혹은 강귤차薑橘茶라고도 하는데, 귤피와 생강을 넣고 달인 차입니다. 귤강차는 주로 가슴에 담이 있거나 감기로 인한 기침을 치료하는 데 사용되었습니다. 그래서 기침·가래 등의 가벼운 감기 증상이 있을 때와 평소에 건강관리나 기운 보충을 위해 처방되었지요. 생강은 몸에 양기를 넣어주며 찬 기운을 몰아내고 가래를 삭이며 기침을 멎게 하는 효능이 있으므로 감기의 치료와 예방에 좋습니다. 또 생강은 비·위장을 따뜻하게 하여 소화를 돕고 식욕을 돋우어줍니다. 그러므로 귤강차는 가슴을 시원하게 소통시키고 한기를 풀어주며 비·위장 기능을 돕고 체기가 있는 것을 내려주는 효능도 있습니다.

귤강차는 왕실 외에 사대부가에서도 평소 건강을 위해 장복하는 경우가 많다고 했습니다. 별다른 병이 없는 경우에도 왕에게 달여 올린 경우가 종종 있었으며, 내의원에서 권하지 않아도 왕이 스스로 찾아서 마시기도 했다고 나옵니다. 그리고 날씨가 추울 때 생강 대신 건강乾薑을 넣어서 달이기도 했습니다. 건강은 생강을 말린 것으로 생강에 비해 땀을 내게 하는 효능은 약하지만 열성이 더 강하므로 양기를 보강하는 효능이 더욱 강하기 때문이지요.

귤강차를 마실 때 주의할 점은?

귤피 안쪽의 흰 껍질을 제거하지 않고 써야 찬 기운에 상한 병을 잘 치료할 수 있습니다. 기록에 의하면 영조대왕은 찬바람으로 인해 감기 기운이 있으면서 가래가 있는 경우에 찬 기운을 풀어주려면 흰 부분을 없애지 않고 써야 한다고 했습니다. 그런데 귤피와 생강 모두 따뜻한 성질이므로 몸에 열이 많아 더위를 타는 경우, 음기가 부족해서 열기가 오르는 경우에는 마땅치 않습니다. 출혈성 질환이나 열성병을 앓고 있거나 피부병이 심할 때, 눈에 충혈이 자주 생길 때, 종기가 날 때는 피해야 합니다.

그 밖에도 귤피를 넣고 달인 약차는?

향귤차香橘茶가 있습니다. 원래 이름이 정기천향탕正氣天香湯인데,《동의보감》을 비롯한 한의서에 기재되어 있는 처방이지요. 그러니 향귤차는 탕약으로 달여 먹었던 처방을 차로 이름 붙여서 마셨던 매우 특이한 약차입니다. 향귤차에 들어가는 한약재는 귤껍질을 말려서 오래 묵힌 진피를 비롯하여 향부자·오약·자소엽·건강·감초 등입니다. 약차로서는 구성 약재가 매우 많은 편이었기 때문에 차의 용법이 아니라고도 합니다. 사실상 탕약이지요.

향귤차의 효능은?

향귤차는 기를 통하게 하는 처방으로써 기의 흐름을 순조롭게 하고 기를 아래로 내려주는 효능이 있습니다. 그래서 구토와 체기를 치료하는 데 쓰여왔고, 기가 소통되지 못하고 맺혀서 생긴 복통이나 변비에 활용되었습니다.

기가 허약해도 문제이지만 소통되지 못하면 더욱 문제입니다. 기는 생명의 원동력으로서 기가 통하지 않게 되면 우리 몸의 운영에 문제가 생기므로 기의 소통은 혈의 순환보다 중시되지요. 기의 소통이 원활하지 못하면 몸속의 물이나 피의 운행에도 장애가 생겨 몸이 붓거나 어혈이 생기게 될 뿐만 아니라 곳곳에 통증을 유발하게 됩니다. 기의 소통 장애로 머리·배·허리·옆구리 등에 생기는 통증은 모두 기통입니다. 기체복통·기요통·기협통이지요. 이런 경우에 향귤차가 명약입니다.

향귤차는 어떤 사람이 마시면 좋을까?

《동의보감》에 보면 구기작통九氣作痛·부인기통婦人氣痛을 다스린다고 나오는데, 구기란 7가지 감정의 지나친 변화와 기후의 변화를 의미합니다. 그러니 신경을 많이 써서 마음이 우울하고 가슴이 답답하면서 입맛이 없거나, 배가 아프고 뱃속에 덩어리가 돌아다니는 것 같거나, 머리가 아프고 어지러우면서 속이 메슥거리고 토하려는 증상을 치료하는 효과를 나타냅니다.

그리고 부인이 스트레스를 많이 받아 기가 소통되지 않고 맺혀서 통증이 생기고 붓는 경우에 좋은 약이 됩니다. 부인들이 과도하게 신경을 쓰고 난 뒤에 음식을 먹고 체하여 발작하는 경우도 많은데, 역시 향귤차가 해결해줍니다. 특히 독신 여성의 히스테리 발작이나 스트레스로 인한 가슴 앓이, 그리고 신경을 써서 갑작스럽게 윗배가 딴딴해지며 명치 아래가 아파서 위경련과 비슷한 통증이 생겼을 때 기막힌 처방이지요. 아마 왕비를 비롯한 왕실의 여인들이 자주 마셨을 것 같습니다. 궁중은 여인들의 암투가 대단했기 때문이지요.

귤이나 귤껍질로 목욕하는 방법은?

귤을 껍질째 듬성듬성 썰어서 목욕하기 2시간 전에 욕탕물에 띄워놓고 귤이 더운 물에 불어 퍼져서 너울너울 춤출 때 욕탕에 들어가는데, 피부가 촉촉해지고 몸속에서부터 더워진다고 합니다. 귤탕은 감기·신경통·류머티즘 등에 효과가 있습니다.

조선시대에도 귤로 목욕을 했던 사람이 있었는데, 왕·왕비·세자·공주만이 할 수 있었고 정승도 감히 흉내를 낼 수 없었다고 하지요. 당시에는 귤이 워낙 귀해서 먹기조차 어려운 음식이었으므로 목욕하는 데 쓴다는 것은 상상도 할 수 없었는데, 제주목사는 가능했다고 합니다. 잘 말린 귤피를 썰어서 헝겊 주머니에 넣어 욕탕 속에 넣어두었다가 목욕해도 좋습니다.

유자

주독을 풀어주고 감기에 좋은 약차

감귤과에 속하는 과일 중에 우리나라에서도 많이 생산되는 것으로 유자가 있지요. 유자는 노란색의 한쪽으로 치우친 공 모양인데 껍질이 울퉁불퉁하고 못생겼지만 노란 빛깔과 향기는 좋습니다. 신맛이 너무 강해서 그냥 먹을 수는 없고, 주로 꿀이나 설탕에 재워 유자청을 만들어 후식으로 먹지요.

요즘은 흔해서 언제든지 차로 마실 수 있지만, 예전에는 상당히 귀한 과일이었습니다. 가을 추수가 끝난 뒤 문중에서 시제를 올릴 때 유자를 모든 과일의 맨 윗자리에 놓았을 정도로 귀한 대접을 받았습니다. 그리고 한때는 '대학나무'라고 불리기도 했는데, 3~4그루만 있으면 자녀들을 대학에 보낼 만큼 고소득을 올렸기 때문이지요.

우리나라에서는 언제부터 유자를 재배하기 시작했을까?

다른 감귤류에 비해 추위에 강한 편이기 때문에 우리나라에서 많이 재배되고 있습니다. 유자의 원산지는 중국 양쯔 강 상류인데, 서기 840년 신라 문성왕 때 장보고가 당나라에서 유자를 가지고 돌아왔다고 합니다. 장보고가 풍랑을 만나 남해안에 상륙하면서 도포 자락 속에 있던 유자가 깨져 씨앗이 전파되었다는 얘기가 전해옵니다. 세종대왕 때도 전라도와 경상도 해안 지방에 유자를 심게 했다는 기록이 《세종실록》에 나오는데, 주요 산지는 전라남도 고흥·완도·장흥·진도와 경상남도 거제·남해·통영 등입니다.

중국과 일본에서도 생산되지만 우리나라산이 가장 향이 진하다고 합니다. 또 껍질이 50%나 될 정도로 매우 두텁기에 추위에 잘 견디는데, 다른 감귤류는 껍질이 20~30% 정도입니다.

유자는 어떤 약효가 있을까?

기를 잘 소통시켜주고 위장 기능을 활발하게 하며 소화를 잘되게 하는 효능이 있으므로 약차로 많이 마시고 있지요. 약리학에서는 방향성 건위 작용이라고 하는데 소화불량·구역질·밥맛이 없을 때 효과적입니다. 또한 갈증을 풀어주고 기침과 가래를 삭여주므로 만성 기침·감기·천식에 쓰이며 관절염과 신경통에도 좋습니다.

주독을 풀어주는 효과도 있으므로 술 마신 뒤에 마셔도 좋고, 술을 마시는 사람의 입 냄새도 없애줍니다. 물고기와 바닷게의 독을 해독하는 효과도 있지요. 오래 먹으면 답답한 기운이 가시고 정신이 맑아지며 몸이 가벼워지고 늙지 않는다고 합니다. 또 전립선암 예방과 억제에 효과가 있는 것으로 동물실험에서 입증되었고, 몸속의 노폐물을 밖으로 배출시키는 작용도 있습니다.

유자에는 어떤 성분이 들어 있을까?

새콤한 맛이 강하게 나는 것은 구연산을 비롯한 유기산이 상당히 많이 들어 있기 때문인데, 소화액의 분비를 촉진하고 피로 회복·노화 방지에 좋습니다. 특유한 향기는 0.1~0.3% 늘어 있는 성유 성분 때문인데, 테르펜terpene·케톤ketone·페놀·쿠마린coumarin·리모넨limonene·베타피넨β-pinene·리나로올linalool·시트로넬롤citronellol 등 70여 종이나 들어 있습니다. 리모넨을 비롯한 정유 성분은 목의 염증과 기침을 가라앉히므로 기침과 기관지천식을 완화시켜줍니다.

유자에 들어 있는 비타민 C 함량은?

100g당 150mg이나 됩니다. 오렌지나 레몬의 3배나 되지요. 그래서 감기·피부 미용·신경통 등에 효과가 상당히 좋습니다.

비타민 A·B도 들어 있고, 비타민 P와 같은 효과를 지닌 헤스페리딘 hesperidin 성분이 들어 있어 모세혈관을 보호해주므로 중풍과 뇌혈관 장애의 예방과 치료에 도움이 되고, 혈압을 안정시켜 고혈압 예방에 효과적입니다. 헤스페리딘은 감귤류에 많은 플라보노이드계의 일종으로서 항균 작용도 있습니다. 그 밖에 당질·단백질 등이 다른 감귤류 과일보다 많이 들어 있고, 칼슘과 칼륨 등의 미네랄도 들어 있습니다.

유자를 먹을 때 주의할 점은?

차가운 성질이므로 몸에 열이 있는 사람에게 좋습니다. 반면 기운이 약하고 몸이 냉한 사람, 맥이 약하거나 맥이 느리고 가는 사람, 소화기가 약해서 설사를 자주 하는 사람은 적게 먹어야 합니다. 혈당을 내려주는 효과가 있으므로 저혈당이 있는 사람은 피하는 것이 좋고, 출혈성 질병을 가진 경우에도 주의해야 합니다.

유자도 귤처럼 목욕에 이용하면 효과가 있을까?

예로부터 동짓날에 유자탕을 끓여 목욕하는 풍습이 있었습니다. 유자를 그물망에 서너 개 넣어 욕조에 띄우고 탕욕을 해도 좋은데, 향이 감돌아 피로가 저절로 풀리고 으슬으슬 춥고 기침이 나면서 목과 머리가 아픈 감기를 비롯하여 냉증·신경통·관절염·불면증 등에 효과가 있습니다. 피부 미용에도 좋은데, 피부가 건조해 가려우면 유자 껍질로 부위를 문질러도 됩니다. 유자 속에 든 펙틴이 항염증 작용을 하므로 화상과 피부염에도 좋습니다.

레몬

갈증·구토를 멎게 하고 임신부에 좋은 음식

감귤류 중에서 신맛이 가장 강한 것이 바로 레몬이지요. 레몬즙에 3배 가량의 냉수를 탄 다음 꿀을 넣어 만든 레모네이드를 즐겨 마시는 사람도 많을 겁니다. 또 생선회에 레몬을 뿌려서 먹기도 하는데, 고대 로마시대부터 시작된 풍습이라고 합니다. 로마인들은 레몬이 모든 독을 제거한다고 믿었기 때문이지요.

히말라야가 원산지로서 비교적 시원하고 기후의 변화가 없는 곳에서 잘 자라지만, 감귤류 중에서 추위에 약한 편이기 때문에 우리나라에서는 제주도에서 약 70t 정도가 생산될 뿐이고, 그것도 대부분 하우스에서 재배되고 있습니다. 이탈리아·스페인·미국의 캘리포니아 및 오스트레일리아 등에서 많이 재배하는데, 지중해 연안에서 재배되는 레몬의 품질이 가장 좋다고 합니다. 세계의 레몬 생산량은 약 420만t이고, 우리나라에서 수입하는 양은 5,000t 정도랍니다.

감기나 피로에 좋고 피부 미용에도 효과가 큰 레몬

한의학적으로 보면 약간 차가운 성질로서 열을 내리는 해열, 진액을 생기게 하는 생진生津, 갈증을 멎게 하는 지갈止渴, 더위를 물리치게 하는 거서祛暑의 효능이 있습니다. 그러니 더위로 가슴이 답답하면서 갈증이 나는 것을 물리쳐줍니다.

또 레몬은 입맛을 돌게 하고 소화를 잘되게 하는 개위소식開胃消食, 임신부의 태를 편안하게 하는 안태 등의 효능이 있습니다. 위장의 열로 인해 구역이나 구토가 있거나 임신 중에 구토하는 경우, 그리고 임신 중에 태아가 빈번하게 요동하여 임신부의 배가 아프고 아래로 뻗쳐 내려오는 느낌이 있어 유산의 위험이 있는 태동불안에도 효과가 있습니다.

감귤류 중에서 유자 다음으로 비타민 C가 많이 들어 있으므로 감기 예방에 좋고, 구연산 함량이 7~8% 정도로 아주 풍부하기에 우리 몸에 쌓여 있는 노폐물들을 없애주며 피로를 회복시키는 데 효과적입니다.

그 밖에도 레몬의 효과는?

고혈압이나 동맥경화 등의 심혈관 질환 예방에 도움이 됩니다. 구연산과 비타민 C·P가 들어 있어 모세혈관을 튼튼하게 해주기 때문이지요. 또 칼슘이 꽤 많이 들어 있고 구연산이 칼슘을 뼛속에 침착시켜주므로 골다공증 예방에 도움이 됩니다.

그리고 식이섬유가 들어 있어 장운동을 촉진하므로 변비에도 좋습니다. 위산이 적게 나오거나 만성 위축성 위염이 있는 경우에 소화효소 분비를 촉진하고 위장의 연동 운동을 활발하게 해주므로 소화를 도와주며, 입맛이 없거나 식욕이 떨어졌을 때에도 식욕을 촉진해줍니다.

한편 레몬은 신맛이 강해서 산성 식품이라고 생각하기 쉬운데, 실은 알칼리성 식품입니다. 그래서 혈액이 산성화되는 것을 막아주므로 피부가 거칠어지면서 각종 피부 트러블이 생길 때 좋습니다. 피부 미백 효과도 있고, 해독·살균 효과도 큽니다.

레몬에 들어 있는 성분은?

구연산과 비타민 C가 풍부합니다. 귤과 비교해보면 일반적으로 비슷하지만 지방·섬유질이 많고 비타민 C와 칼슘이 훨씬 많이 들어 있습니다. 그리고 비타민 E와 비타민 P도 함유되어 있지요. 레몬은 바이오플라빈bioflavin류의 가장 풍부한 공급원으로 알려져 있는데, 바이오플라빈은 루틴·헤스페리딘·에리오시트린eriocitrin의 3가지로서 비타민 P의 효과를 나타냅니다.

특히 에리오시트린은 플라보노이드의 일종으로 다른 감귤류에는 거의 들어 있지 않고 레몬과 라임에만 풍부하게 들어 있는 항산화 물질입니다. 그러니 레몬은 비타민 C·E와 함께 항산화 활성이 뛰어나므로 노화 억제 효과가 크다고 하겠습니다.

레몬을 먹을 때 주의할 점은?

차가운 성질이므로 속이 냉한 사람은 적게 먹어야 합니다. 신맛이 아주

강하기에 치아가 손상될 수 있으므로 주의해야 하고 위십이지장궤양·위산과다가 있어 속이 쓰리고 신물이 올라오는 경우에 피해야 합니다. 만성 장염이 있는 경우에도 피해야 하고 아토피·알레르기·신결석·통풍 환자는 주의해야 합니다. 과도하게 많이 먹을 경우에 당의 흡수가 빨라져 혈당치가 상승하게 되므로 당뇨병 환자도 주의해야 합니다.

레몬과 함께 먹으면 좋지 않은 음식

우유와 함께 먹으면 우유의 단백질이 응고되어 소화·흡수에 영향을 주므로 피해야 하고, 새우·바닷게·해삼·해파리 등의 해산물과 함께 먹으면 단백질을 응고시키고 칼슘과 결합하여 소화에 해로운 물질이 생성되므로 피하는 것이 좋습니다. 또 당근·오이 등과 함께 먹는 것도 좋지 않은데, 비타민 C를 파괴하는 물질이 들어 있기 때문입니다.

자몽

당뇨병·암 환자에 좋은 다이어트 식품

감귤류 중에서 즙이 풍부하면서 쓴맛이 나는 게 있지요. 물론 신맛·단맛이 있으면서 쓴맛이 조금 섞여 있는데, 겉으로 보기에는 오렌지처럼 생겼지만 껍질을 까면 주황색이 아닌 붉은색의 과육이 나옵니다. 바로 자몽이지요. 포도와 비슷한 향이 있고 열매가 포도송이처럼 달린다고 하여 그레이프프루트grape fruit라고 합니다.

감귤류 중에서 자몽이 특별히 몸에 좋은 점은?

서인도제도의 바베이도스가 원산지로, 미국 플로리다 주에서 전 세계 생산량의 60%가 생산되며 그 밖에 캘리포니아·애리조나·텍사스 지방에서도 생산됩니다. 20여 년 전에 미국에서 수입한 자몽에서 발암 물질인 알라alar가 검출되어 매스컴에 보도되고 한미 간의 통상 마찰이 생겨났던 적이 있었지만, 농약 때문이었지요.

자몽은 감귤류이니 당연히 비타민 C가 많이 들어 있어 감기 예방·피로 회복·숙취 해소 등에 좋은데, 특히 다이어트에 좋다고 알려져 있습니다.

자몽이 다이어트에 좋은 이유는?

열량이 100g당 30kcal로서 귤이나 오렌지보다 약간 낮고, 당질도 귤이나 오렌지보다 약간 낮습니다. 그리고 혈당지수, 즉 GI 지수가 낮아서 오렌지와 같습니다. GI 지수는 음식이 소화되는 과정에서 포도당으로 전환되어 혈당 농도를 높이는 시간을 표시한 수치로서 낮은 음식일수록 혈당을 서서히 올려주므로 살찌는 것을 방지할 수 있지요. 빵·라면·국수 같은 밀가루 음식은 GI 지수가 높으니 살찌게 합니다.

자몽의 쓴맛을 내는 나린진naringin이란 성분은 플라보노이드의 일종으로 생체 내 산화 작용을 억제하고 몸속의 불필요한 지방을 연소시켜주는 효과가 있습니다.

자몽의 쓴맛을 내는 나린진 성분의 효과는?

나린진은 몸 안에 들어가면 나린제닌naringenin으로 바뀌는데, 캐나다 웨스턴 온타리오 대학의 머레이 허프 교수팀의 연구에서 나린제닌이 다이어트에 효과가 좋다는 결과가 나왔습니다. 실험용 쥐에게 기름진 서양식 먹이를 주었는데, 나린제닌을 먹지 않은 쥐들은 곧 콜레스테롤 수치가 높아지고 인슐린 내성이 생기면서 비만이 됐습니다.

반면 나린제닌을 함께 먹은 쥐에게선 이런 현상이 나타나지 않았습니다. 나린제닌은 남은 에너지를 몸에 쌓이지 않고 간에서 태우도록 해서 그런 효과를 냅니다. 연구진에 의하면, 나린제닌의 효과는 비만 방지뿐 아니라 제2형 당뇨병 치료에도 도움을 준다고 합니다.

그 밖에도 자몽에는 어떤 효능이 있을까?

다른 감귤류의 성분과 효능이 비슷합니다. 비타민 C를 비롯하여 베타카로틴 · 리코펜 등이 들어 있어 항산화 작용이 있고, 구연산 성분이 풍부하게 함유되어 있어 피로 회복에 좋습니다. 비타민 C가 많으니 피부 미용에 좋습니다. 피부 건조와 각질 생성을 막아주어 매끈한 피부를 유지할 수 있도록 도와주고, 콜라겐 생성을 촉진시켜주기에 피부의 재생에 도움이 되며 피부 노화 방지 효과도 있지요.

칼슘이 들어 있어 골다공증 예방에 도움이 되고, 칼륨이 들어 있어 혈압 조절에 좋습니다. 엽산이 들어 있어 산모와 태아에 도움이 됩니다. 또 펙틴 성분이 들어 있어 혈관에 있는 침착물을 제거하고 혈중 콜레스테롤을 낮추어주므로 동맥경화 예방에 좋습니다.

자몽에도 다른 감귤류처럼 항암 효과가 있을까?

나린진 · 베타카로틴 · 리코펜 등이 들어 있어 암세포의 증식을 억제시키고 암세포의 생성을 막아주는 항암 효과가 있습니다. 미국 텍사스 대학 연구팀에 의하면, 자몽에서 추출된 푸로쿠마린furocoumarin이라는 성분이 발암 물질을 활성화시키는 효소의 작용을 억제하는 것으로 나타났습니다.

그리고 자몽을 먹으면 항암제의 효과를 높여준다는 연구도 있는데, 시카고 대학 병원에 의하면 푸로쿠마린이 항암제인 라파마이신rapamycin의 분해를 감소시켜 혈중 농도가 3~5배 올라가게 되므로 라파마이신을 적게 쓰고도 큰 효과를 나타낼 수 있다고 합니다. 그런데 자몽은 효능이 좋은 만큼 부작용도 큽니다.

자몽을 먹으면 어떤 부작용이 있을까?

자몽과 여러 종류의 약을 함께 먹을 경우에 약 성분이 몸에 축적되어 약효는 올라가지만 지나치면 해가 될 수 있다는 것이 이미 오래전에 밝혀졌습니다. 자몽이 특정한 약품을 분해·제거하는 효소의 작용을 방해하기 때문인데, 효소에 의해 분해되어야 할 약의 성분들이 몸 안에 그대로 남아 있게 만들어 정량을 투여하더라도 잔류된 성분에 의해 부작용이 일어날 가능성이 있다는 것이지요. 그래서 20여 년 전부터 미국의 약국에서는 여러 가지 약병에 "자몽 주스와 함께 복용하지 말라"는 스티커를 부착했다고 합니다.

고혈압 약과 비아그라류의 약을 비롯하여 감기약·알레르기약 등에 쓰이는 항히스타민제·항우울제·항불안진정제·항진균제·면역억제제·모르핀계열 진통제 등을 복용할 때는 자몽을 함께 먹지 말아야 합니다.

금귤
기를 통하게 하고 맺힌 것을 풀어주며 담을 삭이는 음식

감귤류 중에 대추만 하게 작아서 껍질째 먹는 것이 있지요. 금귤金橘 혹은 금감金柑이라고 하는데, 흔히 낑깡이라고 알고 있을 겁니다. 낑깡은 일본말이지요. 금귤은 원산지가 중국이고 모양은 탱자 같지만 향기가 있고 새콤하면서 단맛이고 약간 매운맛도 있습니다. 열매가 길쭉한 것을 긴알귤, 둥근 것을 둥근알귤 혹은 동굴귤이라고도 하지요.

금귤은 어떤 효능이 있을까?

작지만 효능은 많습니다. 기를 잘 통하게 하고 맺힌 것을 풀어주며 기침을 멎게 하고 담을 삭여주며 음식을 소화시키고 체한 것을 풀어주며 진액을 생기게 하고 술을 깨게 하는 효능이 있습니다. 간장의 기가 맺힌 병증을 비롯하여 식욕부진 · 복통 · 급성 간염 · 담낭염 · 담결석 · 기침 · 가래 · 만성 기관지염 등의 치료에 활용됩니다. 입맛이 없거나 체한 경우, 가슴 밑이 꽉 막혀 답답하거나 구토하는 경우, 술에 취한 경우 등에 좋은 약이 됩니다.

비타민 C·A·E, 그리고 베타카로틴·칼륨·칼슘·엽산 등이 많이 들어 있는데 열량이 100g당 68kcal로 감귤류 중에 높은 편입니다. 껍질에는 갈락탄galactan, 펜토산pentosan, 플라보노이드 등의 성분과 함께 비타민 C와 유기산이 많이 들어 있습니다.

탱자와 크기나 모양이 비슷한데, 효능도 비슷할까?

금귤은 따뜻한 성질이지만 탱자는 차가운 성질입니다. 탱자는 덜 익은 것을 한약재로 쓰는데, 큰 것을 지각枳殼, 작은 것을 지실枳實이라고 합니다. 탱자는 기가 맺힌 것을 풀어주는 힘이 강력하고 담을 삭여주며 가슴 밑이 막히고 배가 불러 있는 것을 풀어주고 대변이 막힌 것을 통해주는 효능이 있습니다. 약성이 매우 강하여 약차로 적합하지 못하지요.

필리핀을 비롯한 동남아에 흔한 감귤류

금귤과 비슷한 모양과 크기에 색깔만 푸른색인 칼라만시calamansi를 필리핀을 비롯한 동남아시아에서 흔하게 먹고 있습니다. 만다린과 금감의 이종 교배로 태어난 것이라고 하는데, 인도네시아·말레이시아·싱가포르·필리핀에서는 라임의 일종으로 취급됩니다.

칼라만시는 필리핀의 레몬이라 불리는데, 신맛이 매우 강해서 진한 레모네이드와 비슷합니다. 비타민 C 함량이 엄청 많아서 레몬보다 월등하다고 하는데, 유자보다도 대단한 비타민 C의 보고입니다. 칼슘·철분도 많이 들어 있습니다.

그러니 민간에서 약으로 많이 쓰여왔는데, 갈증과 피로 해소에 좋을 뿐만 아니라 소화가 안 되거나 속이 더부룩할 때 마시고, 노화 방지를 비롯하여 여드름 등의 피부 트러블이나 피부 미용, 감기·기관지·목 등의 호흡기 장애에도 효과적입니다. 벌레 물린 곳에 즙을 뿌려도 효과가 있답니다.

필리핀에서는 칼라만시를 매우 즐겨 먹을까?

칼라만시는 각종 요리의 신맛을 낼 때 사용될 뿐만 아니라 거의 모든 필리핀 음식에는 양념으로 두루 이용되고 있습니다. 보통 간장에 즙을 섞어 소스로 먹거나, 생선의 비린내나 고기의 누린내를 없애주면서 향과 식욕을 돋아줍니다. 석쇠에 굽거나 바비큐한 해산물, 닐라우kinilaw라는 생선 샐러드 등의 요리에 들어가 환상적인 맛을 낸다고 하는데, 볶음국수 같은 길거리 음식에 기본적으로 곁들이는 재료랍니다. 맛이 진한 다른 재료들 때문에 새콤한 맛이 필요하기 때문이라고 합니다.

칼라만시 주스로 음료수를 만들기도 하는데, 술에 넣어 마시면 숙취 해소에도 아주 좋습니다. 그렇게 좋은 칼라만시를 필리핀에서는 1년 내내 수확한다니 부럽지요.

그 밖에도 감귤류 중에 슈퍼푸드가 될 만한 것은?

세계 4대 장수촌인 오키나와의 오기미 마을에 시콰사가 있습니다. 시콰사는 조생귤보다 작고 신맛이 강한데, 특히 여름철에 초록색일 때는 신맛이 너무 강해서 즙을 짜서 생선에 뿌리거나 주스로 만들어 마십니다. 칼라만시와 비슷하지요. 1~2월에 노랗게 익으면 그냥 먹어도 된다고 합니다. 비타민 B₁·C·구연산이 풍부하고 노빌레틴nobiletin 성분이 있어 고혈압·당뇨병·암 예방에 좋습니다. 오키나와에서는 시콰사를 허브향이 나는 열대 꽃나무인 히비스커스와 섞어 차를 만들어 매일 마시는데, 수명을 늘리는 '마법의 차'로 불린다고 합니다.

오키나와에서는 시콰사를 이용한 음식도 즐겨 먹을까?

점심상에는 시콰사와 아카바나바늘꽃를 넣어 만든 붉은 밥, 시콰사를 넣고 기름기 없이 담백하게 조린 삼겹살 한 점에 돼지고기와 갖은 나물을 넣어 끓인 국, 그리고 무·쑥·파파야 등의 채소와 과일 무침을 먹는답니다. 전통 재료를 활용한 식단이지요. 후식도 시콰사 젤리라고 합니다. 그 밥상을 오키나와 말로 '누치구수이', 즉 생명의 약이라고 한다니 거의 매일 시콰사를 먹는다고 보면 되겠지요.

호두

노인에게 두루 좋은 항산화제 · 항암제

10대 장수 식품 중에 견과류가 포함되어 있고, 매일 먹으면 좋은 음식 6가지에 호두가 들어 있습니다. 견과류가 몸에 좋다는 것은 중국의 수입 물량이 엄청나게 늘어난 것만 봐도 잘 알 수 있지요. 캘리포니아호두협회에 따르면 2012년 9월부터 4개월 동안 중국의 미국산 호두 수입 물량은 51,000t으로 전년도 같은 기간보다 54.1%나 늘어났는데, 이는 호두협회 전체 수출 물량의 50%를 넘는다고 합니다. 그 바람에 2012년 11월 파운드당 2.7달러선이던 호두 수출 가격이 2013년 11월에는 3.8달러로 뛰어올랐습니다.

건강 · 장수에 효능이 큰 견과류

견과류는 식물의 핵심이 모여 있는 것으로 다음 세대를 창조하는 생명력의 집결체지요. 불포화지방산 · 단백질 · 비타민 E 등이 풍부하여 콜레스테롤과 혈당을 떨어뜨리고 심장 질환과 뇌졸중을 예방하는 효과가 있으며 노화를 억제합니다. 게다가 겉껍데기가 단단하기에 농약의 침범이 없고 가공이 필요치 않기에 식품 공해도 없으므로 이상적인 건강식입니다. 견과류는 칼로리도 높은데, 100g당 땅콩은 569kcal, 아몬드 597kcal, 호두 652kcal, 그리고 잣은 665kcal나 됩니다.

한의학에서 호두의 효능은?

호두는 음식이면서 한약재이기도 합니다. 따뜻한 성질이며 신·폐·대장의 경락에 들어가 작용을 나타내므로 중요한 한약재로 많이 쓰여왔습니다.

첫째, 신장을 보강하며 허리를 튼튼하게 하는 효능이 있습니다. 허리가 신장 계통에 속하기 때문인데, 과로로 인해 신장의 정기가 허약해서 생기는 신허요통의 치료에 효과적입니다. 그리고 신장의 양기를 도와주며 정을 굳건하게 하므로 남성의 발기부전증과 유정증의 치료에 쓰여왔고 소변빈삭에도 좋은 약입니다. 훌륭한 정력제이기도 하지요.

폐와 대장에도 좋은 효과를 나타내는 호두

둘째, 호흡기를 보강해주는 효과가 뛰어납니다. 폐를 따뜻하게 하고 천식을 가라앉히는 효능이 있는데 폐와 신이 허약해서 생기는 기침·천식에 아주 좋습니다. 만성 쇠약성 천식에 효과가 큰데 호두에 은행·밤·대추·생강을 더하여 달인 오과차는 감기·기관지염·천식의 예방과 치료에 좋습니다.

셋째, 대장에 윤기를 주어 대변을 잘 나오게 하는 효능이 큽니다. 그래서 대장이 건조해서 생긴 변비, 특히 질병을 앓고 난 뒤 진액이 부족해서 생긴 변비의 치료에 활용되어왔습니다.

노인들에게 특히 좋은 호두

노인들은 경맥의 기가 허약해서 순행이 느린데, 호두는 경맥을 잘 통하게 해주고 노인에 흔한 고질병인 기침·천식에 좋은 약이 되지요. 그리고 신장의 정기를 보충해주므로 신장 계통에 속하는 허리·뼈·소변·귀·머리카락 등에 효과를 나타냅니다. 노인이 되어 허리에 힘이 없고 아프면서 다리의 힘이 떨어진 경우에도 쓰이는데, 뼈를 튼튼하게 해주므로 골다공증의 예방에 효과적이지요. 소변을 자주 찔끔거리는 데 효과가 있으며, 귀를 밝게 하고 머리카락을 검게 해줍니다.

노화를 방지하는 효과도 클까?

노화를 촉진하는 물질로 알려진 활성산소를 억제하는 강력한 항산화 작용이 있습니다. 그러므로 암·중풍·동맥경화·신장 질환 등의 각종 성인병을 예방하고 노화를 지연시킬 수 있지요. 또한 뇌를 보하는 효능이 있어 머리를 좋게 하고 뇌의 노화를 방지하므로 치매와 같은 뇌 질환의 치료와 예방에도 좋은 건뇌식입니다. 호두의 속살이 뇌의 모습과 흡사하게 닮았기 때문이라고 하는데, 실은 뇌에 신장의 정기가 공급되어야 하는데 호두가 신장의 정기를 보강하는 효능이 강하기 때문이지요.

그리고 폐·대장과 연계되는 곳이 피부인데 호두는 피부에 윤기를 주므로 피부 미용에 효과적입니다. 청나라 말기의 최고 권력자였던 서태후는 호두죽을 먹음으로써 아름다운 피부를 유지했다고 합니다. 게다가 불면증과 신경쇠약에도 도움이 됩니다.

호두에도 항암 효과가 있을까?

미국 마셜 대학교 의과대학 연구진은 하루에 호두를 50g씩만 먹어도 유방암에 걸릴 확률이 절반 이하로 떨어진다고 밝혔습니다. 쥐가 어미 배 속에 있을 때부터 호두 성분을 주입하여 다 자랄 때까지 지속적으로 호두를 먹게 했는데, 실험 결과 쥐의 유방암 발병 확률이 절반 이하로 떨어지더라는 겁니다. 쥐가 하루에 먹은 호두의 양은 사람으로 치면 56g가량 됩니다.

연구진의 일레인 하드만 교수에 의하면 호두 속에 들어 있는 오메가3 지방산이 유방암 예방에 영향을 미치는 것으로 분석되었다고 합니다. 오메가3 지방산은 연어와 고등어 같은 생선에 많이 함유돼 있는 것으로 알려져 있지만, 호두에는 연어보다 훨씬 많은 오메가3 지방산이 들어 있습니다.

호두를 먹을 때 주의할 점은?

따뜻한 성질이므로 몸에 열이 많은 사람은 주의해야 하고, 대변을 잘 나오게 하므로 대변이 묽고 설사하는 사람도 주의해야 합니다.

잣

혈관 질환 예방과 두뇌 발달에 좋은 불로장생 약

예로부터 불로장생하게 하는 음식, 신선이 먹는 음식으로 알려졌으며, 가난한 선비들은 이것 몇 알로 한 끼니를 때웠다고 합니다. 바로 잣이지요. 우리나라의 잣은 수입산 아몬드에 비해 결코 효능이 뒤처지지 않는 좋은 식품입니다.

기운을 나게 하는 잣

흉년이 들 때 배고픔을 달래기 위해서 허기를 이기는 귀중한 구황식품이자 곡식을 먹지 않고도 배고프지 않은 단곡불기斷穀不饑 약입니다. 잣 몇 알로 끼니를 때울 수 있었던 것은 잣이 오장을 윤택하게 하고 배고픔을 면하게 하기 때문이지요.

그리고 잣은 영양이 풍부합니다. 열량이 100g당 665kcal나 되어 견과류 중에서 가장 높은데, 잣과 호두는 오메가3 지방산이 땅콩과 아몬드보다 훨씬 많이 들어 있습니다. 불포화지방산과 단백질·비타민 B·E, 그리고 철·아연·망간·니켈 등의 미네랄이 들어 있습니다. 그래서 예로부터 병후에는 잣죽으로 원기를 돋우었으며 허약하고 기가 약한 사람이 많이 먹었습니다. 아울러 각종 요리에도 많이 쓰여왔지요.

우리나라의 잣이 특히 좋은 이유는?

잣을 송자松子·송자인松子仁이라고 하는데 그 밖에도 이름이 많습니다. 기름 성분인 유지가 풍부하여 유송油松, 서리를 맞고 난 후에야 제 몫을 다한다고 하여 상강송霜降松이라고 하는데, 해송자海松子라는 별명도 있습니다.

해송자는 바닷가에서 자란 잣이라는 의미가 아니고 서해 바다를 건너 중국으로 간 잣이어서 붙은 이름이지요. 우리나라에서 나오는 잣이 품질이 뛰어났기 때문인데, 신라 때부터 중국에 수출되었기에 신라송자新羅松子라고도 합니다. 우리나라 사신들이 중국에 갈 때 인삼과 함께 잣을 많이 가져가서 팔았기 때문에 얻은 별명이지요. 당시 중국에서는 잣을 매우 귀하게 여겨 옥각향玉角香·용아자龍牙子라고 불렀는데, 특히 신라인들이 가져간 잣이 제일이어서 특별히 우리 잣나무를 신라송新羅松이라고 구분했습니다. 우리 잣은 고려시대에도 인삼과 함께 서역에까지 수출되는 최고의 특산품이었습니다.

우리나라 잣과 중국 잣과의 차이

우리의 잣은 세계적으로 명성이 높아 송나라 때의 약물학 책인《개보

본초開寶本草》에는 "해송자는 신라에서 난다. 삼각형의 작은 밤과 같고 속에 있는 씨는 고소하다. 동방의 사람들은 이것을 과일로 생각하며 먹는데 중토송자中土松子와는 같지 않다. 신라 잣은 신선도를 닦는 사람들이 먹으며, 신라에서 자주 들여온다. 중국 잣은 알이 잘고 효력이 약하다"라고 기록해놓았습니다. 명나라 때의 약물학 책인《본초강목》에도 우리나라 잣의 효능에 대해 극찬했습니다. 물론 일본에서도 옛날부터 우리 잣을 귀하게 여겼지요.

잣에 불을 붙여 누구의 불이 밝고 오래가는지를 보았던 풍속도 있었지요. 월탄 박종화 선생의 소설《다정불심》에 보면 고려의 공민왕과 왕비인 노국공주가 잣불을 켜고 도란도란 속삭이는 장면이 나옵니다.

잣의 뛰어난 효능

따뜻한 성질로서 정을 보충하고 뇌를 건전하게 하며, 피부에 윤기를 주어 얼굴을 젊게 하는 효능이 있습니다. 그러니 동안에 아름다운 피부를 원하는 사람에게 좋고, 탈모에도 도움이 됩니다. 또한 폐에 윤기를 주고 부드럽게 하므로 폐가 건조해서 생기는 마른기침에 좋은데, 호두와 함께 가루로 만들어 꿀에 개어서 따뜻한 물에 타서 마시면 됩니다.

잣은 풍기를 물리쳐주므로 손발이 저리고 뼈마디가 쑤시거나 신경통이 있는 경우에 좋고, 눈과 귀를 밝게 하며 마음을 안정시켜주고 불면증에도 도움이 됩니다. 아울러 오래 먹으면 몸이 가벼워지고 장수하며 배고픔을 모르고 늙지 않게 하는 불로약이기도 합니다.

잣은 어떤 질병에 특히 도움이 될까?

올레인산oleic acid · 리놀레산linoleic acid 등의 불포화지방산이 풍부하게 함유되어 있습니다. 특히 리놀레산 성분이 혈액을 맑게 해주고 콜레스테롤 수치를 효과적으로 낮춰주어 혈관 건강을 개선해주기 때문에 동맥경화 등과 같은 혈관 질환을 예방하는 데 좋습니다.

그리고 잣은 시금치보다 2배나 많은 철분을 함유하고 있기 때문에 철분결핍성 빈혈을 예방하고 치료하는 데 효과적이지요. 또한 뇌세포와 신경조직 발달에 필수적인 레시틴 성분을 함유하고 있어 두뇌 발달에도 좋습니다.

잣은 변비에 특효

원래 식물의 씨는 대부분 대변을 잘 나오게 하는 효능이 있는데, 잣에는 지방유와 섬유질이 풍부하게 들어 있습니다. 잣은 장에 윤기를 주어 대변을 잘 나오게 하는데, 특히 허약한 노인의 무력성 변비와 부인의 산후 변비에 좋습니다.

보통 변비를 치료하는 약은 기를 아래로 끌어내려 정기를 상하게 하기 쉬우므로 허약한 사람에게는 해가 될 수 있는데, 잣은 부드럽게 나오게 하므로 정기를 상하게 하지 않습니다. 그래서 허약해서 생긴 변비의 치료에 쓰여왔던 것이지요.

잣을 먹을 때 주의할 점은?

대변이 묽고 설사를 하거나 정액이 저절로 흘러나오는 경우에는 먹지 말아야 합니다. 또한 몸에 습기와 담이 많은 경우에도 주의해야 하는데, 습기와 담이 많다면 비만이 되기 쉽습니다. 잣의 칼로리는 매우 높기 때문에 비만인 사람은 많이 먹으면 살이 찌기 쉬우므로 주의해야겠지요.

땅콩
성인병 예방과 노화 방지에 좋은 식욕 촉진제

"심심풀이 땅콩"이란 말처럼 흔히 먹는 간식이자 술안주인데, 콩 중에서 유일하게 땅속에서 자라기에 땅콩이라 하고, 한자로는 지두地豆·화생花生· 낙화생落花生이라고 합니다. 꽃이 지면 씨방이 땅속으로 뚫고 들어가 열매를 맺기 때문인데, 일부 영양 성분은 콩보다 훨씬 높습니다. 콩류 중에 당질 함량이 가장 낮으면서 지방이 60% 가까이 되고 단백질이 20~30%나 되며 비타민 B·E·F와 칼슘·인·철 등의 미네랄이 많이 들어 있는 등 영양이 풍부한 스태미나 식품이자 항노화 식품입니다.

땅콩은 언제부터 영양식으로 많이 먹게 되었을까?

땅콩은 브라질, 페루 등지의 남미가 원산인데 유럽 상인들에 의해 세계로 전파되었고, 우리나라에는 1800년대 초중반에 중국으로부터 전해졌다고 합니다. 땅콩은 열량에 비해 많은 부피를 차지하지도 않고 가공이나 조리를 하지 않고도 언제든지 섭취할 수 있다는 장점이 있지요. 그래서 극지 탐험가들이 땅콩버터를 가지고 다니게 되었는데, 땅콩버터 덕분에 혹독한 날씨에서도 얼어 죽지 않고 체력을 유지할 수 있었다고 합니다. 그래서인지 땅콩 농장 주인으로서 미국 대통령을 지낸 지미 카터는 스스로 땅콩 농사꾼으로 불리기를 좋아했답니다.

한의학에서 땅콩의 효능

땅콩은 중간 성질로서 폐와 비장 경락에 들어가 작용을 나타냅니다. 비·위장을 조화시키고 튼튼하게 하므로 비·위장이 제 기능을 잃어 입맛이 없거나 속이 더부룩하며 메스껍고 토하는 경우에 효과가 있습니다. 폐에 윤기를 주고 기침을 그치게 하므로 폐가 건조해서 생긴 마른기침이나 오래된 기침에 좋습니다. 다리가 마르면서 아픈 질병인 각기脚氣에도 효과적입니다.

그리고 혈을 보양하고 젖을 잘 나오게 하므로 빈혈이 있거나 산후에 젖이 부족한 경우에 도움이 되는데, 땅콩과 돼지 앞발을 함께 푹 삶아 먹으면 됩니다.

땅콩이 성인병 예방에도 효과가 있을까?

비타민 E와 폴리페놀 성분에 항산화 작용이 있는데, 당근보다 강하게 작용한다고 합니다. 특히 땅콩을 불에 굽게 되면 항산화 효능이 22% 더 증가하게 된다고 합니다. 항산화 작용이 있으니 당연히 성인병과 노화 방지에 좋겠지요.

지방 함량이 높지만 리놀레산·아라키돈산arachidonic acid 등의 불포화지방산이 많아 콜레스테롤을 떨어뜨리고 혈관 벽에 콜레스테롤이 붙는 것을 막아줍니다. 또 레시틴도 많이 들어 있어 두뇌 발달에 도움을 주고 기억력 증진에 좋고, 니아신이란 비타민이 풍부하여 우울증의 예방과 개선에 좋습니다. 아울러 레스베라트롤도 함유되어 있는데, 강력한 항산화 작용으로 혈액 속의 콜레스테롤을 낮추고 항바이러스·항염증·항암·항노화 및 신경 보호 효과를 나타냅니다. 또 코엔자임 q10이라는 세포를 활성화시키는 성분도 많이 들어 있는데, 항산화 작용을 나타내고 동맥경화나 치매 및 당뇨병을 예방하는 효과가 있는 것으로 알려져 있습니다.

땅콩을 먹을 때 주의할 점은?

몸이 냉하고 습기가 쌓여 몸이 찌뿌듯한 사람이나 대변이 묽고 설사하는 사람은 피해야 합니다. 그리고 땅콩 껍질에 폴리페놀을 비롯한 영양 성분이 많으므로 껍질째 먹는 것이 좋습니다. 술을 깨게 하는 효능도 있으니 술안주로도 좋습니다.

아몬드
기침을 멎게 하고 심장 건강에 좋은 항산화제

해마다 8~9월이면 미국 캘리포니아 센트럴밸리에서는 진귀한 풍경이 펼쳐진다고 하는데, 캘리포니아의 뜨거운 햇살에 잘 여문 아몬드 열매가 비처럼 나무에서 떨어지는 것이지요. 이를 아몬드 레인almond rain이라고 한답니다. 캘리포니아는 세계 아몬드의 80%를 생산한다고 하는데, 덥고 건조한 여름과 비오는 겨울이 나무에 충분한 수분을 공급해주는 최상의 조건이기 때문이지요.

그리고 중국의 미국산 아몬드 수입도 늘어나고 있는데, 아몬드협회에 따르면 2012년 8월부터 12월까지의 중국의 아몬드 수입 물량은 7만t을 돌파해 전년보다 10%가량 늘었다고 합니다.

아몬드는 언제부터 재배해서 먹기 시작했을까?

터키 원산으로 인도와 서부 이란 등 서아시아에서 4,000년 전부터 재배했습니다. 복숭아와 비슷하게 생겼는데, 과육은 얇고 익으면 갈라져서 먹

318
과일류

을 수 없는 대신 안에 들어 있는 씨앗을 먹습니다. 씨를 그대로 먹기도 하지만 잘게 빻아서 초콜릿·아이스크림·샐러드·과자 및 기타 요리에 이용하고 있습니다. 지중해 연안에서 흔히 재배되고 미국의 캘리포니아 주에서 대규모로 재배하기 시작한 다음 아몬드라는 이름이 널리 알려졌다고 합니다.

아몬드는 동양에서도 먹었을까?

서부 아시아지역에서 수입되었지요. 아몬드의 한자 이름이 파단행巴旦杏인데, 파단행은 페르시아어인 바담badam에서 유래된 이름입니다. 아몬드의 또 다른 이름은 편도扁桃인데, 편도에는 단맛이 나는 감편도甘扁桃와 쓴맛이 나는 고편도苦扁桃의 2가지 계통이 있습니다. 단 것은 그대로 식용하고 껍질이 얇으며 손쉽게 깔 수 있는 품종이 개발되었고, 쓴 것은 아미그달린amygdalin을 포함하고 있어 식용할 수 없으나 분말로 하여 물로 증류시켜 고편도수苦扁桃水를 만들어 약용으로 썼습니다.

한의학적으로 보면 중간 성질에 주로 폐 경락으로 들어가 작용하므로 폐에 윤기를 주어 기침을 멎게 하고 담을 삭여주며 기를 아래로 가라앉히는 효능이 있습니다. 허약해서 생긴 기침과 가슴이 답답하면서 위로 치밀어 오르는 병증을 치료합니다. 그러나 담과 습기가 있거나 비장이 허약하고 대변이 묽거나 설사를 잘하는 경우에는 피해야 합니다.

아몬드의 효능은?

몸에 해로운 활성산소를 억제하는 항산화 물질이 풍부한 식품입니다. 항산화 비타민인 비타민 E가 견과류 중에서 가장 많이 들어 있고, 껍질에는 나린제닌·카테킨catechin 등의 여러 가지 플라보노이드가 많이 함유되어 있는데 역시 강력한 항산화 물질이지요. 그래서 항암 작용이 있어 발암 물질에 의한 암 발생을 감소시키고 정상 세포를 암세포의 공격으로부터 보호해줍니다. 항산화 작용이 강하므로 각종 성인병을 예방하고 노화를 억제하는 효과를 나타내는 것이지요.

성인병의 예방과 치료에 효과가 좋은 아몬드

지방이 많이 들어 있지만 대부분 올레인산을 비롯한 불포화지방산입니다. 불포화지방산은 혈액의 포화지방과 콜레스테롤 수치를 낮춰주는데, 몸에 나쁜 LDL을 감소시키고 몸에 좋은 HDL은 증가시킨다는 연구 결과가 있습니다. 그래서 미국 FDA에 따르면 아몬드를 매일 먹으면 심장 건강에 도움이 된다고 합니다.

혈액을 맑은 상태로 유지할 수 있게 해주므로 뇌졸중이나 심근경색 등의 예방에 도움이 되지요. 또한 아몬드는 칼슘을 우유보다 2배 이상 함유하고 있어 뼈를 보호해 골다공증 예방에도 좋습니다.

아몬드는 특히 어떤 사람들이 먹으면 좋을까?

다른 견과류에 비해 엽산이 풍부한데, 엽산은 임신부의 기형아 예방에 도움을 줍니다. 엽산이 부족하면 태아의 뇌와 척추에 손상이 발생할 수 있으므로 임신 가능성이 있거나 임신한 여성은 엽산을 충분히 섭취해야 합니다. 노인에서 엽산이 모자라면 몸 안의 신경이나 두뇌 기능이 저하될 수 있는데, 아몬드를 먹는 것이 도움이 되겠지요. 아몬드는 견과류 중 비타민 B_2가 가장 풍부해 아미노산 대사를 촉진시키는 작용이 뛰어나고, 식물 섬유도 매우 많아 대변을 잘 나오게 하므로 변비에 좋습니다.

그 밖에도 아몬드의 효능은?

기억력과 집중력 향상에 좋아 두뇌 발달에 좋고 치매 예방에도 좋습니다. 그리고 아몬드는 알코올 분해 속도를 높여주어 숙취에 좋고 간 기능을 강화시켜줍니다. 그러니 아몬드는 술안주로 좋은 것이지요.

또 다이어트에 좋다는 얘기도 있는데, 단백질 양이 100g당 21.26g이나 될 만큼 많기 때문입니다. 그런데 아몬드는 100g당 597kcal로 열량이 높기 때문에 많이 먹었다간 다이어트는커녕 오히려 체중이 늘 수 있으니 적당히 먹어야겠지요.

헤이즐넛
대사성 질환과 골다공증을 예방하는 견과의 왕

세계 4대 견과로는 호두·아몬드와 함께 헤이즐넛·캐슈넛을 꼽습니다. 그중에서도 헤이즐넛은 으뜸으로 인정받을 만큼 고소한 맛과 풍부한 영양을 지니고 있어 '견과의 왕'으로 불립니다.

헤이즐넛이라 하면 모르는 사람이 많겠지만 바로 우리나라의 개암입니다. 개암은 개암나무의 열매로서 공 혹은 도토리 모양이고, 산밤·깨금이라고도 합니다. 옛날이야기 중에 도깨비 방망이 이야기에서 혹부리 영감이 열매를 깨무는 소리에 도깨비들이 놀라서 도망갔다는 내용이 나오는데, 그 열매가 바로 개암이지요. 《조선왕조실록》에도 자주 등장하는데, 진자榛子라고 합니다.

몸에 좋은 개암죽

조선 후기에 편찬된 《제중신편濟衆新編》이라는 한의서에 나오는 노인 보양 음식 22가지 중에 개암죽이 있습니다. 진자죽榛子粥이라고도 하지요. 예로부터 개암죽은 영양이 풍부하여 기력을 북돋우고 소화를 도와 설사를 멎게 하고 속이 따뜻해지는 효능이 있습니다.

개암은 9월경에 갈색의 열매가 열립니다. 그 맛이 밤과 비슷하고, 지방과 단백질이 많이 들어 있습니다. 노화를 방지하고 대사성 질환과 골다공증을 예방하는 효과도 밝혀졌습니다. 개암은 가을에 따서 햇볕에 말린 것을 쓰지요. 《동의보감》에서는 개암을 먹으면 배를 든든하게 채워준다고 했으니 배고픔을 모르게 해주는 열매입니다.

개암의 효능은?

개암은 세계에서 가장 오래된 농작물 중 하나인데, 아시아가 원산지라고 보고 있습니다. 5,000여 년 전의 중국 문헌에서는 개암을 "하늘이 내린 신성한 음식"이라고 했습니다. 고대 그리스·로마에서는 헤이즐넛을 약재로 활용했답니다. 터키가 주생산지로서, 전 세계에서 소비하는 헤이즐넛의 70%가 흑해 주변 지역에서 생산됩니다.

헤이즐넛은 8가지 아미노산, 비타민 E를 비롯한 항산화 물질, 그리고 칼슘·마그네슘·칼륨·철 등의 미네랄, 스쿠알렌·섬유소 등이 많이 들어 있습니다. 지방 함량이 높지만 불포화지방산이 들어 있어 콜레스테롤을 떨어뜨리고 항산화·항암 작용을 하는 것을 비롯하여 성인병의 예방과 치료 그리고 노화 억제에 좋습니다. 게다가 특유의 향이 있어 아이스크림·쿠키·초콜릿·과자 등에 이용되는데, 독일·스위스 등 유럽에서는 제과에 거의 필수적인 재료로 활용되고 있지요.

그런데 헤이즐넛은 열량이 635kcal나 됩니다. 그리고 헤이즐넛 커피는 헤이즐넛으로 만든 것이 아니라 인공적으로 향을 낸 것이랍니다.

아몬드와 헤이즐넛이 대단하다고들 하지만 우리나라에서 나는 호두·잣·땅콩·개암만 조금씩 먹어도 충분할 겁니다.

은행
호흡기 질환을 치료하고 잦은 소변을 막아주는 한약

　노랗게 물든 은행잎을 보면 문득 학창 시절로 돌아가 주워서 책갈피에 끼워두고 싶은 마음이 생깁니다. 그런데 왜 책갈피에 은행잎을 넣어두면 좋을까요? 강한 살균 작용이 있어서 곰팡이와 좀벌레로부터 책을 보호해주기 때문이지요. 이외에도 은행에는 많은 약효가 있기에 은행을 원료로 한 여러 가지 약이 개발되고 있습니다.

　은행나무는 인류의 역사보다 더 길며, 약으로 활용되어왔습니다. 은행도 몸에서 무엇이든 빠져나가지 못하도록 거두어들이고 막아주는 작용이 있는 삽제에 속합니다.

우리 몸에서 빠져나가지 못하게 막는 은행의 약효

　주로 소변과 정액이 빠져나가는 것을 막아줍니다. 그런데 생으로 쓸 때와 불에 익혀 쓸 때의 효능이 다릅니다. 은행을 생으로 먹으면 소변을 잘 나오게 하는 효능이 있어 방광염·요도염의 치료에 효과가 있는데, 항균 작용이 크기 때문이지요. 또한 탁한 가래를 없애주고 술을 깨게 하는 작용도 생으로 먹을 때 효과가 큽니다. 그렇지만 독성이 있고 냄새가 심하기에 생으로 먹지는 못하지요. 술안주로도 익힌 것을 먹습니다.

은행을 익혀 먹으면 어떤 약효가 있을까?

옛날에 시집가는 날이면 친정어머니가 딸에게 반드시 먹이는 것이 있었는데, 바로 볶은 은행입니다. 가마를 타고 먼 길을 가는 동안에 소변을 보지 않도록 하기 위해 이른 아침에 먹였던 것이지요. 실제로 볶은 은행은 소변을 억제하는 효능이 있습니다. 야뇨증으로 밤에 오줌을 싸는 어린이에게 잠자기 몇 시간 전에 볶은 은행을 몇 개 먹이기도 했습니다. 술안주로도 구운 은행이 나오는데, 보통 술 마시면 화장실에 자주 가는 사람도 구운 은행을 먹으면 훨씬 덜 가게 됩니다.

이처럼 은행을 굽거나 익혀 먹으면 소변을 막는 효능이 강하여 소변이 자주 나오거나 찔끔거리는 데 탁월한 효과가 있습니다. 그래서 소변을 자주 보는 노인이나 밤에 오줌을 싸는 아이들에게 좋습니다. 또한 소변이 쌀뜨물처럼 흐린 것을 멎게 하는 효과도 있습니다.

오래된 역사만큼 약효도 무척 많은 은행

은행나무는 수억 년 된 화석이 발견되었을 정도로 온갖 자연계의 변화와 매연 같은 악조건에도 불구하고 오늘날까지 건재하는 가장 오래된 나무입니다. 중국에서 장수목長壽木·공손수公孫樹라는 이름을 붙인 것을 보면 몸에 좋은 효능이 많다는 것을 짐작할 수 있지요.

은행은 따뜻하지도 차갑지도 않은 성질을 가지고 있는데, 겉은 노란색이지만 속껍질이 흰색입니다. 그래서 이름을 백과白果라고 하는데, 흰색이 폐와 연계가 되기에 호흡기 질환 치료에 많이 쓰여왔습니다. 특히 만성적이고 고질적인 기침과 가래를 삭여주기에 만성 기관지염·천식의 치료와 예방에 효과가 크고 폐결핵 환자에게도 좋습니다.

기관지와 폐가 약한 경우에 은행을 어떻게 먹으면 좋을까?

폐의 기가 약한 사람은 추워지면 기침·천식이 생기기 쉬운데, 은행의 겉껍질을 벗기고 볶아서 먹으면 좋습니다. 그런데 폐의 기가 약하면 폐와 연계되어 있는 대장과 피부의 기능도 함께 약해지게 됩니다. 그래서 변비와 설사가 자주 생기거나 피부가 거칠어지고 머리카락이 잘 빠지는 증상이 흔하게 나타나지요. 그런 경우에는 은행에 호두·밤·생강·대추를 넣어서 달여 마시면 더욱 좋습니다. 5가지 과일이 들어갔다고 해서 오과차라 하는데 기침·천식의 예방과 치료, 체력 보강·피부 미용에 좋습니다. 특히 노인과 소아, 비·위장이 냉하고 추위를 타는 사람에게 적합합니다.

그 밖에도 은행은 어떤 질병에 효과가 좋을까?

정력 증강에 좋습니다. 신장에 작용하여 신장 허약을 보강하며 정액이 새어나가는 것을 막아주는 효능이 강하기 때문이지요. 실제로 조루증이나 유정·몽정의 치료에 효과가 있습니다. 그리고 여성들의 불감증과 냉증대하에도 좋습니다. 대하증은 색깔에 따라 5가지로 분류되는데, 은행은 그중에서 흰색 냉증에 특히 효과적입니다. 은행이 흰색이기 때문이지요.

그리고 은행잎도 약효가 좋습니다. 혈관을 확장시키고 콜레스테롤을 떨어뜨리며 혈압을 내리는 작용이 있다는 것이 밝혀져 은행잎에서 추출한 성분이 혈액순환 촉진제로 시판되고 있지요. 은행잎은 심장의 기를 돕는 효능이 있어 가슴이 답답하고 통증이 있거나 가슴이 뛰는 경우에 좋고, 떫은맛이 있어 폐의 기를 거두어들이는 수렴 작용이 있으므로 가래·기침과 설사·이질 등에 쓰여왔습니다. 관상동맥경화로 인한 심장병에도 좋은 약이 되지요.

한편, 미국의 임상 실험에 의하면 은행나무에서 추출해낸 특수 물질이 노인 치매의 치료에 효과가 있다고 했습니다.

은행을 많이 먹으면 부작용이 있을까?

하루에 5알 정도가 적당합니다. 많이 먹으면 기가 소통되지 못하고 막혀서 배가 부르게 되며, 아이들은 경기가 일어날 수 있습니다. 그러므로 배가 나오고 변비가 있는 사람은 피해야지요. 또한 독성이 있기에 한꺼번에 많이 먹으면 알레르기 피부염을 일으키고 두통·발열·구토·호흡곤란·근육 뒤틀림 등의 중독 증상이 나타납니다. 그때는 감초를 달인 물로 해독할 수 있습니다.

밤

신장의 정기를 보충하는 단곡불기 약

가을의 풍요로움을 말할 때 밤을 빼놓을 수 없지요. 특히 가족 나들이로 밤을 따는 즐거움도 매우 큰데, 밤은 우리 몸에 어떻게 좋을까요?

밤의 효능은?

따뜻한 성질로서 신장과 비·위장을 보익하는 효능이 있어 원기를 더해주고 정기를 보태주며 위와 장을 건실하게 하여 설사를 멎게 합니다. 밤은 기름기가 거의 없으며 영양소가 균형 있게 들어 있어 병후 회복에 좋습니다. 밤도 양식 대신 먹는 단곡불기 약에 속하는데, "밤을 잿불에 묻어 구워 먹으면 배고픈 것을 견디게 한다"고 나옵니다.

밤에는 탄수화물·단백질·칼슘·비타민 A·B·C가 들어 있는데, 견과류 가운데 유일하게 비타민 C가 들어 있어 하루에 생밤 10개만 먹으면 하루에 필요한 비타민 C 필요량이 충족됩니다. 피부 미용·피로 회복·감기 예방에 좋습니다. 폴리페놀 성분이 들어 있어 설사를 멎게 하며 이질을 치료하고 위장 기능을 강화시키며 식욕을 증진하고 감기를 예방하며 피부 미용에 좋습니다.

밤이 다리에 힘이 없는 경우에 좋은 이유는?

밤은 신장의 기를 보충해주는데, 허리와 뼈가 신장계통에 속하므로 기를 직접 받습니다. 따라서 신장을 강하게 하는 것은 허리와 뼈를 튼튼하게 하는 것이므로 허리와 다리가 약한 사람들이 밤을 먹으면 좋습니다. 이 경우엔 말려서 물기를 없애고 매일 공복에 먹는 것이 좋다고 합니다. 한의서에 의하면 아이들이 다리가 약하고 힘이 없어 3~4살이 되어도 걷지 못하는 경우에 매일 생밤을 먹이라고 했지요.

기침 · 천식에 좋은 밤

감기 · 기관지염에도 치료 효과가 있는데, 이때는 삶아 먹어야 합니다. 허약하고 냉한 사람의 기침 · 천식의 예방과 치료에 좋은 오과차의 재료에 밤이 들어가지요.

혈을 잘 통하게 하고 출혈을 막아주는 효능도 있으므로 코피가 나거나 피를 토하거나 대변에 피가 섞여 나오는 경우에도 효과가 있는데, 이때는 생밤을 먹어야 합니다.

밤의 껍질에도 약효가 있는데 껍질을 삶은 물을 마시면 인삼을 먹고 생긴 부작용을 해독할 수 있으며, 약을 먹고 체한 경우에도 좋습니다.

밤을 먹어서 좋지 못한 경우는?

소화가 쉽지 않으므로 배가 부르고 속이 더부룩한 경우에는 좋지 않습니다. 더욱이 한꺼번에 많이 먹어서는 안 되며, 특히 어린이들은 적게 먹어야 합니다. 변비가 있거나 습기가 많고 비만한 사람에게도 적합하지 않습니다. 그리고 밤을 삶거나 구워 먹으면 기를 막히게 하므로 풍기·수기·습기로 인한 병에는 피해야 합니다.

도토리
중금속을 배출시키는 지사제·지혈제

〈울고 넘는 박달재〉의 사연을 아십니까? 충청북도 제천시 평동리 마을에 있는 고개인 박달재는 박달 도령과 금봉 처녀의 슬픈 전설이 전해 내려옵니다. 과거를 보러 한양으로 가던 박달 도령은 하룻밤 묵어 가려고 들른 평동리에서 금봉이라는 처녀를 만나 사랑에 빠졌습니다. 두 사람은 장래를 약속했지만 도령이 과거를 보러 떠나면서 이별하게 되었는데, 석 달 열흘을 기다리던 금봉이는 도령에게서 소식이 없자 시름에 겨워 죽음을 맞았고, 과거에 떨어지고 뒤늦게 평동리를 찾은 도령은 금봉이를 따라 절벽에서 몸을 던졌다고 합니다.

박달 도령이 한양으로 떠날 때 금봉이가 싸주었던 음식이 바로 도토리묵입니다. "도토리묵을 싸서 허리춤에 달아주며 한사코 우는구나 박달재의 금봉이야"라는 가사가 바로 여기서 나온 것이지요. 도토리묵은 쉽게 상하지 않아 예전에는 먼 길을 떠날 때 도시락으로 챙긴 음식이라고 합니다.

종류가 다양한 도토리나무

참나무속에 속하는 나무, 즉 너도밤나무과의 신갈나무·떡갈나무·굴참나무·갈참나무·졸참나무 등에서 나는 많은 변종의 열매를 모두 도토리라고 합니다. 상수리나무라고 불리기도 합니다.

임진왜란 때 선조 임금의 몽진길에 변변한 음식이 없었는데, 어느 날 수라상에 임금의 입맛을 끄는 반찬이 하나 올라왔습니다. 바로 도토리묵이었지요. 당시에는 곡식이 귀하던 시절이라 가난한 백성들에게는 도토리가 곡식을 대신하는 양식이기도 했지만, 선조로서는 처음 먹어보는 특별식이었지요. 먹어보았더니 부드럽고 고소하여 별미로 여기고는 자주 찾았다고 합니다. 전쟁이 끝나고 도성으로 돌아온 뒤에도 즐겨 먹었다고 합니다. 그 뒤로 참나무의 도토리가 상감마마의 수라상에 항상 오른다고 하여 상수라上水刺로 불리었고, 나중에 상수리가 되었지요.

도토리의 약효는?

신석기시대부터 식용해왔던 열매로서 상실橡實 또는 곡실槲實이라고 하는데, 기근이 들었을 때 먹었던 구황작물이었습니다. 약간 따뜻한 성질이며 맛이 쓰기도 하지만 주로 떫은맛이 강하지요. 떫은맛은 우리 몸에서 물질이 빠져나가는 것을 막아주는 효능을 가지고 있습니다. 그러므로 설사와 이질을 멎게 하고, 항문이 빠지는 것을 치료할 수 있습니다. 또한 지혈작용이 있어서 특히 치질로 출혈이 되거나 잇몸에서 피가 나는 경우에 좋습니다. 치질 출혈에는 도토리와 찹쌀을 함께 가루로 만들어 누렇게 볶고

펄펄 끓는 물에 넣어 과자처럼 만들거나 푹 쪄서 먹으면 좋습니다.

등산을 한 뒤에 먹는 도토리묵의 쌉쌀한 맛은 일품인데요. 도토리의 주성분은 녹말과 타닌인데, 타닌이 떫은맛을 나게 하지요. 그리고 아콘산 aconic acid이 들어 있는데, 몸속의 유해 물질과 중금속을 흡수하여 배출시키는 작용이 있습니다. 또한 지방 흡수는 낮춰주고 수분은 많아 포만감을 주는데, 도토리묵으로 먹으면 칼로리가 낮아 다이어트에 좋습니다.

도토리를 먹을 때 주의할 점은?

소변이 시원하게 나오지 않고 찔끔거리거나 소변량이 적은 경우에는 먹지 않는 게 좋습니다. 또한 한꺼번에 너무 많이 먹으면 변비가 생길 수 있으므로 주의해야 합니다. 그리고 설사나 이질이 생겼다 하더라도 습기와 열이 쌓인 탓이라면 역시 피해야 합니다.

매실
몸에서 빠져나가는 것을 막아주는 피로 회복제 · 항균제

《삼국지》에는 이런 장면이 나옵니다. 수십만의 군대를 이끌고 오나라를 치러 왔던 조조는 적벽대전에서 대패하여 달아나게 됩니다. 거의 죽고 부상당해서 겨우 수십 명 정도의 장수와 병사가 그의 뒤를 따랐는데, 그마저도 제갈공명이 미리 배치해두었던 조자룡과 장비에게 크게 혼이 나고 관우의 관용으로 간신히 목숨을 건질 수 있었지요. 그렇지만 먹지 못해서 굶어 죽을 지경이었고, 물도 마시지 못해 목이 말라 죽기 일보 직전이었습니다.

이러한 절체절명의 위기 상황에서 조조가 꾀를 냈습니다. 장졸들에게 말하기를, "저기 보이는 저 산에 매실나무가 있다. 너희들이 저 산까지만 목마름을 참고 가면 매실을 실컷 먹을 수 있느니라." 장졸들은 조조의 말을 듣는 순간 머릿속에 매실의 시큼한 맛을 떠올렸고, 곧바로 바싹 말라붙었던 입에 군침이 돌기 시작했습니다. 그래서 목마름을 견디고 무사히 살아 돌아갈 수 있었다고 하지요. 매실의 이름을 듣는 것만으로 갈증이 그쳤으니 문매지갈聞梅止渴이라고 하겠습니다.

망매해갈(望梅解渴)

100만이 넘는 군대로 고구려를 공격했다가 을지문덕 장군에게 살수대첩에 패한 수양제隋煬帝는 주색에 탐닉하고 향락을 즐긴 방탕아로 악명이 높았습니다. 그 바람에 몸이 극도로 허약해지게 되자 어떤 방술인方術人에게서 방사대단方士大丹을 받았는데, 일종의 장양약壯陽藥, 즉 양기를 보강하여 성기능을 강하게 하는 최음제였지요. 그것을 늘 과도히게 복용했기에 심장에 건조한 열이 많아져서 극심한 갈증이 생겼고, 시원한 물을 계속 마셔댔으나 전혀 해소되지 않았습니다. 여러 어의들이 치료했지만 아무런 효과가 없었기에 양제가 그들의 목을 잘라버리자, 다른 어의들은 누구도 감히 나서지 못했습니다.

이때 막군석莫君錫이라는 어의가 나섰는데, 의술이 탁월했을 뿐만 아니라 그림 그리기에도 매우 조예가 깊었습니다. 그는 양제를 진찰한 뒤 "황상의 질병은 신장의 음기, 즉 물 기운이 부족하여 양기, 즉 불기운이 상승하여 생긴 것입니다"라고 말했습니다. 그리고 약을 지어주는 대신 두 폭의 그림을 주면서, 약 먹어야 할 시간에 조용한 방 안에서 감상하라고 시켰습니다. 그중 하나가 '매숙계절만원춘梅熟季節滿園春: 매실이 익는 계절에 봄빛이 정원에 가득하다'이었는데, 양제가 쳐다보았더니 얼마 가지 않아 입에 침이 고이기 시작하면서 자신도 모르는 사이에 갈증이 사라져버렸습니다.

조조의 임기응변이나 막군석의 그림은 일종의 조건반사적인 암시 요법으로서 어떤 것을 듣거나 본 뒤에 자연적으로 심리 변화가 일어나게 하는 것입니다. 심리 변화가 생리적인 반응을 일으키고 이어서 마음을 조절하는 작용으로 나타났던 것이지요. 그래서 매실은 듣거나 보기만 해도 극심한 갈증을 멎게 해주는 열매입니다.

매실의 효능은?

매실이 갈증을 그치게 하는 데 탁월한 효과를 나타낸 것은 신맛이 강하기 때문이지요. 신맛은 몸에서 무엇이든 빠져나가는 것을 거두어들이는 성질이 있으므로 땀·오줌·피·정액 등의 유출을 막아주는 효과를 나타냅니다. 그래서 땀이 많이 나는 것을 막아주고, 지혈 효과가 커서 대변이나 소변에 피가 섞여 나오거나 자궁 출혈이 있는 경우에 좋습니다. 그리고 장을 껄끄럽게 해서 설사와 이질이 나는 것을 막아주는 정장 효능이 있으므로 오래된 설사와 이질의 치료에 쓰입니다. 폐를 수렴하여 기침을 그치게 하는 효능도 있어 폐가 허약하여 기침을 오래 하는 경우에 좋습니다.

위장의 작용을 활발하게 하여 소화 장애·식욕부진에 효과가 있고, 여름철에 더위를 먹고 입맛이 없거나 몸이 나른하고 기운이 없을 때 좋은 피로회복제이자 보약이 될 수 있습니다.

매실의 식중독 예방 효능

드라마 〈허준〉에서 황해도 지방에 번진 역병을 물리치게 했던 약재가 바로 매실이었지요. 항균 작용이 클 뿐만 아니라 장내 세균에도 강하기 때문입니다. 물고기의 독을 풀어주는 효능도 있으므로 매운탕이나 생선회를 먹을 때는 매실주가 궁합이 맞는 술이지요. 또한 살충 효과도 있어 회충으로 인해 배앓이를 하는 경우에도 좋습니다.

매실을 소금물에 절였다가 말린 것을 백매白梅라고 하는데, 입에 물고 있으면 입 냄새를 없애줍니다.

매실에 들어 있는 영양소는?

구연산·주석산·사과산·호박산 등의 유기산이 들어 있어 신맛이 강한데, 카로틴·비타민을 비롯하여 칼슘·인·칼륨·망간 등의 무기질이 들어 있습니다. 피루브산pyruvic acid도 들어 있어 간 기능을 향상시켜줍니다. 그러나 덜 익은 풋매실에는 아미그달린amygdalin이라는 청산배당체가 들어 있어 생으로 먹으면 중독을 일으키므로 주의해야 합니다.

매실을 먹을 때 주의할 점은?

신맛이 강하므로 위산이 부족해서 소화가 잘되지 않는 경우에는 좋지만 위산이 많아 속이 쓰린 경우에는 피해야 합니다. 또한 병의 기운이 심할 때는 피해야 하며, 감기 초기에 땀을 내야 할 경우에도 먹지 말아야지요. 그리고 몸이 퉁퉁하면서 땀이 적은 사람에게도 맞지 않습니다.

매실을 위주로 만든 제호탕

조선시대에 단오절에 임금이 당상관 이상의 조정 중신들에게 여름을 잘 지내라고 하사했던 것이 3가지 있었습니다. 첫째, 단오선端午扇이라는 부채로서 요즘은 선풍기며 에어컨이 있으니 활용도가 많이 줄었지만, 당시로서는 더위를 물리치는 데 반드시 필요한 것이었지요. 둘째, 제호탕醍醐湯이라는 한약 처방으로서 더위를 이기고 식중독을 예방하라는 의미였습니다. 셋째, 구급약인 옥추단玉樞丹입니다.

제호탕은 청량음료 겸 식중독 예방약으로 쓰였던 한약 처방으로서 더위를 물리치게 하고 갈증을 그치게 하는 효능이 있습니다. 제호醍醐는 정액精液·청주淸酒를 뜻하며 다른 것이 섞이지 않은 맑은 우유를 정제한 농축액을 말합니다. 그러므로 정신을 상쾌하게 하는 효과가 있습니다. 제호탕과 옥추단은 궁중의 내의원에서 제조했습니다.

제호탕에는 어떤 한약재가 들어갈까?

매실을 위주로 백단향白檀香·사인砂仁·초과草果·꿀이 들어갑니다. 매실이 전체 처방의 86%를 차지하는데, 약재로 쓸 때는 껍질을 벗기고 씨를 발라낸 뒤 연기에 그을리고 말려서 검게 된 것을 쓰기에 검을 오烏 자를 써서 오매烏梅라고 합니다. 풋매실, 즉 청매靑梅에는 청산배당체라는 독성 물질이 들어 있기에 그것을 중화시키고 약효를 높이기 위해 쌀겨 속에서 태운 것이지요. 백단향은 향나무이며, 사인과 초과는 소화제입니다. 약재들을 빻아서 고운 가루로 만들고 꿀을 넣고 섞은 다음 약간 끓여서 도자기에 담아두었다가 필요할 때 냉수에 타서 마시면 됩니다. 그러면 갈증이 풀리고 가슴이 시원해지며 정신이 상쾌해집니다. 매실을 비롯한 약재 모두가 따뜻한 성질이므로 여름철에 뱃속을 따뜻하게 하여 양생 원칙에 잘 들어맞는 처방이지요.

복숭아

따뜻한 성질로 피부 미인을 만드는 불로장생의 선과

피부 미용에 효과가 크면서 맛이 좋아 먹기도 쉬운 음식으로 복숭아만한 것이 없지요. 여성이 복숭아를 먹으면 좋다는 것은 얼굴에도 드러납니다. 화사한 미모를 뽐내는 '복사꽃 미녀'라는 말이 있듯이, 복숭아를 많이 먹으면 예뻐진다고 하지 않습니까?

고운 피부를 만드는 데 복숭아가 좋은 이유는?

미인의 조건은 많지만, 일단 피부가 곱고 얼굴의 혈색이 좋으며 여드름이나 기미가 없어야겠지요. 그러기 위해서는 혈액순환이 잘되고 월경이 잘 통해야 하며 변비가 없어야 합니다. 복숭아는 혈액순환이 잘되게 하며 월경을 잘 통하게 하는 효능이 있고 장을 부드럽고 윤택하게 하여 대변을 잘 나오게 하는 효능이 있습니다. 그러니 여성의 피부에 좋은 과일입니다. 한의서에도 복숭아를 얇게 썰어 말린 것을 먹으면 안색이 좋아진다고 했으니, 얼굴과 피부를 곱게 만드는 미용 효과를 얻을 수 있습니다.

복숭아의 약효는?

복숭아는 기와 혈을 더해주며 간장과 심장의 기를 보양하는 효과가 있습니다. 그러니 복숭아를 먹으면 활력을 얻을 수 있지요. 또한 폐의 기를 보강해주므로 폐 질환 환자에게 좋은데, 오래된 기침과 천식의 치료에 도움이 됩니다. 그리고 해독 작용도 있어 생선 중독에 좋고 담배를 피우는 사람에게 좋습니다. 연세대학교 연구팀의 연구에 의하면, 복숭아를 먹으면 니코틴 대사산물인 코티닌cotinine의 배출을 70~80% 정도 증가시키므로 니코틴 해독에 도움을 준다고 합니다.

복숭아의 영양 성분은?

복숭아에는 포도당·과당, 그리고 사과산·구연산·아스파르트산aspartic acid 등의 유기산이 많고 비타민 A가 많으며 비타민 C도 들어 있습니다. 그래서 식욕을 돋구어주고 혈액순환을 도울 뿐 아니라 피로 회복·해독·면역 기능 강화·피부 미용 등에 좋습니다. 항산화 물질인 페놀 화합물은 노화 억제·혈류 개선에 도움을 줍니다.

또한 장운동을 촉진하는 섬유소가 많아 대장암, 변비 등에 도움을 주고 식이섬유인 펙틴도 상당량 함유되어 있습니다. 그리고 칼륨·인·마그네슘·칼슘·셀레늄·망간·구리·아연 등의 미네랄 성분이 골고루 함유돼 있습니다. 특히 복숭아에는 아스파라긴의 가수분해 산물인 아스파르트산이 오렌지·사과·포도에 비해 월등히 많이 들어 있는데 만성피로증후군 개선·간 해독·항체 생성 촉진 등에 도움을 줍니다.

복숭아는 어떤 체질에 적합할까?

속이 냉한 사람에게 적합합니다. 여름 과일은 대부분 서늘한 성질이어서 비·위장이 냉한 사람이 많이 먹으면 배가 아프고 설사하기 쉬운데요, 복숭아는 따뜻한 성질이기에 많이 먹어도 괜찮습니다. 즉, 속이 냉한 체질인 소음인에게 적합한 과일이지요. 그리고 노인들이 몸이 허약하고 진기가 부족하여 장이 건조한 경우에 아주 적합합니다. 기운을 나게 할 뿐만 아니라 장을 윤택하게 하여 변비에도 좋습니다.

복숭아가 맞지 않거나 부작용이 생기는 경우는?

열이 많은 체질이 복숭아를 먹으면 열을 일으켜 부스럼·종기·화농성 염증을 생기게 하므로 주의해야 합니다. 중국에서는 복숭아를 한꺼번에 많이 먹지 말라는 얘기가 있는데, 열이 많은 체질에 열을 일으키기 때문이지요. 그리고 복숭아는 알레르기를 일으키기 쉬우므로 알레르기성 체질이나 아토피 체질은 조심해야지요.

흔히 복숭아와 장어·자라고기·바닷게는 상극이라고 하는데, 실제로 함께 먹으면 복통과 설사를 일으키므로 주의해야 합니다. 그리고 씨가 2개 있는 것은 독이 있으므로 먹지 말아야 합니다.

복숭아씨에는 어떤 약효가 있을까?

복숭아씨는 도인桃仁이라고 하는데, 어혈을 풀어주는 효과가 뛰어나서 부딪히거나 얻어맞아 멍이 든 것을 풀어줍니다. 여성의 월경이 불통한 경우에도 반드시 들어가는 약재이지요. 대변을 잘 나오게 하는 효과도 크므로 측백나무씨·살구씨·삼씨·잣 등과 함께 가루를 내어 만든 오인환五仁丸은 몸에 좋은 변비약이지요. 노인, 허약한 사람의 변비에 쓰입니다.

복숭아잎도 약으로 쓰입니다. 열을 내리고 땀을 잘 나오게 하며 풍기와 습기를 없애줍니다. 또한 살충 작용이 있으며 두통과 두풍에 효과가 있습니다. 특히 피부 질환의 치료에 좋은데, 달인 물로 땀띠나 습진이 있는 부위를 씻어주고, 몸에 부스럼이 있는 경우에 찧어서 즙을 내어 붙이면 됩니다. 복숭아 잎을 달인 물로 목욕하는 것도 좋습니다.

복숭아를 민간에서 특별하게 활용하는 방법

복숭아에는 귀신을 쫓는 능력도 있다고 전해지는데, 옛날에는 귀신 들린 사람에게서 귀신을 쫓아낼 때 복숭아나무 가지로 때렸다고 합니다. 물론 제사상에는 절대로 복숭아를 올리지 않고, 복숭아나무 근처에는 묘를 쓰지 않습니다.

복숭아에 관한 신화와 전설

복숭아는 보양 효능이 워낙 뛰어나기에 선과仙果, 즉 신선의 과일이자 불로장생의 과일로서 장수와 힘을 상징합니다. 노화를 억제하는 항노화제가 되는 것이지요. 예로부터 복숭아는 수많은 신화나 전설의 주인공으로 등장했습니다. 복숭아의 원산지는 중국인데, 페르시아로 건너가 그곳에서 세계 각지로 퍼졌습니다. 그래서 중국에 전설이 많습니다.

지난 2007년 10월 중국에서 쏘아 올린 첫 번째 달 탐사 위성의 이름이 창어嫦娥 1호입니다. 창어의 한국식 발음은 '항아'인데, 중국인들은 우주 개발의 꿈을 말할 때 늘 항아분월嫦娥奔月, 즉 항아가 달나라로 달아난 전설을 말했습니다. 절세의 미녀인 항아는 남편이자 활쏘기의 명수인 예라는 영웅이 서왕모西王母에게서 얻어 온 불사약 2개를 모두 훔쳐 먹고 신선이 되어 달나라로 달아났던 것이지요. 항아는 넓고 추운 궁궐이란 뜻의 광한궁에서 깊은 고독에 빠졌다가 결국 벌을 받아 추한 두꺼비가 되었다고 합니다.

항아가 훔쳐 먹었던 불사약, 복숭아

서왕모는 중국 신화에 나오는 여신으로 곤륜산아름다운 옥이 많이 나는 산에 산다고 알려져 있는데, 형상이 사람 같지만 표범의 꼬리에 호랑이 이빨을 하고 더부룩한 머리에 꾸미개를 꽂고 있습니다. 서왕모는 불사약을 가지고 있으니 바로 천도복숭아입니다. 잘 익은 복숭아 30개를 한무제에게 선사했는데, 그중에 3개를 재상인 동방삭이 빼돌렸다고 합니다. 복숭아 1개를 먹으면 1,000년을 살 수 있다고 했으니 동방삭은 3개를 먹어서 3,000년을 살았다는 것이지요.

서왕모가 가꾸는 복숭아밭은 반도원蟠桃園이고, 그녀가 주관하는 복숭아 잔치인 반도회蟠桃會가 100년에 한 번씩 열렸다고 합니다. 반도원의 경비 책임을 맡고 있던 손오공은 그 복숭아를 몽땅 먹어버렸기에 영원히 죽지 않게 되었다는 것이지요.

이상향으로 그려진 복숭아밭

중국의 이상향이라는 무릉도원武陵桃源이 바로 복숭아밭입니다. 중국 동진東晉 때의 유명한 시인 도연명陶淵明의 〈도화원기桃花源記〉에 나오는 이야기지요.

어느 날 한 어부가 고기를 잡기 위해 강을 거슬러 올라갔는데, 한참을 가다 보니 물 위로 복숭아 꽃잎이 떠내려오는데 향기롭기 그지없었습니다. 향기에 취해 꽃잎을 따라가다 보니 문득 앞에 커다란 산이 가로막고 있는데, 양쪽으로 복숭아꽃이 만발했습니다. 그리고 계곡 밑으로 작은 동굴이 뚫려 있어 안으로 들어가니 별안간 확 트인 밝은 세상이 나타났다는 겁니다. 그곳에는 끝없이 넓은 땅과 기름진 논밭, 풍요로운 마을과 뽕나무, 대나무밭 등 이 세상 어느 곳에서도 볼 수 없는 아름다운 풍경이 펼쳐져 있었다는 것이지요.

그 후에 어부는 어떻게 되었을까?

두리번거리고 있는 어부에게 그곳 사람들이 다가왔습니다. 그들은 이 세상 사람들과는 다른 옷을 입고 있었으며, 모두 얼굴에 미소를 띠고 있었지요. 어부가 궁금한 것을 묻자 그들이 대답하기를, "우리는 조상들이 진秦나라 때 난리를 피해 식구와 함께 이곳으로 온 이후로 한 번도 이곳을 떠난 적이 없습니다. 지금이 어떤 세상입니까?" 어부는 그들의 궁금증을 풀어주고 융숭한 대접을 받으며 며칠간 머물렀습니다. 어부가 그곳을 떠나려 할 때 그들은 "우리 마을 이야기는 다른 사람에게 하지 말아주십시오"

라고 당부했습니다.

어부가 전한 무릉도원 이야기

어부는 너무 신기한 나머지 길목마다 표시를 하고 돌아와서는 즉시 고을 태수에게 사실을 고했습니다. 태수는 기이하게 여기고 사람들을 시켜 그곳을 찾으려 했으나, 표시해놓은 것이 없어져 도저히 찾을 수 없었다고 합니다. 그 후 유자기라는 고사高士가 이 말을 듣고 그곳을 찾으려 갖은 애를 썼으나 찾지 못하고 병들어 죽었습니다. 이후로 사람들은 그곳을 찾으려 하지 않았고, 도원경은 이야기로만 전해집니다.

자두

항산화 작용이 강력한 캅카스의 장수 식품

10대 장수 식품에 선정되지는 않았지만 슈퍼푸드로 손색이 없을 만한 과일이 우리나라에서도 많이 생산되는 자두입니다. 세계 3대 장수촌인 조지아 사람들이 즐겨 먹는 과일이기도 하지요. 조지아에서는 자두를 '생명의 과일'이라고 부른다고 하는데, 주스로 만들어 마시고 말려서 간식으로 먹고 있습니다. 동양계 자두는 원산지가 중국으로 맛이 새콤달콤하지만, 유럽계 자두는 원산지가 조지아가 있는 캅카스 지역으로 신맛이 강합니다.

자두는 어떤 효능이 있을까?

복숭아와 생김새가 비슷하고 보라색이어서 자도紫桃라고 하다가 자두가 되었습니다. 자두의 순수 우리말 이름은 오얏李이지요. 오얏꽃은 대한제국시대에는 황실을 상징하는 문장으로 사용되었습니다.

한의학에서는 간장과 신장의 기능을 좋아지게 하며 간장에 쌓인 열을 풀어주고 어혈을 풀어주며 입맛을 좋아지게 하고 소변을 잘 나오게 하고 주독을 풀어주는 효능이 있는 것으로 봅니다. 성질이 복숭아와는 달리 중간 내지 약간 서늘한 편이어서 몸에 열이 많은 사람에게 좋은데, 진액이 생성되게 하고 갈증을 멎게 하므로 더위에 지치고 입이 마를 때 좋지요. 장을 윤택하게 하여 대변을 잘 나오게 하고 통증을 없애며 염증을 가라앉히는 효능도 있습니다.

자두에는 어떤 영양 성분이 많이 들어 있을까?

사과산·구연산 등의 유기산이 들어 있어 피로 회복에 좋고, 인·철·마그네슘·칼륨 등의 미네랄이 들어 있습니다. 아미노산으로는 알코올 분해 효소를 많이 만들게 하는 아스파라긴산이 들어 있어 숙취 해소에 좋고, 소변 생성을 촉진하는 시트룰린이 들어 있어 이뇨 효과도 있습니다.

그리고 비타민 A·B가 들어 있는데, 특히 비타민 B_5라고 하는 판토텐산이 들어 있습니다. 판토텐산은 면역력을 높여주고 콜라겐 생성에 작용하여 피부와 머리카락을 건강하게 해주고 여드름 개선·유해 물질 해독·스트레스 완화 등의 작용을 나타냅니다. 또 자두에는 안토시아닌이라는 항산화 물질이 들어 있어 눈 건강에 탁월한 효과가 있고, 식이섬유가 사과보다 훨씬 많고 펙틴도 많으며 배변을 촉진하는 소르비톨sorbitol 성분도 들어 있어 변비에 좋습니다. 그런데 자두를 말리면 영양 성분이 훨씬 증가됩니다.

자두를 말리면 영양 성분이 얼마나 증가될까?

서양 자두를 말린 것을 프룬prune이라고 하는데, 생자두보다 각종 성분이 3~4배 이상 많습니다. 말린 자두는 활성산소를 제거하여 염증과 노화를 억제하는 항산화 성분이 블루베리·딸기·시금치·브로콜리의 2.5배나 되기에 과일과 채소 중에서 항산화 성분이 가장 많이 함유되어 있지요. 철분과 칼륨 역시 사과의 8배, 비타민 A는 24배 많이 들어 있고, 식이섬유도 12배가 들어 있어 변비에 매우 효과적이지요. 조지아 사람들은 자두를 말려서 늘 먹어서 건강했기에 자두를 생명의 과일이라 불렀던 것 같습니다. 그리고 말린 자두에는 보론boron 성분이 많이 함유되어 있는데, 보론은 갱년기 여성에게 좋습니다.

보론은 왜 갱년기 여성에게 좋을까?

보론은 붕소인데, 여성호르몬인 에스트로겐의 분비에 도움을 줍니다. 하루에 3mg 정도 섭취할 경우 혈중 에스트로겐 농도가 증가한다고 하는데, 말린 자두 100g에 25.5mg이 들어 있다고 하니 대단하지요. 갱년기에 나타날 수 있는 우울증 예방에도 도움이 된다고 합니다. 보론은 자두를 비롯하여 딸기·복숭아·양배추·사과·아스파라거스·셀러리·무화과 등에도 들어 있습니다.

자두는 미국에서도 많이 재배됩니다. 프랑스에서 가져온 야생종을 캘리포니아 종자에 접목시켜 재배하여 캘리포니아가 전 세계 생산량의 70%를 생산하는 최대 생산지가 되었는데, 말린 것을 플럼dried plum이라고 합니다.

자두에 항암 효과도 있을까?

폴리페놀이 많아 베타카로틴·안토시아닌 등이 들어 있고, 비타민 A·C·E 등의 다양한 항산화 성분이 들어 있어서 항암 효과를 나타냅니다. 또 우르솔산Ursolic acid이 풍부하게 들어 있는데, 암세포의 신생 혈관을 차단하여 성장과 전이를 막아주고 암 증식을 억제하는 효과가 있습니다.

자두를 먹을 때 주의할 점은?

서늘한 성질이므로 몸이 냉하고 배가 차가우며 설사를 자주 하는 사람은 적게 먹는 것이 좋습니다. 한의서에는 자두가 담을 만들고 습을 도와주는 성질이 있어 한꺼번에 많이 먹으면 안 된다고 했습니다. 또한 비·위장을 손상시키기 쉬우므로 비·위장이 허약한 사람은 먹지 말라고 했고, 몸이 몹시 허약한 사람이나 임산부는 먹지 않는 것이 좋다고 합니다.

자두는 꿀과는 상극이므로 함께 먹어서는 안 되고, 물에 담갔을 때 위로 뜨는 것은 먹지 않는 것이 좋습니다. 그리고 덜 익은 자두는 쓰고 떫으며 독이 있어 배탈이 나기 쉬우므로 먹지 않아야 합니다.

포도

기와 혈을 보충하는 장수촌의 음식

　포도주는 물 한 방울 섞이지 않은 포도 100%의 자연 음료로, 알코올 함량이 적은 대신 당분·유기산·비타민·미네랄·폴리페놀 등의 영양소가 함유되어 있는 건강 술로 알려져 있지요.

　미국 아칸소 대학의 연구에 의하면 프랑스인들이 미국인보다 30% 이상 지방질을 더 많이 섭취하고 담배도 더 많이 피우며 운동량은 적은데, 심장병으로 사망할 확률은 프랑스인보다 미국인이 3배 더 높다고 합니다. 그 이유는 단 한 가지, 프랑스인이 미국인보다 포도와 포도주를 많이 먹기 때문이라는 겁니다. 더욱이 포도주의 어떤 성분이 포유동물의 노화를 효과적으로 억제하는 것으로 보고되었습니다.

포도는 장수촌의 음식

　러시아 남부와 터키 사이에 있는 세계적인 장수촌인 조지아의 장수 비결 중에 포도와 포도주가 있습니다. 조지아 사람들은 아침에 와인을 한 잔씩 마신다고 하는데, 조지아산 와인은 세계적인 품질을 자랑합니다. 선홍색으로 쓴맛이 전혀 없고 달짝지근하면서도 깔끔한 맛이지요. 기후와 토양이 포도 재배에 적합하여 수천 년 동안 와인의 주요 생산지 역할을 하고 있는데, 토종 포도 품종이 500가지가 넘습니다. 사실 조지아는 와인의 발상지로서 와인이란 단어도 조지아 언어인 gvino에서 나왔다고 합니다. 기원전 8000년경에 압착기가 발견되었고, 기원전 7000년경의 무덤에서 포도씨가 발견된 것이 증거라고 하지요.

역시 세계적인 장수촌인 중국 신강 위구르자치구도 포도가 유명합니다. 해충이 거의 없고 일조량이 풍부하며 일교차가 커서 해가 지면 기온이 급격히 내려가는 사막 기후는 포도가 생산되기에 적절한 조건이기 때문이랍니다. 그래서 2,000여 년 전부터 포도가 재배되어왔는데, 품종이 100여 가지나 되고 세계에서 제일 맛있는 포도가 생산된다고 합니다. 게다가 씨까지 말린 건포도는 당도가 높기로 정평이 나 있습니다.

포도의 어떤 성분이 노화를 억제할까?

레스베라트롤입니다. 지난 2003년 세계적인 과학 전문지 〈네이처〉에 발표된 논문에 따르면 포도껍질과 씨, 적포도주 속의 레스베라트롤 성분이 세포 사멸을 억제하는 SIRT1 유전자를 활성화하여 생명을 연장한다고 했습니다.

레스베라트롤은 폴리페놀의 일종으로 포도를 비롯하여 오디·땅콩 등 베리류를 포함한 많은 식물에서 발견되는데, 식물이 스트레스를 받을 때 분비되는 피토알렉신phytoalexin입니다. 특히 포도는 곰팡이의 공격을 받으면 자신을 보호하기 위한 방어 물질로 레스베라트롤이라는 강력한 항균 물질을 분비하기 때문에 다른 식물체보다 더 많이 발견된다는 것이지요. 또한 조지아의 독특한 방법으로 담근 와인은 비타민과 폴리페놀이 풍부하다고 하니 레스베라트롤 성분이 더 많을 것으로 생각됩니다.

레스베라트롤은 그 밖에도 어떤 효능이 있을까?

강력한 항산화 작용을 가지고 있어 항암·항염증·항바이러스·신경세포 보호 등의 효능이 있습니다. 최근 연구에 의하면 유방암·전립선암·대장암·폐암 등의 암세포 증식을 강하게 억제하고 동시에 정상 세포가 암세포로 발전하는 것을 차단하는 것으로 밝혀졌습니다. 그리고 콜레스테롤을 제거해서 고혈압과 동맥경화에도 좋습니다.

게다가 체내에서 여성호르몬인 에스트로겐처럼 작용하기 때문에, 호르몬 불균형으로 여드름이 생기는 사춘기 청소년들의 여드름, 기미 치료에 효과적이며 피부를 탱탱하게 유지해준다고 합니다. 캐나다 앨버타 대학 의학연구소의 연구팀이 미국의 학술잡지 〈생리학지〉에 게재한 보고서에서 의하면 레스베라트롤이 근력과 지구력을 높여 운동 능력을 향상시키는 데 도움을 줄 수 있다고 합니다.

식전에 포도주를 마시면 식욕을 돋워서 체중이 늘지 않을까?

레스베라트롤이 지방세포의 크기를 줄이며 세포의 미토콘드리아를 증가시켜 에너지 신진대사를 높이는 작용을 하므로 다이어트에도 효과적이라고 합니다. 꿀벌에 대한 실험에서 식욕 억제 효과도 나타냈다고 하는데, 레스베라트롤을 투여한 꿀벌은 일정 섭취량에 도달하면 더 이상 당분 섭취를 하지 않으며 그 결과 수명 연장 효과도 보였다고 합니다.

그리고 레스베라트롤은 비만에 의한 당뇨로 발생된 만성 염증과 신경염증을 감소시킬 뿐만 아니라 손상된 기억력을 개선시킨다는 연구 보고도 있습니다.

포도의 레스베라트롤 성분을 잘 섭취하려면 어떻게 먹어야 할까?

레스베라트롤은 물에 녹지 않고 알코올에 잘 녹는 성질이 있어서 포도나 포도주스보다 적포도주에 많이 들어 있다고 합니다. 그리고 레스베라트롤은 포도의 씨·껍질에 주로 분포하기 때문에 포도를 먹을 때에는 씨와 껍질까지 씹어 먹는 것이 좋습니다. 조지아 사람들은 과일을 먹을 때 껍질은 물론이고 씨까지 모두 씹어 먹는다고 하는데, 껍질에는 식이섬유가 많아 장운동을 활발하게 해주고 씨에는 불포화지방산이 많아 심장 혈관 질환의 예방에 도움이 되지요. 역시 장수하는 사람들은 뭐가 달라도 다릅니다.

한편, 레스베라트롤은 열에 약하므로 가열한 경우에는 들어 있지 않다고 합니다. 포도잼에는 레스베라트롤이 없다는 것이지요.

포도에 들어 있는 또 다른 몸에 좋은 성분은?

엘라그산이 들어 있습니다. 엘라그산은 포도를 비롯하여 딸기·산딸기·

석류·호두·땅콩류 및 녹차 등에 존재하는 폴리페놀인데, 역시 항산화 물질입니다. 항염증·항바이러스·항돌연변이·항암 효과를 나타내는데, 유방·식도·피부·결장·전립선·췌장의 암세포 활동을 억제하는 역할을 하는 것으로 보고되어 있습니다. 엘라그산은 진정 작용도 있으므로 포도주를 마시면 긴장이 35% 정도 감소되면서 심신이 편해진다고 합니다.

또한 국내 연구진에 의해 엘라그산이 콜레스테롤의 유출을 촉진시켜 동맥경화증을 막아준다는 것이 밝혀졌습니다.

한의학에서 포도의 효능은?

기와 혈을 보충하는 효능이 강하여 허약 체질인 사람에게 좋은데, 신장과 간장의 음기를 보하며 기운을 도와주고 힘을 배가시켜주는 효능이 있습니다. 뼈와 근육을 튼튼하게 하는 효능이 있으므로 허리와 무릎에 힘이 없고 시큰거리는 경우에 좋습니다. 그리고 배고픔을 견디게 하고 오래 먹으면 몸을 가볍게 하고 수명을 늘리며 늙지 않게 하는 건강·장수 식품이지요. 게다가 갈증을 멎게 하므로 여름에 먹으면 땀을 많이 흘리고 피로해진 몸이 빨리 회복되는 것을 느꼈을 겁니다. 더위와 피로를 물리쳐주는 훌륭한 제철음식이지요.

포도는 특히 어떤 사람들이 먹으면 좋을까?

가슴이 두근두근 뛰고 잠이 잘 오지 않으며 식은땀을 흘리고 신경이 예민한 사람에게 적합합니다. 또한 포도는 가슴이 답답하고 화끈거리는 것을 없애주며 뇌를 건실하게 하므로 열병을 앓고 허열虛熱이 남아 있는 환자나 공부에 지친 수험생에게도 좋습니다.

소변을 잘 나오게 하는 효과도 있으며 오줌이 자주 마려운데 찔끔거리며 시원하게 나오지 않으면서 통증이 있는 요도염·방광염 등에도 효과적이지요. 임신부에게도 포도가 좋습니다. 태를 튼튼하게 하는 효능도 있기 때문이지요. 태아가 자주 요동하여 배가 아프고 아래로 뻗쳐 내려오는 느낌이 있으며 심하면 출혈이 생기는 것을 태동 불안증이라고 하는데, 유산 위험증을 예방해줄 수 있습니다.

포도에는 어떤 영양 성분이 들어 있을까?

포도당·과당 등의 당질, 주석산·사과산 등의 유기산, 리놀레산·아라키돈산arachidonic acid·올레산·파밀트산 등 20여 종의 지방산, 비타민 A·B·C·D, 그리고 타닌·칼슘·철분 등이 들어 있습니다. 그리고 포도는 알칼리성 식품이지요.

포도주는 어떤 효과가 있을까?

한의서에서는 포도가 기혈을 크게 보하고 근육을 활발하게 하며 경락을 잘 소통시켜주므로 술로 담가 마시면 좋다고 했습니다. 그러므로 혈액순환과 심장근육의 수축 활동을 잘되게 하며 심장에 혈액을 공급하는 관상동맥의 수축도 활발하게 해주고 동맥경화를 예방해준다는 의미로 볼 수 있습니다. 또한 포도주가 입맛을 돋워주고 장운동을 촉진시켜준다는 것은 잘 알려져 있지요.

포도를 많이 먹으면 좋지 않은 경우는?

많이 먹으면 설사하기 쉽고 눈이 어두워지며 배에 가스가 차게 하여 아랫배가 더부룩해질 수 있습니다. 그러니 비·위장이 허약하여 소화력이 약한 사람은 적게 먹어야겠지요. 그리고 다이어트를 위해 포도 한 가지만 먹는 포도 요법도 바람직한 건강법이 될 수 없습니다. 골고루 먹어야지요.

머루
보혈 강장 효능을 가진 슈퍼푸드

세계 10대 장수 식품에 포함된 머루는 서양에도 있기는 하지만 주로 중국·한국·일본 등의 동북아시아에서 자생하고 있습니다. 특히 우리나라에서 자라는 머루가 효능이나 맛에서 가장 우수하다고 알려져 있는데, 예전에 특별한 간식거리가 없던 시절에 아이들의 인기 식품 중 하나였습니다. 잘 익은 머루는 먹기가 좋도록 물렁하고 꿀맛처럼 달면서 시큼한 맛이 나지요.

머루를 먹은 지 오래되었을까?

고려가요인 〈청산별곡青山別曲〉에 머루가 나옵니다. "살어리 살어리랏다 청산에 살어리랏다. 멀위랑 다래랑 먹고 청산에 살어리랏다." 그리고 머루에 대한 속담도 많습니다. "머루 먹은 속"은 대강 짐작하고 있는 속마음을 나타내는 말이고, "개 머루 먹듯"은 맛도 모르고 먹는다는 걸 표현하는 속담이지요. 또 "소경 머루 먹듯"은 좋고 나쁜 걸 가리지 못하고 이것저것 아무거나 취한다는 뜻입니다. 이런 것을 보면 우리 조상들이 옛날부터 머루를 즐겨 먹어왔다는 것을 알 수 있지요.

머루는 포도와 비슷할까?

머루는 포도의 원조라고 하는데, 포도과에 속하는 야생의 덩굴식물이지요. 머루·왕머루·새머루·까마귀머루·개머루 등 5종이 있고 9~10월에 익는데, 포도보다 알갱이가 작으며 검붉고 짙은 자줏빛을 띱니다. 한문 이름은 목룡木龍·야포도野葡萄·산포도山葡萄 등입니다.

슈퍼푸드에 속하는 머루는 항산화 작용이 강할까?

검붉은색을 내게 하는 안토시아닌 성분이 포도의 2~4배나 들어 있어 항산화 작용이 매우 큽니다. 또 면역 강화 물질로서 항암 작용과 심장혈관 예방 효과를 나타내는 레스베라트롤이 포도의 3배나 들어 있습니다. 그리고 폴리페놀·카테킨 등 항암 효과를 나타내는 성분도 많이 함유되어 있고 과당·유기산·비타민 A·C도 풍부합니다. 칼슘·인·철분·회분 등의 미네랄도 포도보다 훨씬 많이 들어 있습니다.

머루의 효능은?

항산화 효과가 매우 강합니다. 암세포의 분화를 유도할 뿐만 아니라 사멸을 유도하는 항암 효과도 매우 뛰어나고, DNA 변이를 억제하고 DNA의 손상을 방지해주는 작용도 있습니다. 안토시아닌은 혈관에 침전물이 생기는 것을 막아 피를 맑게 하여 심장 질환과 뇌졸중 위험을 감소시켜줍니다. 그리고 지방세포의 기능을 개선시켜 대사증후군을 예방하는 데 도움을 줍니다. 물론 시력 회복과 시력 보호 등 눈 건강에도 좋습니다. 당연히 노화 방지 효과도 크므로 슈퍼푸드로서 자격이 충분합니다.

머루가 질병의 치료에도 사용되었을까?

예로부터 보양 강장제·보혈제로서 기력을 도와 몸을 튼튼히 하는 데 많이 이용되어왔고, 남성 성기능 장애에도 활용되었습니다. 어린이의 성장과 두뇌 발달에 도움을 주고, 피로 회복·피부 미용에 좋고, 불면증·숙취에도 효과가 있습니다. 혈액순환을 촉진하여 팔다리가 저리고 아픈 경우에 좋고, 혈액 속의 콜레스테롤을 떨어뜨리는 작용이 있어서 중풍·동맥경화 등에 도움이 됩니다.

변비에도 효과가 있고, 칼로리도 높지 않아 다이어트에도 도움이 될 수 있습니다. 항균·지혈 작용이 있고 소염 작용이 있어, 흉막염·만성기관지염·기관지천식·폐결핵 등에 효능이 있다는 것이 밝혀졌습니다. 이뇨 작용이 있어 노인들의 소변 장애에도 효과가 있습니다.

머루의 잎과 줄기, 뿌리는 어떤 효능이 있을까?

잎은 구토·설사·동상·빈혈 치료에 사용되었고, 줄기를 잘게 썰어서 차로 달여 조금씩 마시면 몸이 붓는 부종에 효과가 있습니다. 피부에 생긴 상처에 세균이 들어가 붉어지고 열이 나며 붓고 아픈 단독丹毒에는 뿌리를 짓찧어 발랐습니다. 옴이 번져 생긴 종기에는 뿌리를 말려 찧어서 가루로 만들어 붙였고, 신경통에는 줄기를 썰어 푹 삶은 후 욕탕에 넣고 이 물로 목욕을 했습니다. 또 촌충을 없애는 데 가지와 잎을 쓰기도 했습니다.

머루를 먹을 때 주의할 점은?

입맛이 나지 않고 갈증이 날 때 생것을 그대로 먹거나 즙을 내서 먹으면 됩니다. 약용으로 꾸준히 먹을 때는 말린 것을 달여서 먹거나, 말려서 꿀에 잰 후 졸여서 머루정과를 만들어 먹어도 좋습니다. 술을 좋아하는 사람은 머루주를 담가 먹어도 좋습니다.

머루는 중간 내지 약간 서늘한 성질이므로 열이 있든 몸이 냉하든 누구나 먹어도 큰 문제가 없는데, 속이 차고 소화력이 약하며 대변이 묽거나 설사를 잘하는 사람은 조금씩 먹는 것이 좋습니다.

토마토
누구나 먹어도 별탈이 없는 빌카밤바의 장수 식품

세계 3대 장수촌인 남미 에콰도르의 빌카밤바의 장수 비결 가운데 토마토를 많이 먹는 것이 있습니다. 토마토의 원산지가 바로 남미의 페루인 때문이기도 한데, 빌카밤바 마을은 페루의 북쪽에 인접해 있지요. 토마토는 16세기 초 콜럼버스가 신대륙을 발견한 즈음 유럽으로 건너가 스페인과 이탈리아에서 재배되면서 서구의 육류식에서 빼놓을 수 없는 재료가 되었습니다.

유럽에서는 왜 토마토를 많이 먹었을까?

토마토는 지방의 소화를 도와주므로 고기와 생선처럼 기름진 음식을 먹을 때 함께 먹으면 소화가 잘될 뿐만 아니라 각종 영양이 풍부하고 여러 질병의 예방에 좋기 때문이지요. 그래서 "토마토가 빨갛게 익으면 의사 얼굴이 파랗게 된다"는 속담이 있듯이, 의사가 필요치 않을 정도로 건강에 좋은 식품이기에 슈퍼푸드가 된 것입니다.

우리나라에는 19세기 초에 일본을 거쳐서 들어온 것으로 추정됩니다. 그러니 《동의보감》에는 나오지 않는데, 한자로는 서양감이라는 뜻으로 서홍시西紅柿·남만시南蠻柿 혹은 번가番茄라고 합니다.

토마토는 한의학적으로 어떤 효능이 있을까?

약간 서늘한 성질로서 갈증을 멎게 하고 위장을 도와 소화를 돕는 효과가 있는 것으로 봅니다. 여름철에 입맛이 떨어지고 목이 마를 때 수시로 먹으면 더위도 물리치고 식욕을 돋우고 소화를 잘되게 합니다. 더위를 먹거나 열성병을 앓아 갈증이 심한 경우, 기름진 음식을 많이 먹은 탓으로 소화 장애가 생긴 경우, 과로하여 음기가 손상되어 허열이 상부로 오르는 경우에 좋습니다.

강력한 항산화제, 토마토

토마토의 색깔을 빨갛게 만드는 색소가 바로 리코펜 성분인데, 리코펜은 노화의 원인이 되는 활성산소를 없애주는 강력한 항산화제입니다. 혈전 형성을 막아주므로 뇌졸중, 심근경색 등을 예방하는 효과가 있을 뿐만 아니라 노화 억제 효과가 크지요.

빌카밤바 사람들이 술과 담배를 즐기는 편인데도 불구하고 장수하는 요인에 토마토가 들어가는 것도 리코펜의 작용으로 생각됩니다. 리코펜은 니코틴에 대한 해독 작용을 촉진시켜 폐암을 예방해주기 때문에 담배를 피우는 사람에게 좋습니다. 그리고 알코올을 분해할 때 생기는 독성 물질을 배출하는 역할을 하므로 술 마시기 전에 토마토 주스를 마시거나 토마토를 술안주로 먹는 것도 좋습니다.

토마토에 들어 있는 리코펜은 항암 효과도 있을까?

미국 하버드대 연구진이 국립 암연구소 학술지에 발표한 보고서에 따르면 1주일에 2번 이상 토마토가 들어간 음식을 먹은 사람이 그렇지 않은 사람에 비해 전립선암 발병율이 36% 낮은 것으로 나타났습니다. 그것은 토마토에 들어 있는 리코펜이 강력한 항암 효과를 나타내기 때문입니다.

전립선암 환자에 대한 임상 실험에서도 리코펜을 먹은 그룹이 먹지 않은 그룹에 비해 전립선 암종을 축소시키고 전립선암의 진행을 지연시키는 강력한 항암 효과를 나타냈습니다. 리코펜은 유방암, 소화기계통의 암 예방에도 효과가 있습니다. 그리고 토마토에 함유된 비타민 C·E·베타카로틴·셀레늄 등도 항암 효과를 가지고 있지요. 토마토를 즐겨 먹는 이탈리아 여성들은 유방암 발병률이 매우 낮다고 합니다.

그 밖의 영양 성분

토마토는 과일과 채소의 특성을 모두 갖추고 있고, 비타민과 미네랄 공급원으로 아주 우수한 식품이지요. 당질·단백질·아미노산·구연산·사과산·호박산 등의 유기산, 식이섬유, 그리고 칼슘·칼륨·철·인·아연 등의 미네랄이 들어 있습니다.

비타민도 A·B_1·B_2·B_6·C·E·니아신·엽산 등이 다양하게 함유되어 있어 종합 비타민제라고 할 수 있지요. 특히 비타민 C는 토마토 1개에 하루 섭취 권장량의 절반가량이나 들어 있어 면역력 향상과 피부 미용에 좋은데, 피부에 탄력을 줘서 잔주름을 예방하고 멜라닌 색소가 생기는 것을 막아 기미 예방에도 좋습니다.

비타민 K도 들어 있어 칼슘이 빠져나가는 것을 막아주므로 골다공증이나 노인성 치매를 예방하는 데 도움이 되지요. 루틴 성분은 혈관을 튼튼하게 하고 혈압을 내리는 역할을 하고, 칼륨은 체내 나트륨을 몸 밖으로 배출시켜줍니다. 그러니 음식을 짜게 먹는 사람의 고혈압 예방에도 도움이 되지요. 그리고 콜레스테롤을 떨어뜨리는 효과도 있습니다.

토마토가 몸에 맞지 않는 체질도 있을까?

토마토는 참외나 수박처럼 찬 성질이 아니고 약간 차가운 편이므로, 속이 냉한 사람도 잘 익은 토마토를 적당히 먹으면 배탈·설사가 나지 않습니다. 토마토는 익혀 먹어도 좋은데, 익히면 리코펜과 비타민과 미네랄의 함량이 훨씬 많아집니다.

환자들에게도 토마토가 좋습니다. 유기산이 적어 자극성이 적은 데다 영양이 우수하고 소화를 잘되게 하기 때문이지요. 산성 식품을 중화시키는 역할도 합니다. 특히 당뇨병 환자나 비만한 사람에게 좋은데, 100g당 14kcal밖에 되지 않고 수분과 식이섬유가 풍부해서 포만감을 주므로 변비와 다이어트에 좋기 때문이지요. 식사 전에 토마토를 1개 먹으면 식사량을 줄일 수 있으며 신진대사를 촉진하는 효과도 있습니다.

사과

약처럼 활용되는 피부 미인의 과일

우리나라 국민이 가장 좋아하는 과일이 사과지요. 사실 사과는 낙엽과수의 왕이라고 불릴 만큼 모양과 맛과 향기가 다른 과일에 비교할 수 없을 정도로 뛰어난데, 동서양을 막론하고 사랑받는 과일입니다.

그래서 사과에 관한 속담·신화·전설도 많은데, "하루에 사과 1개면 의사가 필요 없다An apple a day keeps the doctor away"는 영국 속담과 "사과 나는 데 미인 난다"는 우리의 말에서도 사과의 영양적 가치와 효능을 충분히 짐작할 수 있지요. 사과가 익는 계절이 되면 사람이 건강해진다는 말도 있으니 정말 대단한 음식임에 틀림없는데, 왜 슈퍼푸드로 선정되지 않았는지 이해가 가지 않습니다.

사과는 오랜 세월 동안 빼놓을 수 없는 인류 역사의 큰 전환점으로 자리 잡고 있습니다. 아담과 이브의 사과를 비롯해서 만유인력을 발견하게 하여 현대 물리학의 토대가 마련된 뉴턴의 사과, 스위스 독립의 기초가 된 윌리엄 텔의 사과, 현대 미술의 출발을 알린 세잔의 사과, 스마트 혁명을 이끈 스티브 잡스의 애플 등등 숱하게 많은데, 가장 흥미로운 이야기는 트로이전쟁의 씨앗이 되었던 불화의 황금 사과입니다.

트로이전쟁이 일어나게 된 불화의 황금 사과는?

그리스 신화에 나오는 이야기입니다. 나중에 영웅 아킬레우스의 아버지가 된 인간 펠레우스와 바다의 여신 테티스의 결혼식이 있었는데, 그 결혼식에 불화의 여신인 에리스만이 초대받지 못했습니다. 즐거운 잔치 자리에 불화의 신을 부르지 않는 것은 당연한 일이었지만, 에리스는 화가 나서 분풀이로 잔치 분위기를 망쳐놓기 위해 황금 사과를 잔칫상에 던져놓고 가버립니다. 그 황금 사과에는 '가장 아름다운 여신에게'라고 쓰여 있었기에 연회장은 대혼란에 빠지게 됩니다.

하객으로 참석한 모든 여신들이 서로 그 사과가 자기 것이라고 주장하며 다투기 시작했던 탓이었지요. 여신들의 다툼은 제우스의 부인인 헤라, 미와 사랑의 여신 아프로디테, 지혜의 여신 아테네로 압축되었는데, 워낙 대단한 여신들이라 서로 한 치의 물러섬도 없었기에 도저히 결판이 날 것 같지 않았습니다. 결국 최고의 신인 제우스에게 판결을 내려달라고 부탁했습니다.

제우스는 어느 여신이 가장 아름답다고 판결했을까?

제우스는 괜히 우승자를 결정했다가 나머지 두 여신이 두고두고 자기를 원망할 것 같아 잘생긴 양치기 소년에게 판결을 위임해버렸습니다. 그 소년은 원래 트로이의 왕자인 파리스였지만 장차 트로이 멸망의 원인이 될 것이라는 예언 때문에 산에서 양치기로 자라고 있었던 것이지요.

심사위원이 된 파리스에게 여신 중에서도 가장 권세가 등등했던 헤라는 자기를 뽑아주면 권세와 지위를 주겠다고 했고, 아테네는 지혜와 전쟁의 승리를 주겠다고 했습니다. 마지막으로 아프로디테는 세상에서 가장 아름다운 여인을 아내로 맞게 해주겠다고 했지요. 파리스는 누구를 선택했을까요? 파리스는 황금 사과를 아프로디테에게 주었습니다.

파리스는 세상에서 가장 아름다운 여인을 아내로 맞았을까?

양치기 목동인 파리스는 트로이의 왕자로 변신했고, 그 당시 가장 아름다운 여인이었던 그리스 스파르타의 왕비 헬레네를 찾아가서 그녀의 마음을 사로잡았습니다. 그것은 아프로디테가 헬레네의 눈에 콩깍지가 씌도록 힘써주었기 때문이지요. 큐피드의 화살을 날려주었던 것입니다.

그래서 파리스와 헬레나는 트로이로 도망쳤고, 아내를 빼앗긴 스파르타의 왕 메넬라오스는 형 아가멤논과 함께 원정길에 나서며 트로이전쟁이 시작되었습니다. 그러니 황금 사과는 인간의 원초적인 욕망을 상징하는 것으로 볼 수 있지요.

실제로 사과를 먹으면 미인이 될 수 있을까?

사과나무에 곱게 피어 있는 사과꽃도 아름답지만 사과를 많이 먹은 능금 아가씨는 더욱 예쁘다고 하지요. 사과에 흡수가 잘되는 포도당과 과당을 비롯해 유기산, 그리고 비타민 C와 비타민 B가 풍부하게 함유되어 있어 피부의 탄력과 재생에 도움을 주므로 피부 미용에 좋다는 사실을 아는 사람은 많을 겁니다. 그뿐 아니라 사과는 혈액순환을 활발하게 하며 대변을 잘 나오게 하고 기력을 도와주기 때문에 건강 미인이 되게 하지 않나 싶습니다. 또 사과에는 폴리페놀 성분이 상당히 많이 들어 있어서 노화 방지와 피부 미용에 효과가 큽니다.

사과를 먹은 여성의 아이도 피부 미인이 될까?

피부도 그렇지만, 그 밖에도 좋은 점이 많습니다. 제 어머니는 저를 가졌을 때 사과를 많이 먹었고, 그 덕에 제 피부는 3남매 중에서 가장 흽니다. 그리고 임신 중 사과와 생선을 많이 먹으면 태어난 아이가 천식과 습진에 걸릴 가능성이 낮아진다는 연구 결과도 있습니다.

네덜란드 위트레흐트 대학 연구소의 빌러스 박사는 5세 어린이 1,253명이 현재 겪고 있는 질병과 이들을 임신했을 때 어머니의 식사 습관을 조사 분석한 결과, 임신 중 사과를 1주일에 4개 이상 먹은 여성의 자녀가 가장 적게 먹은 여성이 낳은 아이에 비해 천식 발병률이 평균 37% 낮은 것으로 나타났다고 합니다. 사과는 활성산소를 없애주는 항산화 작용이 강하기에 그런 효능을 발휘한다는 것이지요.

사과의 역사는?

사과가 재배된 지는 4,000년이 넘는다고 하는데, 원산지는 중앙아시아의 고원지대 혹은 유럽의 남동부 지역으로 추정하고 있습니다. 우리나라에서 사과에 대한 최초의 기록은 고려시대 1103년의 《계림유사 鷄林類事》에 나오는데, 이것이 재래종 능금입니다. 지금 우리가 먹고 있는 사과 품종은 구한말에 미국 선교사나 일본인을 통해 도입된 개량종입니다.

사과는 연평균 기온 8~11℃인 비교적 서늘한 기후에 적당한 온대 북부 과수인데, 우리나라와 같이 일조량과 기온차가 적당한 지역에서 자란 것이 수분도 많고 맛도 좋다고 합니다. 예전에는 대구 일대에서 재배가 많이 이루어졌으나 최근에 지구온난화의 영향으로 주산지가 점차 북상하고 있지요.

한의학에서 사과의 효능은?

사과는 중초中焦의 부족을 보충하고 비장을 조화롭게 한다고 했습니다. 중초는 몸통의 가운데 부분을 뜻하기에 비·위장이 속한 곳이므로 비·위장의 기능을 도와서 소화를 도와주는 효능이 있지요. 그래서 음식을 먹고 기가 통하지 않아 체한 경우에 사과즙이 약이 되는 겁니다. 설사를 멎게 하는 효능도 있지요. 《동의보감》에서는 사과가 소갈·곽란·복통을 다스리고 가래를 없애주며 이질을 멎게 한다고 했습니다.

사과를 푹 삶아서 만든 옥용단 玉容丹이라는 먹는 고약 膏藥도 있습니다. 옥용단은 오장육부를 통하게 하고 경락을 소통시키며 몸의 기를 잘 조절하고 정신을 맑게 하며 열과 찬 기운이 오르내리는 것을 그치게 합니다. 옥용은 옥과 같이 고운 얼굴 모양, 즉 미인의 얼굴을 뜻하지요. 그러니 옥용단을 먹으면 아름다운 동안이 되는 것입니다.

사과가 갈증을 없애고 속을 시원하게 하니 차가운 성질일까?

사과는 2종류로 나뉩니다. 한 가지는 임금林檎 혹은 사과沙果인데, 크기가 작으면서 둥글고 시고 단맛에 따뜻하거나 따뜻하지도 차갑지도 않은 중간 성질입니다. 또 하나는 평과苹果라고 하는데, 크면서 길쭉하고 단맛에 서늘한 성질입니다. 요즘 나오는 사과는 옛날부터 있던 능금보다는 외국에서 들어온 품종으로서 크기도 크므로 서늘한 성질로 봐야 할 것 같습니다.

서늘한 성질로서 열을 내리고 몸에 진액을 생기게 하며 갈증을 멎게 하고 폐에 윤기를 주는 효능이 있습니다. 열병으로 진액을 상하여 목이 건조하고 입이 마르거나 폐가 건조하여 생긴 마른기침에 좋고, 열병으로 가슴이 답답한 것을 풀어주며 더위를 물리치게 합니다. 술을 깨게 하는 효과도 있습니다.

사과의 항산화 작용은?

세계적으로 유명한 과학 잡지 〈네이처〉 2001년 6월호에 실린 미국 코넬 대학 논문에 의하면 사과 100g에서 비타민 C 1,500mg에 상당하는 항산화 작용이 확인되었다고 합니다. 사과의 비타민 C 함량이 감귤류에 비해 훨씬 적은데도 항산화 작용이 강한 것은 폴리페놀 함량이 많기 때문입니다.

사과에 함유된 폴리페놀은 애플페논이라고도 하는데 그 성분 중에 에피카테킨epicatechin이라는 물질이 있습니다. 녹차에도 함유되어 있는 카테킨류의 일종으로, 카테킨류 중 가장 활발한 작용을 하는 성분입니다. 카테킨은 활성산소를 억제하는 강력한 항산화 작용과 항바이러스·항균·항염증 등의 작용이 있으며, 콜레스테롤과 혈당을 떨어뜨려줍니다. 그래서 동맥경화·심장병·중풍·암 등의 발생 위험을 줄여주고 비만과 노화를 억제하는 효과를 나타냅니다. 그런데 에피카테킨은 사과의 과육 부분보다 껍질에 많이 함유되어 있습니다.

사과의 좋은 성분은 어디에 많을까?

〈네이처〉에 실린 논문에 의하면 총 항산화 활성은 과육에 비해 껍질 부분이 2배 정도 뛰어났다고 합니다. 일본 신슈 대학교의 연구에서도 사과의 껍질에 함유된 에피카테킨 성분이 과육의 4배나 된다고 합니다. 그것은 사과의 껍질을 붉게 만드는 플라보노이드인 안토시아닌과 캠페롤kaempherol 성분을 비롯하여 껍질에만 함유된 케르세틴과 글리코시드glycoside 등의 항산화 성분이 있기 때문이지요. 게다가 사과 껍질은 만성질환 예방에 탁월한 페놀 화합물 함량도 매우 높습니다. 그러니 껍질째 먹어야 항산화 성분을 제대로 섭취할 수 있는 겁니다.

사과의 항암 효과는?

붉은 껍질에 함유된 케르세틴과 캠페롤은 암세포의 성장을 40% 감소시킨다는 연구 결과가 있고, 트리테르페노이드triterpenoid 성분은 항암, 암세포 증식 억제 효과가 있다고 합니다. 사과는 특히 유방암과 대장암 예방에 효과가 큽니다. 사과에 들어 있는 식이섬유인 펙틴은 대장암을 예방하는 유익한 지방산을 증가시키고 붉은색 사과에 풍부한 폴리페놀 성분은 대장 내에 머무는 동안 장 내의 항암 물질 생산을 도와줍니다. 또 페놀 화합물과 플라보노이드 성분은 항산화, 종양 증식 억제 작용을 하므로 유방암 예방에도 좋습니다.

사과에는 항산화, 항암 성분 외에도 어떤 성분이 들어 있을까?

성분 중 가장 중요한 것은 당분·유기산·펙틴입니다. 당분은 10~15% 가량인데, 대부분이 과당과 포도당으로 몸에 흡수가 잘됩니다. 유기산은 사과산을 비롯하여 구연산·주석산 등입니다. 미네랄 중에는 칼륨이 많아서 혈압을 떨어뜨려주므로 소금을 많이 넣어 짜게 먹는 사람에게 사과가 좋습니다.

그리고 껍질에 함유된 케르세틴은 항산화·항염증·항균·항암 작용 외에도 혈압을 내리고 혈관의 탄력성을 증강시켜 중풍 예방 효과가 있고, 혈액순환을 촉진하여 콜레스테롤과 혈액 점도를 떨어뜨려주며, 지방세포 분화를 억제하고 지방을 연소시켜줍니다. 케르세틴은 양파에 많이 들어 있지요.

그 밖에 사과의 효능은?

영국 옥스퍼드 대학 연구팀에서는 사과가 심장마비를 예방해준다는 결과를 발표했습니다. 50세 이상의 사람들이 매일 사과 1개씩을 먹는다면 영국에서 심장마비·심근경색·뇌졸중으로 인한 사망을 8,500건 줄일 수 있는 것으로 나타났다고 합니다.

또 연구팀에 의하면 사과가 콜레스테롤을 떨어뜨리는 약인 스타틴을 대체할 수 있다고 하는데, 사과를 먹는 것이 콜레스테롤을 낮추는 효과를 나타낸다는 것이지요. 더욱이 스타틴이란 약은 근육 질환이나 당뇨병 발병을 높일 수 있는 반면 사과는 콜레스테롤 수치를 낮춰주면서도 부작용이 없다고 합니다. 그리고 이미 콜레스테롤을 낮추려고 의사의 진단을 받고 약을 먹는 사람이 사과를 먹게 되면 약의 양을 줄일 수 있다고 합니다.

사과가 콜레스테롤을 떨어뜨리는 약보다 좋을까?

최근 미국 오하이오 주립대학 연구팀은 사과를 매일 1개씩 4주간 먹으면 혈액 속의 나쁜 콜레스테롤을 40% 줄인다는 연구 결과를 발표한 바 있습니다. 그것은 펙틴 성분이 콜레스테롤 흡수를 차단하고 항산화 성분인 폴리페놀이 활성산소의 세포 손상을 억제해주기 때문이라고 합니다.

또 미국 캘리포니아 대학 연구진은 사과 주스를 매일 섭취하면 나쁜 콜레스테롤의 산화를 방지함으로써 심장 질환 예방에 도움을 준다는 연구 결과를 발표했습니다. 그 밖에도 2011년의 어느 연구에서는 사과를 매일 25g씩 먹으면 뇌졸중 발병 위험을 9% 낮출 수 있다고 밝힌 바 있습니다.

약이나 다름없는 사과

영국의 일간지 〈데일리메일〉에서는 일상생활에서 사과를 이용한 건강 관리법을 소개했습니다. 우선 천식에 좋습니다. 미국의 호흡기 중환자 의학 저널에 의하면 성인의 경우 사과를 일주일에 2개 정도만 먹어도 천식에 걸릴 위험이 최고 3분의 1까지 줄어들고 폐 기능 강화에 도움을 준다고 합니다. 쥐가 날 때도 사과가 좋답니다. 쥐가 나는 이유 가운데 하나는 칼슘·마그네슘·칼륨·비타민 B·C의 부족인데 사과에는 그런 성분이 모두 함유되어 있기 때문이라는 것이지요.

또 사과를 먹으면 나쁜 콜레스테롤인 LDL 수치가 낮아진다고 합니다. 미국의 연구에 의하면 말린 사과 75g사과 4개에 해당을 6개월 동안 매일 꾸준히 먹은 여성의 경우 LDL 수치가 4분의 1까지 낮아졌다고 합니다. 그 밖에 잇몸병·설사·골다공증·면역력 저하·변비·피로 회복에도 사과를 먹으라고 했는데, 사과 식초를 먹으라는 경우도 있습니다.

사과 식초는 어떤 질병에 효과가 있을까요? 고혈압 환자가 사과 식초를 마시면 혈압이 낮아진다는 연구 결과는 이미 여러 차례 발표되었습니다. 식초에 함유된 아세트산이 혈관 수축을 야기하는 앤지오텐신 II angiotensin II 분비를 감소시키기 때문이라고 합니다. 또 딸꾹질을 할 때 사과 식초를 물에 섞어 마시면 딸꾹질이 멎게 된다고 합니다. 그리고 벌이나 해파리에 쏘였을 때 쏘인 부위에 사과 식초를 바르면 진정 효과가 있다고 합니다. 식초의 산 성분이 독소 성분을 완화시키기 때문이라고 합니다.

사과는 많이 먹어도 탈이 없을까?

사과를 많이 먹으면 모든 맥이 약해지며 막혀서 잘 통하지 않게 되고 배가 불려져 답답하게 되므로 주의해야 합니다. 또한 사과는 시고 떫은맛인데, 한의학에서 신맛이나 떫은맛은 몸에서 빠져나가는 것을 막아주기 때문에 기를 막히게 하고 열을 일으키며 잠을 오게 하고 담과 부스럼이 많이 생겨나게 합니다.

그리고 병을 앓고 있는 사람에게는 사과가 좋지 않습니다. 질병을 앓고 있는 사람이 사과를 많이 먹으면 열을 일으키고 병이 다시 심해질 수 있으며 딸꾹질을 유발하거나 기도를 막아버릴 수 있기에 주의해야 합니다. 그러니 사과는 일단 병이 있을 때는 피하고, 건강 증진과 질병 예방을 위해 병이 없을 때 먹는 것이 좋습니다.

아침에 먹는 사과는 금, 저녁에 먹는 사과는 독일까?

아침에 일어나서 사과를 먹으면 심신을 상쾌하게 해줄 뿐 아니라 위의 활동을 촉진시켜 위액 분비를 촉진시켜주어 소화·흡수를 돕고 배변을 촉진하며 좋은 에너지원이 됩니다.

그러나 사과는 서늘한 성질이고 섬유질이 많이 함유되어 있기에 밤에 먹을 경우에 장이 자극되어 위액 분비와 배변이 촉진되므로 속이 쓰리거나 뱃속이 불편하여 숙면에 방해가 될 수 있지요. 소화가 덜 된 섬유소 때문에 잠을 자는 동안 가스가 차게 되어 화장실을 자주 찾을 수 있고, 아침에 일어났을 때도 개운치 않은 느낌을 받을 수 있습니다.

그러나 체질에 따라 괜찮은 경우도 있지요. 저는 고3 때 학교에서 야간 자습을 마치고 밤 12시쯤에 집으로 와서 어머니가 깎아준 사과를 2~3개씩 먹었지만 몸에 좋기만 했습니다. 물론 사과를 먹고 바로 잠을 잔 것은 아니었지요. 어쨌든 노인이나 어린이는 가급적 밤에는 사과를 먹지 않는 것이 좋습니다.

배

윤기를 넣어주고 해독 작용이 강한 항산화 과일

우리나라 과일 중에서 슈퍼푸드로 선정되지는 않았지만 그만한 효능을 가진 것이 또 있습니다. 목이 말라 견디기 힘들 때 먹으면 가슴속까지 시원해지면서 달콤한 꿀맛에 아삭거리는 씹는 맛도 좋은 과일, 배지요.

배는 더울 때 먹어야 좋을까?

배가 차가운 성질에 수분 함량이 많으니 더운 여름에 먹어도 좋지만, 늦가을이나 겨울처럼 건조한 계절에 먹으면 아주 좋습니다. 건조한 기운은 몸속의 물기를 마르게 하여 건조증을 생기게 하는데, 건조증은 특히 폐를 건조하게 해서 기침·감기·천식 등이 생기기 쉽게 하고, 폐계통에 속하는 코·피부·머리카락·대장이 건조해지면 비염이 생기거나 피부가 거칠어지고 가려움증이 잘 생기며, 머리카락이 잘 빠지거나 비듬이 잘 생기고 변비가 많이 나타납니다. 배는 물기가 많은 데다 침을 비롯하여 몸속의 분비액이 많이 나오도록 해주기 때문에 건조증의 예방과 치료에 좋은 것이지요. 열성병을 앓아서 몸의 물기가 많이 손실되었을 때도 큰 도움이 됩니다.

배는 어떤 질병의 치료에 도움이 될까?

배를 생으로 먹는 것과 익혀 먹는 것에 따라 차이가 있습니다. 배를 생으로 먹으면 육부六腑의 열을 내리는 효능이 있습니다. 그래서 가슴에 열이 쌓여 꽉 막혀서 답답한 것을 시원하게 내려주고, 열로 인해 생기는 각종 질병의 치료에도 도움이 되는 겁니다. 편도선염·폐결핵·폐렴·백일해·구내염·잇몸 출혈, 그리고 눈이 충혈되고 붓는 결막염에도 좋습니다. 물론 열 때문에 몸의 물기가 손실된 것을 보충해주는 효과도 있지요.

그리고 식욕부진과 변비에도 좋고 소화를 잘 시키는 효과도 있는데, 소화효소가 많이 들어 있습니다. 그래서 육회에 배를 섞어 먹고 고기를 먹은 뒤에 후식으로 배를 먹으면 좋은 겁니다.

배를 익혀 먹으면 어떤 병의 치료에 좋을까?

배를 익혀 먹으면 오장의 음기를 돕는 효능이 있어 기침·천식, 특히 오랜 기침과 마른기침의 치료에 효과적입니다. 그래서 노인들이 기침·천식이 있을 때 배를 잿불 속에 파묻어두었다가 어지간히 익어 물렁해지거든 즙을 내어 먹으면 좋습니다. 배의 씨를 없애고 꿀을 채워 넣은 뒤에 뚜껑을 닫고 천으로 싸서 푹 삶아 먹거나 찜통에 푹 찐 다음에 짜서 즙을 마시는 방법도 있습니다.

예로부터 전해오는 이붕고梨硼膏라는 처방이 있는데, 배 속에 붕사硼砂를 넣고 황토黃土로 싸서 불에 푹 익힌 다음 먹는 것입니다. 붕사는 천연 광물인 봉석蓬石을 정제한 것으로 서늘한 성질인데, 주로 폐에 작용하여 열을 내리고 기침, 가래를 삭여주며 입과 눈의 질병을 치료합니다. 또한 목이 붓고 아픈 경우에 쓰며 해독 작용도 있습니다. 따라서 이붕고는 기침·천식·인후통·실음失音: 목이 쉬어서 목소리가 나오지 않는 것 등에 좋은 효과를 볼 수 있지요.

배는 특히 어떤 경우에 도움이 될까?

혈압을 내려주고 진정시키는 작용이 있으므로 고혈압이나 심장병 환자가 어지럽고 가슴이 뛰는 경우에 많이 먹으면 효과가 있습니다. 그리고 간장을 도와주고 소화를 잘되게 하는 작용도 있으므로 간염이나 간경화 환자에게 좋습니다.

술을 자주 마시거나 담배를 피우는 사람에게도 배가 좋습니다. 술을 마신 뒤의 갈증과 주독을 풀어주므로 술 마시기 전후나 술안주로 좋고, 담배·매연·열성 약물로 인해 질병이 된 경우에도 배를 먹으면 잘 낫게 됩니다. 열을 내려주고 대소변을 잘 나오게 하는 효능이 있으므로 해독 효과를 나타내기 때문이지요.

배도 슈퍼푸드와 마찬가지로 항산화·항암 작용이 있을까?

최근 국산 배에 항산화·항암·면역력 증강 효과를 가진 카테킨·클로로겐산chlorogenic acid·프로시아니딘procyanidin 등의 50여 종의 폴리페놀 성분이 다량 함유되었다는 것이 국내 연구진에 의해 밝혀졌습니다. 폴리페놀은 활성산소에 의한 산화 스트레스를 억제하는 항산화 작용이 강하여 성인병 예방과 노화 방지 등에 효과가 있는데, 몸속에서 콜레스테롤의 산화를 막아서 동맥경화·심장 질환 등을 예방하는 효과가 있습니다. 물론 껍질에 폴리페놀이 훨씬 더 많습니다.

또 자궁경부암 세포의 증식을 억제하는 말락시닉산malaxinic acid이 발견되었고, 배를 투여한 동물의 간장·지방·근육에서는 에너지 대사를 촉진시키는 단백질의 발현이 증가되고 지방 축적에 관여하는 단백질은 억제되어 비만 억제에도 효과가 있는 것으로 밝혀졌습니다. 그 밖에도 식이섬유·소르비톨·아스파라긴산·칼륨 등이 많이 들어 있고, 특히 플라보노이드 중에 루테올린luteolin 성분이 들어 있어 기침·가래 치료와 염증 예방에 효과가 있습니다.

배를 먹을 때 주의할 점은?

서늘한 성질이므로 열이 많은 체질에 적합합니다. 반면 비·위장이 냉하여 뱃속이 차갑고 대변이 묽거나 설사를 잘하는 사람은 적게 먹어야 합니다. 또한 찬 기운으로 인해 기침하는 경우나 위장이 냉하여 구토하는 경우에도 피해야 합니다. 이외에 출산을 한 산모도 먹어서는 안 됩니다.

배 먹고 이 닦기라는 속담이 있는데, 정말 도움이 될까?

배를 먹을 때 오돌토돌하게 씹히는 것은 배에 들어 있는 석세포라는 독특한 세포조직인데, 입안에서 마찰을 일으켜 마치 소금 알갱이로 치아를 닦은 것과 유사한 효과를 내는 것이지요. 즉, 치아 표면을 자극해서 음식 찌꺼기를 떼어내는 역할을 하기 때문에 식후에 배를 먹으면 이를 닦는 것과 같은 효과를 어느 정도 기대할 수 있습니다.

모과

감기 · 관절통 · 신경통 · 식중독 치료제

가을을 나타내는 향기가 많지만 모과의 향기도 꽤나 마음을 가라앉혀주지요. 그래서 방이나 자동차에 모과를 놓아두는 경우를 흔히 봅니다. 모과는 시고 떫고 못생겼지만 향기와 약효가 좋기 때문에 잘 익은 것을 골라 얇게 썰어서 햇볕에 말렸다가 차로 마시면 좋습니다. 모과는 끈적끈적한 점액 같은 것이 많을수록 좋습니다.

신경통에 좋은 모과

모과는 신맛이 강한데 한의학에서 신맛은 간장과 연계되며 간장은 근육을 주관합니다. 모과는 습기를 물리치고 근육을 활기차게 하는 효능이 있으므로 팔다리 근육에 경련이나 쥐가 났을 때, 관절통 · 신경통이 있을 때 효과를 볼 수 있습니다. 그 밖에도 넓적다리나 무릎이 시큰거리고 아프거나 다리가 붓고 아픈 경우에도 좋으며, 습기로 인해 허리와 무릎에 힘이 없는 경우에도 좋습니다.

감기의 특효약인 모과

모과는 폐를 도와 가래를 삭여주고 기침을 멎게 하므로 만성 기관지염에 효과가 있으며, 체력이 약하여 쉽게 피로하고 감기에 잘 걸리는 사람의 예방과 치료에도 좋습니다.

모과는 장을 튼튼하게 하는 작용도 할까?

모과는 비·위장을 편안하게 하는 효능이 있어 구토가 그치지 않거나 설사가 그치지 않을 때 좋으며 이질이 심할 때도 효과가 있습니다.

식중독으로 배가 뒤틀리듯이 아프고 토하며 설사가 나오고 심할 경우에 다리에 경련이 나타나기도 하는 병을 곽란·토사곽란이라고 하는데 이 경우에 모과를 달여 먹으면 더욱 좋습니다. 그리고 술을 많이 마셔 숙취가 생긴 경우에도 효과가 있습니다.

모과는 어떤 체질에 좋을까?

모과는 체질적으로 하체가 약하여 오래 걷거나 서 있기에 힘이 드는 태양인에게 적합한 음식이자 약입니다. 태양인은 가슴을 비롯한 상체가 발달되어 있으며 목덜미가 굵고 실하며 머리가 큰 반면, 허리 아랫부분이 약한 편이라 엉덩이도 작고 다리가 위축되어 서 있는 자세가 안정감이 없습니다. 그래서 이러한 사람에게 모과가 적합한 것이지요.

하지만 정기와 혈이 허약하거나 음기가 부족하여 다리에 힘이 없는 경우에는 효과가 없습니다.

모과주는 특히 어떤 사람에게 좋을까?

술의 힘을 빌려 약기운을 끌고 가기 때문에 신경통·근육통·관절통이 오래된 사람이 오래 마시면 더욱 좋을 뿐만 아니라 혈액순환을 개선시켜 주므로 팔다리가 저린 경우에도 효과가 있습니다.

모과를 많이 먹어도 괜찮을까?

모과를 많이 먹으면 신맛에 의해 이와 뼈에 손상을 입을 수 있으므로 주의해야 합니다. 또한 음식이 체하여 뱃속이 꽉 맺혀 있거나 위산이 많은 경우, 혹은 소변이 적게 나오거나 소변의 색이 붉은 경우에는 피해야 하며, 변비가 있는 경우에도 주의해야 합니다.

수박

심장의 열을 내리고 비뇨기 질환에 좋은 과일

여름하면 가장 먼저 떠오르는 청과물로는 단연 수박을 꼽을 수 있지요. 차가운 시냇물 속에 넣어두었다가 꺼내 먹는 수박의 시원한 맛은 한여름의 더위를 싹 가시게 해줄 겁니다. 사실 수박은 과일이 아니라 채소지요.

수박이 더위를 이기는 데 좋은 까닭은?

찬 성질로서 열을 내려주고 더위를 풀어주며 진액을 생기게 하여 갈증을 멎게 하는 효능이 있기 때문입니다. 또 해열 및 해독 효과를 나타내기 때문에 일사병이나 더위를 먹었을 때 수박즙을 마시면 좋습니다.

수박을 한자로 한과寒瓜·하과夏瓜·수과水瓜라고 합니다. 몸에 쉽게 흡수되는 과당·포도당을 가지고 있어 피로 회복 효과가 빠릅니다. 비타민 A·C가 풍부하고 당질도 4.7% 함유하고 있는데, 수박에 들어 있는 당질은 주로 포도당과 과당의 형태라 몸에 잘 흡수되며 피로 회복 효과가 빨리 나타납니다. 포도당과 과당은 신경 안정과 숙취 해소·해열과 해독·혈압 강하에도 도움이 되지요.

수박을 먹으면 소변이 잘 나올까?

이뇨 작용이 있어 소변이 시원하게 나오지 않거나 양이 적으면서 붉게 나오거나 몸이 붓는 경우에 좋습니다. 소변을 통해 노폐물을 배출시키는 효과가 있는 것이지요. 또한 신장염·요도염·방광염·요로결석 등의 치료에 도움이 됩니다. 대부분이 수분으로 되어 있는 데다 무기질의 절반 이상이 칼륨이므로 이뇨 작용을 나타내면서 몸속의 염분의 나트륨을 배설시켜 혈압을 떨어뜨립니다. 시트룰린이라는 아미노산 성분이 들어 있는데 역시 이뇨 작용을 도와줍니다. 열을 내리고 소변을 잘 나오게 하니 주독을 풀어주어 술을 깨게 하는 효능도 있는데, 간에서 효소의 생성을 빠르게 하여 알코올 분해를 촉진하는 효과를 나타낸다고 합니다.

그 밖에도 어떤 경우에 수박을 먹으면 좋을까?

수박은 속살이 붉은색이지요. 한의학에서 붉은색은 심장의 색이므로 주로 심장에 작용을 나타냅니다. 심장의 열이 상승하여 가슴이 화끈거리고 입이 헐고 혀가 붉으며 열이 아래로 내려가면 소변이 잘 나오지 않고 붉어지는데, 이럴 때 수박을 먹으면 낫게 되지요. 아울러 열성병에 걸려 음기가 소모되어 입이 마르고 가슴이 답답한 경우에도 수박이 약이 됩니다. 눈병이 있는 경우에 수박을 잘라 햇볕에 바싹 말려서 먹으면 효과가 있는데, 눈병은 열로 인한 것이므로 수박이 화기를 내려주기 때문이지요.

그리고 피부 미용에도 도움이 됩니다. 과육과 껍질에 포함된 비타민 B가 피부 미용에 효과가 있는데, 먹는 것도 도움이 되지만 다 먹은 수박 껍질을 얇게 썰어 팩을 하면 피부가 고와집니다.

우리나라에서는 언제부터 수박을 먹었을까?

수박은 아프리카 원산으로 고대 이집트의 그림에 등장하는 것으로 보아 약 4,000년 전부터 재배된 오랜 역사를 갖고 있습니다. 수박을 서과西瓜라고 이름 붙인 것은 서쪽에서 왔기 때문입니다.

우리나라에는 고려 말 몽골에 귀화했다가 몽골의 장수로 고려로 내려왔던 홍다구에 의해 개성에서 처음 재배되면서 전해졌다고 합니다. 그러나 겉과 속이 다른 데다 오랑캐가 가져온 것이라 하여 조선 초기까지 선비들은 수박을 먹지 않았다고 합니다. 《조선왕조실록》의 〈연산군일기〉에서 1507년에 수박의 재배에 대한 기록이 나타난 것으로 보아 그 이전부터 재배되고 보편화되었던 것 같습니다. 토종 수박으로는 무등산수박이 있는데, 보통 수박과 다르게 줄무늬가 없고 그 맛이 아주 좋아 궁중 진상품으로 올라갔다고 합니다.

수박을 많이 먹어도 탈이 없을까?

이뇨 작용이 있고 100g당 20~30kcal 정도인 저열량 음식이기에 많이 먹어도 살이 찌지 않는다고 해서 무조건 많이 먹었다가는 문제가 생길 수 있습니다. 먹는 만큼 소변과 땀으로 내보내지 못하면 몸속에 물기가 쌓여 습기를 조장하여 몸을 무겁게 하고 심할 경우 부종을 일으킬 수 있지요.
수박은 찬 성질이므로 비·위장이 냉하고 허약하거나 설사를 잘하거나 몸
이 차고 습기가 많은 사람은 적게 먹어야 합니다.

수박의 씨는 어디에 쓸까?

구충 작용이 큽니다. 중국에서는 식사 전에 먹는 전채로 수박이나 호박
의 씨를 볶아서 주는데, 입맛을 돋우는 역할을 할 뿐만 아니라 영양도 많
습니다. 수박씨에는 30%의 단백질과 40%의 지질이 함유되어 있는데, 불
포화지방산인 리놀렌산이 들어 있어 고혈압이나 동맥경화 예방에 좋습니
다. 말려서 볶아 먹거나 가루로 만들어 먹기도 하는데, 기름진 음식을 먹
은 뒤에 수박씨차를 마셔도 좋습니다.

참외
과육은 갈증 해소, 꼭지는 최토제, 씨는 식용유

어릴 때 시골에서 자란 사람은 여름밤에 서리해 먹은 참외 맛을 잊지 못한다고 합니다. 맛이 달고 기막힐 뿐만 아니라 더위를 싹 가시게 해주기 때문이지요. 인도가 원산으로 고대 이집트와 유럽에서는 멜론으로, 동양에서는 참외로 분화되어 발달했다고 합니다. 우리나라에는 삼국시대 이전에 중국을 통해서 들어온 것으로 추정됩니다.

참외의 효능은?

한자로 첨과甛瓜 또는 감과甘瓜라고 하니 맛이 달다는 것을 알 수 있지요. 차가운 성질로서 열기를 내려주므로 더위 먹은 경우나 가슴이 답답하고 갈증이 심하며 입맛이 떨어진 경우에 좋습니다. 또한 소변을 잘 나오게 하는 효과가 있으며, 기가 맺혀 있는 것을 소통시켜주므로 대변도 잘 나오게 합니다.

수분 함량이 90%나 되므로 땀을 많이 흘렸거나 갈증이 날 때 효과적인

데, 비타민 C가 많이 들어 있고 비타민 A·니아신, 그리고 칼륨·인 등의
미네랄이 들어 있습니다.

참외를 먹을 때 주의할 점은?

비·위장이 냉하고 배가 부르면서 대변이 묽거나 설사를 하는 사람은 적
게 먹어야 합니다. 한의서에 의하면 참외를 많이 먹을 경우에 탈이 난다는
기록이 많습니다. 황달이 올 수 있고 냉병을 일으키며 몸을 허약하고 야위
게 만들며 약기운을 풀어버린다고 했습니다.

또한 성기 부근에 습기와 가려움증을 일으키고 부스럼을 생기게 하며
다리와 팔의 힘이 빠지게 한다고 했으니 적당히 먹는 것이 좋겠습니다. 특
히 다리가 붓고 아프며 힘이 없는 각기脚氣를 앓고 있는 사람은 참외를 먹
으면 치료가 되지 않으므로 피해야 합니다.

참외를 많이 먹고 체하면 어떻게 해야 할까?

과일 먹고 체한 데는 따뜻한 성질을 가진 계피와 생강이 맞춤 소화제인
데, 특히 참외가 찬 성질이니 더욱 잘 맞지요. 수정과 혹은 계피차나 생강
차를 마시는 것이 좋습니다.

참외 먹고 체한 데 명약이 바로 사향麝香입니다. 당나라 재상 왕탁이 희
첩을 수백 명이나 거느리고 있었는데, 그들 일행이 지나가기만 하면 그 일
대 수십 리 사방의 참외가 모두 열매가 열리지 못했다고 합니다. 결국 그
여자들이 몸에 지니고 있는 향료인 사향 때문이라는 것이 알려져 그때부

터 참외를 먹고 체하거나 버려야 할 꼭지를 잘못해서 먹었을 때는 사향으로 풀어준다고 했습니다. 사향은 사향노루의 배꼽에 있는 향주머니에서 나오는 향기가 진한 분비물인데, 기를 잘 통하게 하여 신체의 모든 곳을 잘 소통시켜주기 때문이지요.

한의서에는 참외를 먹고 적積이 되어 창만한 데 사향을 쓴다고 했고, 참외와 같은 과류의 독은 계피의 중심 부분인 계심桂心과 사향을 밥풀로 환을 지어 끓였다 식힌 물로 먹어서 해독한다고 했습니다.

참외꼭지는 어떤 경우에 약이 될까?

꼭지는 너무 써서 먹지 못하므로 당연히 깎아서 내버릴 텐데, 버리지 않고 모아서 말려 가루로 만들어놓으면 요긴하게 쓰이는 한약이 됩니다. 과체瓜蒂라고 하는데, 최토제催吐劑로서 토하게 하는 최고의 명약입니다. 질기거나 묽은 가래는 물론이고 위장에 오래 쌓인 음식 찌꺼기를 토하게 하는 효과가 탁월합니다.

꼭지를 말려서 가루로 만들어두었다가 독극물을 먹어서 의식이 없는 응급환자나 아주 심하게 체하여 꽉 막힌 응급환자의 콧속에 불어넣어주는데, 재채기가 나면서 토하게 되어 낫게 됩니다. 꼭지 속에 들어 있는 엘라테린elaterin 성분이 쓴맛을 내면서 토하게 한다는 것이 밝혀졌지요. 엘라테린 성분은 저온이거나 기온이 높고 가물어 참외의 발육이 불완전할 때 생겨난다고 합니다.

토하게 할 때는 누구나 참외꼭지를 쓸 수 있을까?

참외꼭지는 차가운 성질이므로 몸이 냉한 사람에게는 맞지 않습니다. 몸이 냉한 사람이 토하려 할 때는 인삼의 꼭지, 즉 인삼 노두蘆頭를 달여 마시면 됩니다. 그리고 참외꼭지는 워낙 토하게 하는 힘이 강하여 위장의 기를 상하기 쉬우므로 팥과 함께 가루로 만들어 메주를 달인 물로 마시면 위장의 기가 상하지 않게 됩니다. 팥과 메주도 한약재로서 토하는 것을 도와줍니다. 그리고 참외꼭지는 한번에 아주 적은 양을 써야 하고, 절대로 많은 양을 쓰면 안 됩니다.

참외씨도 쓸모가 있을까?

식물의 씨는 무엇이든 몸에 좋습니다. 참외씨에는 각종 영양 성분이 많이 들어 있어 기름을 짜서 먹으면 좋습니다. 토코페롤이라고 알려진 비타민 E가 많이 들어 있는데, 참기름의 26.5배, 옥수수기름의 5.2배, 콩기름의 6.5배나 된다고 합니다. 비타민 E는 세포의 노화를 지연시키는 항노화 작용을 나타냅니다. 그리고 칼륨·인·칼슘 등의 미네랄이 풍부하게 들어 있고 불포화지방산도 들어 있습니다.

또한 조섬유가 들어 있어 체내 지방 축적을 억제하고, 장액 분비를 원활하게 하여 소화 및 장운동 촉진으로 원활한 배변을 유도해 변비에 효과가 좋습니다. 참외의 고장인 성주에서는 참외씨 기름을 식용유로 사용하고 있지요.

감

항산화 작용이 뛰어난 숙취 해소제 · 지사제

빨갛게 익은 감 몇 개가 가지에 매달려 까치밥으로 남겨져 있는 모습을 보노라면 늦가을의 정취를 물씬 느낄 수 있습니다. 어릴 적에 달콤한 홍시를 실컷 따 먹고서 대변이 막혀 고생했거나 배탈이 난 적은 없었나요? 감이 우리 몸에서 빠져나가는 것을 막아주는 삽제에 속하기 때문입니다.

몸에서 빠져나가는 것을 막아주는 감

떫은맛이 강하여 설사와 이질을 막아줍니다. 떫은맛을 내는 타닌 성분이 장 점막을 수축시키고 지방과 결합해서 대변을 단단하게 하므로 대변이 상쾌하지 못한 사람은 한꺼번에 많이 먹지 말아야 합니다. 또한 감은 피가 새어나가는 것을 막아주는 지혈 작용도 있어 피를 토하거나 출혈이 있는 경우에 좋습니다.

감의 효능은?

차가운 성질로서 음기를 보충해주므로 번열이 오르고 갈증이 나는 것을 풀어줍니다. 폐에 윤기를 주므로 건조하고 열이 있는 기침이나 기침에 피가 섞여 나오는 경우에 좋습니다. 그래서 기침·기관지염·천식을 예방하고 치료하는 고약 처방에도 들어갑니다. 장에 윤기가 없어 치질이 있거나 출혈이 되는 경우에도 효과가 있습니다.

감에는 항산화 작용과 항암 효과가 뛰어난 베타카로틴이 들어 있어 노화 방지와 폐암 예방에 도움이 됩니다. 또한 비타민 C도 귤의 2배나 들어 있는데, 역시 항산화 효과를 나타내고 감기 예방에 도움이 되지요. 그리고 고혈압과 동맥경화의 예방에도 도움이 되므로 중풍이나 심장병 예방 효과도 어느 정도 기대할 수 있습니다.

감이 숙취를 풀어주는 효과도 있을까?

주독을 풀어주므로 술안주로 먹거나 술을 많이 마셔 숙취가 된 것을 푸는 데 좋습니다. 위장 속 열독을 제거하며 갈증을 멎게 하기 때문이지요. 성분으로 보면 알코올의 산화를 돕는 과당과 비타민 C·콜린choline이 풍부하게 들어 있습니다. 또한 타닌 성분은 몸에서 알코올 흡수를 지연시키는 효과를 나타냅니다.

감이 들어간 음식은?

정조대왕 때 편찬된 《제중신편》이라는 한의서에 나온 노인 보양 음식

중에 홍시죽이 있습니다. 홍시죽은 홍시의 껍질을 벗기고 체에 내려 즙을 낸 후 찹쌀을 물에 불리고 갈아서 체에 내린 것과 함께 찹쌀 씻은 물을 넣고 끓인 뒤 꿀을 타서 먹는 것입니다. 홍시는 서늘한 성질로서 심장의 열을 내려주고 심장과 폐에 수분을 공급하여 갈증을 그치게 하는 효능이 있는데 찹쌀도 들어갔으므로 설사를 해서 기력이 쇠약해진 노인에게 좋을 것입니다.

변비 외에도 감을 주의해야 하는 경우는?

감이 무조건 설사에 좋은 것만은 아닙니다. 차가운 성질이므로 비·위장이 허약하고 냉하거나 뱃속이 차가워서 설사를 잘하는 사람은 주의해야 합니다. 그리고 몸속에 습기와 담이 많이 쌓여 있는 비만한 사람도 주의해야 하고, 찬바람을 쐬고 감기에 걸려 기침하는 경우에도 피해야 합니다. 또한 공복에 감을 많이 먹거나 신 음식과 함께 먹는 것은 마땅치 않습니다.

특히 예로부터 게와 감을 함께 먹지 말라고 했는데, 상극이라서 함께 먹으면 복통·설사를 일으키기 때문이지요. 게의 단백질과 감의 타닌이 결합해서 장에 남아 있다가 탈을 일으킨다고 합니다.

감잎차를 마시는 것도 몸에 좋을까?

감잎은 비타민 C가 많이 들어 있어 귤의 몇 배나 되는데, 감잎은 폐를 부드럽게 하여 기침·천식에 효과가 있고, 갈증을 그치게 하며, 혈압과 콜레스테롤을 떨어뜨리므로 고혈압·고지혈증·동맥경화·심장병 등에 좋고,

마음이 불안하고 초조하거나 가슴이 답답하며 잠이 잘 오지 않는 경우에도 효과가 있습니다.

콜레스테롤이 높으면서 살이 찐 사람에게는 시엽산사차가 좋습니다. 시엽, 즉 감잎과 산사나무의 열매를 위주로 하며 녹차잎이 조금 들어갑니다. 산사는 한방 소화제로서 특히 고기를 먹고 체한 경우에 효과적입니다. 또한 지방세포를 분해하므로 비만증의 치료에도 효과가 있고, 어혈을 풀어주고 동맥혈관을 확장시키며 콜레스테롤을 떨어뜨립니다. 녹차도 지방을 분해하고 소화를 잘되게 하며 비만증에 좋으므로 시엽산사차는 다이어트에 좋은 차입니다. 햇볕에 잘 말린 감잎과 산사, 녹차잎을 직접 끓이지 않고 뜨거운 물에 담가 우려내면 됩니다. 감잎이나 산사는 끓이면 떫은맛이 많아져서 좋지 않습니다.

감꼭지도 약으로 쓸까?

시체枾蒂라고 하는 한약재입니다. 기가 치밀어 올라온 것을 가라앉히는 효능이 있으므로 딸꾹질에 특효약이지요. 그런데 약간 차가운 성질이므로 열로 인한 딸꾹질에 좋습니다. 감꼭지를 달여서 식후에 마셔도 되고, 딸꾹질이 심해서 그치지 않을 때는 가루로 만들어 술이나 생강즙, 사탕과 함께 서서히 먹으면 됩니다. 밤에 오줌을 싸는 야뇨증에도 효과가 있습니다.

감보다 곶감이 훨씬 더 맛있는 이유는?

우리나라 사람들이 먹는 대표적인 말린 과일이 바로 호랑이가 무서워하는 유일한 것, 곶감이지요. 호랑이가 온다고 해도 울음을 그치지 않던 아이가 곶감을 준다고 하니 울음을 뚝 그쳤던 이유는 아무래도 그 맛이 기막히기 때문이 아니었나 싶습니다.

곶감은 떫은맛이 있는 감을 따서 껍질을 얇게 벗겨 대꼬챙이나 싸리꼬챙이 같은 것에 꿰어 햇볕이 잘 드는 곳에 매달아 건조시킨 것이지요. 수분이 적어지면 과일의 당도는 더 높아지게 되는데, 곶감은 단맛이 4배나 강해진다고 합니다. 게다가 보통 감이 곶감으로 건조되는 과정에서 떫은맛을 내는 타닌의 성질이 변하여 우리가 느끼지 못하게 되었기 때문입니다.

감 껍질을 깎으면 시커멓게 손에 묻어나는 것이 바로 타닌인데, 수용성이었던 타닌이 액체에 녹지 않는 성질인 불용성으로 변한 것입니다. 보통 감일 때는 타닌이 침에 녹기 때문에 떫은맛을 느끼고, 곶감이 되어서는 타닌이 침에 녹지 않아 우리 혀가 떫은맛을 감지하지 못하고 단맛만 인지하는 셈이지요.

곶감의 효능은?

말리지 않은 감보다 막아주는 효능과 지혈 효능이 더욱 강합니다. 그래서 장을 두텁게 하여 설사를 막아주고 피를 토하거나 대변에 피가 섞여 나오는 경우에 효과적이지요. 피부 미용에도 좋습니다. 《본초강목》이나 《동의보감》에서도 곶감은 체력을 보충하고 위장을 튼튼하게 하며 뱃속에 고여 있는 나쁜 피를 없애주며 폐에 윤기를 주므로 기침과 가래에 좋고 각혈을 멈추게 하며 목을 편안하게 해준다고 나와 있습니다. 또한 숙취 해소와 돼지고기에 체한 경우에도 좋다고 했지요.

노인 보양 음식 중에 백시죽도 있는데, 맛이 더욱 좋습니다. 곶감을 물에 담갔다가 체에 걸러 씨를 빼내고, 찹쌀뜨물과 꿀을 타서 끓입니다.

곶감에 들어 있는 영양 성분은?

당분·단백질·칼슘·카로틴 등이 함유되어 있습니다. 포도당과 당질은 몸의 저항력을 높여 감기 예방에 도움이 됩니다. 비타민 A도 많이 들어 있고, 특히 비타민 C는 사과의 8~10배나 됩니다. 그리고 몇 년 전 경북대 연구팀에 의해 곶감에 스코폴레틴scopoletin이 함유돼 있다는 결과가 발표되었는데, 스코폴레틴은 고혈압을 개선하고 항혈전 효과가 있지요.

곶감에 붙은 흰 가루는 왜 생길까?

흰 가루는 시상柿霜이라 하는데, 감이 건조될 때 나온 당분입니다. 포도당과 과당이 6:1 비율로 구성돼 있습니다. 따라서 흰 가루가 많이 생성된 곶감일수록 곶감 자체의 당도는 낮아지는 셈이지요. 그러나 흰 가루가 곶감의 수분을 일정하게 유지시켜 부드럽게 하며 썩는 것을 방지하는 기능이 있기 때문에, 가루가 전혀 없는 곶감도 좋은 것이 아니랍니다.

곶감에 붙은 흰 가루에도 특별한 약효가 있을까?

흰 가루는 심장과 폐의 열을 내리는 작용이 뛰어나며 윤기를 넣어주고 가래를 삭여줍니다. 폐가 열과 건조함으로 인해 기침을 하거나 목이 마르고 통증이 있는 경우에 좋고, 입과 혀가 헐거나 입에 출혈이 있는 경우에도 효과가 있습니다. 그리고 음기가 허약해서 몸의 상부로 열이 오르는 허열을 치료하는 데도 좋습니다. 또한 소변이 시원찮게 나오면서 화끈거리고 아프거나 피가 섞여 나오면서 아픈 경우에도 좋습니다. 다만, 찬바람으로 인한 감기에는 피해야 합니다.

시상은 정력이 쇠약해진 경우에도 좋은데, 정액이 적어서 사정량이 적고 사정할 때 통증이 있으며 사정 후에도 무지근하게 기분이 좋지 않은 경우에 효과적입니다. 시상에 정액을 생겨나게 하는 작용이 있지요. 그리고 시상은 구선왕도고九仙王道糕라는 궁중의 떡 처방에도 들어갑니다.

곶감을 주의해야 하는 경우는?

비·위장이 허약하고 냉한 사람은 적게 먹는 것이 좋습니다. 매일 조금씩 먹는 것은 괜찮습니다. 그런데 몸에 습기와 담이 많은 사람, 즉 비만한 사람은 곶감을 가급적 먹지 않는 것이 좋습니다. 특히 당뇨병 환자는 피해야 합니다. 열량과 당도가 높기 때문인데, 열량을 비교해보면 100g당 단감은 44kcal, 홍시는 66kcal인 데 비해 곶감은 237kcal나 됩니다. 건조되는 과정에서 수분이 증발되고 단맛만 남기 때문이지요.

대추
노화 방지 효능이 큰 부부 화합의 묘약

제사상의 맨 앞에 첫 번째 자리에 놓는 음식이 대추지요. 대추나무에 대추가 주렁주렁 매달리듯이 자손이 번성하라는 뜻과 함께 조상을 모시는 마음이 변치 않길 바라는 뜻이 담겨 있다고 합니다. 그리고 결혼식이 끝나고 폐백을 드릴 때 신부에게 던져주는 과일이기도 한데, 사내아이를 많이 낳으라는 다산의 의미지요. 또 신랑신부가 대추를 함께 입에 무는 장면이 연출되는데, 대추가 부부 화합의 묘약이 되기 때문입니다.

한편, 대추의 산지인 충북 보은에는 "대추 흉년이면 보은 처녀 울고 잔다", "삼복에 오는 비에 보은 처녀 눈물도 비 오듯 쏟아진다"는 속담이 있습니다. 삼복에 비가 오면 대추 농사가 흉년이기에 혼수품을 장만할 수 없어 시집가는 것이 미뤄지기 때문이랍니다.

대추는 흉년에 곡식 대신 먹는 구황식품

조선 후기에 유중림이 쓴 생활 백과사전인 《증보산림경제增補山林經濟》에

"대추를 오래도록 먹으면 배가 고프지 않다. 잘게 씹어 먹으면서 곡식을 대신했다"는 기록이 나옵니다. 그리고 "양반 대추 한 개가 아침 해장", "대추 3개로 한 끼 요기" 등의 속담이 있는데, 대추가 밥 한 끼의 역할을 한다는 것이지요. 그만큼 대추가 몸에 좋다는 것입니다.

실제로 대추는 다른 과일에 비해 당질 함량이 높기에 말려서 저장해두고 구황식과 군량으로 활용했다고 합니다. 아울러 체력이 허약하고 몸이 수척하며 얼굴색이 누렇고 빈혈이 있는 사람에게 좋은 약이 됩니다.

대추에 들어 있는 영양 성분은?

포도당·과당 등의 당류, 단백질과 14가지 아미노산·지방 등의 영양소와 사과산·주석산·지지핀산zizyphic acid 등의 유기산, 비타민 A·B_2·C·P·엽산, 그리고 칼슘·인·철분·마그네슘·칼륨 등의 무기질을 비롯한 많은 성분이 함유되어 있습니다.

그리고 베타카로틴이 들어 있는데, 노화를 촉진시키는 주된 원인인 활성산소를 제거시켜 암세포의 생성과 증식을 억제하고 노화를 지연시키는 작용이 있습니다. 플라보노이드와 식이섬유도 들어 있어 항암 효과를 나타냅니다. 비타민 P가 풍부해서 모세혈관을 튼튼하게 하며 피를 맑게 하여 노화를 억제하고, 비타민 C 함량도 꽤 많습니다. 사포닌도 들어 있어 피부에 탄력성을 주고 콜레스테롤을 분해하여 고혈압과 동맥경화 등의 예방에 도움이 됩니다.

한약 처방에 대추가 들어가는 경우가 많은 이유는?

20~30년 전만 해도 한의원에 가서 한약을 지을 경우에는 대부분의 경우에 한약 1첩에 생강 3쪽과 대추 2개를 함께 넣어서 달이라는 얘기를 들었을 겁니다. 그래서 생강과 대추를 사러 시장에 들러야 했지요. 한약 처방에 대추가 들어가는 주된 이유는 감초와 마찬가지로 여러 가지 약물을 조화시켜주는 작용을 하기 때문입니다. 또한 몸속에서 질병을 유발시킨 나쁜 기운을 몰아내는 약이나 약성이 맹렬한 약을 쓸 때 대추를 함께 넣는데, 대추에 완화 효능이 있어 완화시켜주기 때문입니다.

대추를 보고도 먹지 않으면 빨리 늙는다?

좀 과장되긴 표현이긴 하지만 대추가 장수에 도움이 된다는 것을 알려줍니다. 옛날 중국에 태원왕太原王이 있었는데, 젊은 시절 전쟁터에서 이틀이나 굶고 헤매다 쓰러졌습니다. 비몽사몽간에 꿈을 꾸었더니 한 동자가 나타나 "누워 있지만 말고 어서 일어나 대추를 먹어라" 하고는 사라졌습니다. 정신을 차려보니 눈앞에 대추가 한 봉지 있어 그것을 먹고 기운을 되찾아 사경에서 살아났다는 이야기가 널리 퍼지게 되어 신선이 준 과일이자 장수하는 과일로 알려졌다는 것이지요.

대추는 기와 혈을 보충하고 오장을 보강하며 12경맥을 돕고 의지를 강하게 하는 효능이 있는데, 경맥의 부족을 보강하고 음기와 혈을 부드럽게 조화시켜주는 완화 작용도 있습니다. 대추의 약효가 이러하기에 쇠약해진 오장의 기능을 회복시키며 전신을 튼튼하게 해주고 노화를 방지하는 효과를 나타내는 것이지요. 근래 들어 베타카로틴, 플라보노이드 등이 함유되어 있다는 것이 밝혀졌기에 새삼 확인된 사실입니다.

그 밖에도 대추는 어떤 효능이 있을까?

약간 따뜻한 성질로서 비·위장에 들어가 작용을 나타내므로 비·위장을 보강하고 기운을 도와주며 조화시키는 효능이 있습니다. 비·위장이 허약하고 숨이 가쁘고 기운이 없으며 입맛이 없고 대변이 묽거나 설사하는 경우에 좋습니다. 몸이 냉한 사람이 먹으면 따뜻하게 해주는 효능도 있지요. 또한 심장을 도와 혈액순환을 원활하게 하고 신경을 안정시키는 효능이 있습니다. 대추가 붉은색인데, 붉은색은 주로 심장으로 들어가 작용을 나타내기 때문이지요.

그래서 대추를 먹으면 마음이 편안해지고 잠이 잘 드는 효과를 얻을 수 있습니다. 평소 스트레스를 자주 받거나 쉽게 화를 잘 내거나 마음이 늘 불안하거나 잠을 잘 이루지 못하고 꿈이 많은 사람들에게 도움이 될 수 있지요. 흥분된 마음을 안정시켜주고 몸과 마음을 편안하게 하여 진정 작용을 나타내므로 불안증이나 우울증이 있거나 스트레스를 많이 받는 수험생에게 좋습니다. 대추를 자주 먹으면 긴장도 풀리고 마음도 안정되어 기억력을 높이는 데도 도움이 됩니다. 그래서 대추는 여성들에게도 좋은 약이 되지요.

대추가 중년 여성들에게 좋은 까닭은?

중년 여성의 정신이 불안정하고 가슴이 답답한 경우에 효과적인 약이 됩니다. 부인장조증이라는 병이 있는데, 감정의 변화가 심하여 울다가 웃기도 하고 한숨이나 하품·신음을 자주 하는 증상을 나타냅니다. 바로 중년 여성들에 흔한 갱년기 장애·신경불안·히스테리 등인데, 이 병증에 감맥대조탕이 특효약입니다. 감맥대조탕에는 대추에 감초와 부소맥이 들어갑니다. 소맥은 밀인데, 물에 담가서 뜨는 것을 한약으로 쓰기에 뜰 부浮 자를 씁니다.

대추가 부부 화합의 묘약이 되는 이유는?

우선 대추에 관한 흥미로운 얘기를 살펴봅시다. 중국의 동진東晉 시대의 전설을 모아서 저술된《습유기拾遺記》라는 책에 수록된 내용입니다.

50세가 된 목왕穆王이 동쪽 지방을 순시하던 중에 마침 선계에서 하계로 내려온 선녀계의 원로인 서왕모를 만나 함께 잠자리를 하게 되었습니다. 이때 서왕모는 잠자리에 들기 전에 자신의 음중에 삽입해두었다가 말린 대추를 목왕에게 먹도록 권했다고 합니다. 그런데 그것을 받아 먹은 목왕은 쇠퇴해져 있던 정력이 놀랍도록 되살아나며 밤새도록 넘치는 정력을 과시했다는 것이지요. 그것이 바로 '음중陰中 대추'라는 것인데, 회춘법의 하나로 볼 수 있습니다. 이후로 중국에서는 방중비약房中秘藥으로 전해오고 있습니다.

실제로 대추가 그런 방법으로 활용되었을까?

양기가 쇠약해졌을 때 음액이 풍부한 여성을 골라 옥문 속에 대추를 넣어두고 음기로 충만하게 적셔진 다음에 꺼내어 말려서 먹는 방법이지요.

청나라 말기의 최고 권력자였던 서태후도 태후가 되기 전에 황제를 기쁘게 하기 위해 취침 전에 대추를 자신의 음중에 넣어 불렸다가 다음 날 햇볕에 말려 먹게 했다고 전해집니다. 그렇게 하면 혈관계의 긴장력을 증진시키는 효과가 있어 남성의 힘이 증대된다고 하는데, 실제로 대추는 파고지·육종용 등의 한약재와 함께 처방되어 심인성 발기부전의 치료제로 활용되는 정력제이지요. 음중에 넣지 않은 대추라도 달여서 자주 마시면 남성과 여성의 성기능에 도움이 됩니다.

대추를 넣고 달인 물을 마시기만 해도 부부 화합의 묘약이 될까?

여성 갱년기에 외음부의 분비액이 줄어들어 부부관계 때 통증이 심한 경우가 있는데, 그때 진하게 달인 대추차를 마시면 마음이 안정되고 분비물이 증가되므로 통증이 해결될 수 있습니다. 물론 여성의 피부 미용에도 좋습니다. 그리고 임신 중에 대추를 먹으면 태아를 튼튼하게 안정시키는데, 이때는 불에 구워서 먹어야 합니다.

그 밖에 대추의 효과

해독 작용이 있으므로 독성이 강한 부자附子·오두烏頭 등의 독을 없애줍니다. 동물실험에서 벤조피렌benzopyrene으로 유발된 간 기능 장해에 대추가 미치는 영향을 실험한 결과, 혈청과 간 조직 중의 AST· ALT·LDH 등의 효소 활성과 지질 함량에 유효한 효과를 나타내는 것으로 보고되었습니다.

그리고 사염화탄소에 의해 현저히 증가된 각종 효소 활성도 및 지질과 산화물 양을 감소시켰는데, 대추 추출물이 간세포의 괴사와 효소의 유출을 저해하고 간의 저항력 및 간 기능을 유지시킴으로써 간을 보호하는 효과를 나타내기 때문으로 분석된다고 보고되었습니다. 그리고 일본 오사카 시립대 연구팀에서는 대추 추출물에 간암 증식을 억제하는 작용이 있다고 발표했습니다.

대추를 인삼과 함께 달여 마시면 좋을까?

질병을 앓은 뒤에 몸이 허약할 때 대추와 인삼을 달여 마시면 기운을 도와주는 효과가 있습니다. 그리고 얼굴색이 좋아지고 피부가 부드러워지는 효과도 얻을 수 있지요. 그러나 명치가 더부룩하고 답답하거나 꽉 막혀 있는 경우에는 피해야 합니다.

대추와 생강을 함께 달이면 밖으로부터 바람과 찬 기운이나 바람과 습기를 받아서 몸의 표면이 허약해진 경우와 비·위장이 허약하여 배가 아픈 경우에 좋습니다. 바람을 싫어하며 열이 좀 있고 몸이 무거우며 땀이 나고 머리와 뼈마디가 아프거나 어지럽고 음식을 잘 먹지 못하며 배가 은근하게 아픈 경우 등에 좋습니다.

대추를 먹을 때 주의할 점은?

단맛이 강하여 습기를 도우므로 몸속에 습기와 담이 많거나 뱃속에 맺힌 것이 있어 배가 나오고 속이 더부룩하며 답답한 경우에는 적합하지 않습니다. 붓는 경우에도 역시 먹지 말아야지요. 또한 따뜻한 성질이므로 열을 일으키기에 속에 열이 많은 경우, 당뇨병이 있는 경우에도 맞지 않습니다.

비만한 경우에도 피해야 합니다. 당분이 많은 데다 생대추는 100g당 86kcal이지만 말린 대추는 291kcal나 됩니다. 음식 궁합으로 보면 대추는 파·물고기와 궁합이 맞지 않으므로 함께 먹는 것이 좋지 않습니다.

살구

기침 · 천식 · 변비에 좋은 양귀비의 과일

천하의 양귀비도 어렸을 때는 별로 예쁘지 않았다고 합니다. 얼굴색이 검고 피부는 거칠었으며 주근깨가 많았기에 다른 자매들보다 훨씬 못생겨서 아무도 그녀를 좋아하지 않았답니다. 양귀비는 꽃을 좋아했고 과일을 즐겨 먹었는데, 마침 그녀의 집 정원에는 무성하게 자라는 살구나무 한 그루가 있었습니다. 해마다 많은 꽃을 피웠을 뿐만 아니라 이 나무에서 열리는 살구는 매우 크고 달았지요.

살구꽃이 필 때면 양귀비는 꽃을 따다 물에 띄워 그 물로 얼굴을 씻고 머리를 감았고, 살구가 익을 때에는 밥 대신 살구를 먹었다고 합니다. 그러자 얼굴을 뒤덮고 있던 주근깨가 점차 사라지고 검은 피부는 점점 붉은빛이 도는 하얀 피부로 바뀌었습니다. 그래서 양귀비는 꽃보다 아름답고 옥보다도 고운 미인이 되었던 것이지요.

한의학적으로 살구가 피부에 좋은 이유는?

살구가 주로 폐와 대장에 들어가 작용을 나타내기 때문입니다. 피부는 몸 내부의 상태를 반영하는데, 특히 폐의 상태에 따라 큰 영향을 받습니다. 폐가 피부와 모발을 주관하기 때문이지요. 폐의 기가 왕성하면 피부가 윤택하고 모발의 생장도 정상이지만, 폐의 기가 허약해지면 피부에 가려움증이나 두드러기를 비롯하여 알레르기성 피부염·아토피 등이 생기거나 땀이 많이 나거나 머리카락이 빠지는 등의 이상이 나타납니다.

그리고 대장의 기능이 나빠서 대변이 원활하지 못하면 피부도 좋을 수 없지요. 대장에 윤기가 있어 대변이 잘 나와야 피부도 윤기 있고 부드러운 상태를 유지할 수 있습니다. 폐와 대장 그리고 피부는 공동운명체라고 보면 되겠습니다.

살구에 어떤 영양 성분이 들어 있을까?

살구에는 비타민 A가 매우 풍부하고 단맛을 내는 과당·포도당 등의 당질과 신맛을 내는 사과산·구연산 등의 유기산이 많이 들어 있어 피로 회복에 효과가 있습니다. 칼륨 함량이 고구마보다 많은데, 혈압을 적당하게 조절해주므로 고혈압 환자에게 좋습니다.

특히 살구가 건강에 좋고 피부 노화를 비롯한 노화를 억제해주는 것은 노란색 식품에 많은 베타카로틴과 붉은색 과일에 풍부한 리코펜이 모두 들어 있기 때문입니다. 둘 다 노화와 만병의 근원인 활성산소를 없애주는 항산화 물질이지요.

베타카로틴은 폐암·췌장암·피부암 등을 억제한다는 것이 밝혀졌는데, 미국 국립암연구소에서는 살구가 위암·방광암·식도암·인후암 등의 예방에도 도움이 된다고 했습니다. 리코펜은 토마토에도 많이 들어 있는데, 전립선암에 대한 강력한 항암 효과가 밝혀졌고 니코틴에 대한 해독 작용을 촉진시켜 폐암을 예방해줍니다. 혈중 리코펜 농도가 높을수록 혈류를 방해하는 플라크가 적다는 조사도 나왔지요.

그 밖에도 살구에 어떤 약효가 있을까?

맛이 매우 시고 떫어서 생것을 먹기가 어렵기에 "빛 좋은 개살구"라는 말이 있지만 약효는 대단합니다. 따뜻한 성질로서 주로 폐와 대장에 들어가 작용을 나타냅니다. 기침을 그치게 하고 천식을 가라앉히는 효능이 있어 찬바람을 맞아 감기가 들어 생긴 기침과 많은 가래, 숨이 차는 증상에 활용됩니다. 또한 진액을 생기게 하여 갈증을 없애주고 윤기를 주어 건조해지는 것을 막아주는 작용이 있습니다. 약리학적으로 보면 아미그달린이란 성분이 들어 있는데 여기에 기침을 멎게 하고 가래를 삭여주는 작용이 있습니다. 그리고 대변을 잘 나오게 하는 작용도 있어 노인성 변비에 좋습니다. 장운동을 촉진시켜주기 때문이지요.

살구를 먹을 때 주의할 점은?

함부로 많이 먹으면 안 됩니다. 가슴과 얼굴로 열이 달아오르기 쉽고 부스럼이 생기므로 주의해야 합니다. 특히 열이 많은 사람이 많이 먹으면 정신이 흐려지고 뼈를 상하게 합니다. 또한 비장이 약하거나 설사를 잘하는 사람도 피해야 합니다.

살구씨의 약효

살구도 좋지만 씨에 약효가 훨씬 많아 한약으로 쓰여왔습니다. 행인杏 仁이라고 하는데, 폐의 나쁜 기운을 물리치고 기를 가라앉히며 가래를 삭이고 윤기를 넣어주는 효능이 있습니다. 또한 바람과 찬 기운을 물리쳐주므로 기침·천식의 치료에 쓰이며, 가슴에 기가 치밀어 오르는 경우에도 좋습니다.

행인은 피부 미용에도 좋습니다. 여성들이 행인을 달여서 자주 마시면 피부가 부드럽고 매끄러워지는 효과를 얻을 수 있습니다. 행인의 기름이 효과를 나타내는데, 약리학적으로도 지방 성분이 들어 있어 피부를 하얗게 하는 미백 효과가 있고 윤기가 나도록 도와줍니다. 그래서 비누나 피부 팩 등의 화장품 원료로도 쓰이고 있지요.

말을 많이 하거나 노래를 많이 부르는 사람은 목이 잠겨서 힘들 때 살구씨로 기름을 짜서 마시면 도움이 됩니다. 목에 가래가 꽉 붙어 떨어지지 않거나 기침·천식이 있을 때 좋고, 피부 미용이나 변비에도 좋습니다.

살구씨의 통변 효과

행인은 응어리가 맺힌 것을 풀어주므로 밀가루 음식을 먹고 체한 경우에 좋고, 기의 소통이 원활하지 못해서 생긴 변비에도 효과가 있습니다.

늘 가래를 뱉어내면서 숨이 차고 변비로 고생하는 노인에게 기가 막힌 약이지요. 노약자나 산후의 변비에도 효과가 있는데, 행인에 함유된 지방유가 대장을 윤활하게 해줍니다. 살구가 대변을 잘 나오게 하는 것은 대장은 물론이고 폐와도 관련이 많습니다.

대변이 직접 만들어지는 큰창자대장는 피부와 함께 폐와 밀접한 관계가 있습니다. 폐는 우리 몸에서 기를 주관하고 있으므로 폐의 기가 잘 소통되어야 대변이 순조롭게 나오고 피부가 윤택해지기 때문이지요. 폐의 기가 부족하여 소통시키는 힘이 약하면 대장의 운송 기능이 무력해져 분변이 오래 머물러 있게 됩니다. 그러므로 만성 기침·가래·천식이 있는 노인이나 피부가 건조하고 종기·발진이 잘 생기는 부인은 대체로 변비가 많은 것입니다.

살구씨를 먹는 방법은?

끓는 물에 담갔다가 껍질을 벗겨서 사용합니다. 천식이 있을 때 행인과 복숭아씨桃仁, 도인를 누렇게 볶아서 가루를 내어 환으로 만들어 생강을 달인 물로 먹으면 됩니다. 오랜 기침이나 만성 기관지염으로 고생하는 사람은 행인을 찧어서 죽을 끓여 꿀을 타서 먹으면 됩니다.

대변이 건조하고 굳어서 잘 나오지 않을 때 살구씨·복숭아씨·산앵도나무씨를 가루를 내어 적당량의 꿀로 반죽하여 환을 만들어서 아침 식사 전과 저녁 식사 후에 한 알씩 먹으면 됩니다. 행인·도인·욱이인으로 만들어서 삼인환三仁丸이라고 합니다.

살구씨를 먹을 때 주의할 점은?

원기가 매우 허약하거나 음기가 부족하여 마른기침을 계속하거나 폐에 허열이 있거나 열로 인한 가래가 있는 경우에는 행인을 피해야 합니다. 물론 설사를 하거나 출혈 후에 변비가 있는 경우, 그리고 임신부는 금해야 합니다. 특히 행인에는 독이 있어 너무 많이 먹으면 정신이 흐려지고 근육과 뼈가 상한다고《동의보감》에 나옵니다. 중독이 될 수 있으므로 주의해야지요.

살구에 있는 독은?

씨에 청산배당체인 아미그달린이란 성분이 많이 들어 있는데, 씨를 빻으면 효소에 의해 분해되어 유독성의 시안화수소산, 즉 청산이 생성되기 때문이지요. 그래서 구토·설사·현기증·두통 등의 중독 증상을 일으키므로 조심해야 하는 겁니다.

그런데 씨의 독성을 활용하는 경우도 있습니다. 보신탕집에서 행인을 주는데, 그 이유는 행인의 독이 살충 효과와 함께 개고기의 독狗毒, 구독을 제압하기 때문이지요. 또한 개고기를 먹고 체한 응어리狗肉積, 구육적를 풀어주는 효과도 있습니다. 그래서 살구殺狗인 것이지요. 만약 개에 물린 경우에는 행인을 오래 푹 삶아서 색이 검게 되면 부수고 갈아서 고약으로 만들어 붙이면 잘 낫습니다.

살구와 한의사

살구 하면 연상되는 것은 바로 한의사입니다. 옛날 중국의 삼국시대 오나라에 동봉董奉이라는 의원이 있었는데, 독약을 먹고 죽은 지 사흘이나 되었다는 사람을 살릴 정도로 명의였습니다. 그런데 그는 돈이 없는 환자에게는 치료비를 받지 않았다고 합니다. 돈을 내지 못한 환자에게는 의원의 집 주위에 살구나무를 심게 했는데, 중병 환자는 5그루를, 가벼운 질병 환자는 1그루를 심었습니다.

몇 년이 지나자 의원의 집 주위가 온통 살구나무로 숲을 이루었기에 이를 동선행림董仙杏林이라 불렀습니다. 그래서 행림杏林이 한의원을 일컫는 말이 된 것이지요. 물론 인술仁術을 베푸는 한의사가 있는 곳을 가리키는 말입니다. 행림춘난杏林春暖: 행림에 봄이 따뜻하다 또는 예만행림譽滿杏林: 행림에 명예가 가득하다이라고도 하지요. 엄청나게 많은 살구가 열리자 그는 동네 사람들에게 곡식을 가져와 그 값어치만큼 살구를 따 가게 하고는 그렇게 바꾼 곡식으로 가난한 사람들을 도와주었다고 합니다.

훈자 마을의 살구

살구는 예전부터 건강·장수 식품이어서, 이스라엘의 솔로몬 왕이 살구를 먹고 건강을 얻었다고 하지요. 히말라야 산맥의 파키스탄 국경 지역의 훈자 마을은 세계 3대 장수촌의 하나로서 평균 연령이 90세라고 합니다.

훈자 마을은 파키스탄 북부 카라코람 산맥의 높은 곳에 위치하고 있는데, 우뚝 솟은 산봉우리와 단구로 이루어진 계곡의 땅입니다. 외딴 마을로서 눈 덮인 겨울의 고장이지요. 그런 곳에 사는 훈자쿠트 족이 100세 이상의 노인들이 많아 건강하고 장수하기로 유명해진 데에는 살구가 한몫을 하고 있습니다. 카라코람은 히말라야 산맥의 서쪽 끝에 자리하며, 실크로드가 지나가는 길목이었습니다. 아마도 중국에서 이곳에 살구를 전해준 사람들도 비단 상인이었겠지요. 이 지방에서 살구는 얼마나 사람들에게 존경을 받는지, 한 가족의 경제적인 지위를 따질 때 살구나무를 몇 그루나 가지고 있느냐가 기준이 된다고 합니다.

훈자 사람들은 살구를 얼마나 많이 먹을까?

가장 즐겨 먹는 간식이 말린 살구로서 거의 매일 먹는다고 합니다. 제철에 나는 싱싱한 살구를 즐겨 먹지만, 대량으로 말려두고 먹습니다. 말린 살구를 그냥 먹거나, 짭짤하거나 달콤한 음식에 넣어서 조리하거나, 퓌레 puree: 각종 야채·고기를 삶아 걸쭉하게 만든 수프의 일종로 만들어 눈과 섞어서 일종의 아이스크림을 만들어 먹기도 합니다. 살구씨도 버리지 않고 먹거나 기름을 짜서 요리할 때 사용합니다.

말린 살구는 생살구와 어떤 차이가 있을까?

말린 살구는 비타민 C 함량이 생살구보다 적습니다. 건조 과정에서 일부 파괴되기 때문이지요. 그리고 생살구는 100g당 열량이 28kcal이지만 말린 살구는 열량이 288kcal나 된다고 합니다. 그래서 다이어트 중인 사람에겐 맞지 않습니다. 일부 말린 살구에는 알레르기나 천식을 악화시키는 아황산염이 포함되어 있기도 합니다. 그러나 베타카로틴·칼륨·칼슘·철분 등은 생살구보다 풍부합니다.

살구의 어떤 성분이 노화를 억제하여 장수하게 해줄까?

잘 익은 살구가 황적색을 띠게 만드는 베타카로틴 성분이 폐암과 피부암을 비롯한 각종 암과 심장병에 효과가 있으며, 또한 리코펜 성분도 암 예방에 좋습니다. 물론 둘 다 항산화 작용이 있어 노화를 억제하지요.

그런데 살구씨도 큰 역할을 합니다. 살구씨가 서양에 알려지게 된 것은 암 치료를 연구하던 크렙스란 생화학자에 의해서입니다. 크렙스 박사는 세계적인 장수촌인 훈자 사람들이 매일 10~20개의 살구 씨를 생식하는가 하면 음식물에 살구씨 기름을 넣거나 몸에 직접 바르는 것을 보고 연구를 시작하여 1952년에 살구씨 속에 들어 있는 비타민 B_{17}에 항암 성분이 있음을 밝혀냈습니다. 크렙스 박사는 살구 씨 속에 들어 있는 비타민 B_{17} 성분을 결정체로 분리해서 레이어트릴Laetrile이라고 명명했습니다. 레이어트릴을 아미그달린이라고도 하는데, 항암 효과 외에도 진통·혈압 조절·조혈 작용을 발휘해 류머티즘·고혈압·충치·위장 장애·빈혈 치료에도 큰 도움을 준다고 합니다.

훈자 사람들은 살구 등의 과일을 통해 하루 평균 50~75mg의 비타민 B_{17}을 섭취하며, 그 덕분에 암에 걸리지 않고 장수할 수 있었다는 것이지요. 폐암·피부암·후두암 등에 효과가 큽니다. 비타민 B_{17}은 살구씨와 복숭아씨를 비롯하여 사과·포도·앵두의 씨앗에 풍부하게 들어 있습니다.

석류
설사와 출혈을 막고 여성에게 좋은 천국의 열매

석류를 보면 붉은 주머니 속에 촘촘한 알갱이가 루비처럼 반짝이고 있지요. 그래서 부귀와 다산의 상징이기도 한데, 여성을 위한 과일로서 양귀비와 클레오파트라 같은 세기의 미녀들이 젊음과 아름다움을 유지하기 위해 즐겨 먹었다고 합니다. 석류의 피부 미용 효과는 양귀비가 매일 반쪽씩 먹었다고 할 만큼 오래전부터 알려졌습니다. 웰빙 열풍에 힘입어 석류 붐이 크게 일어나면서 석류 음료도 인기를 끌었습니다.

양귀비와 석류에 관한 이야기

양귀비가 석류를 매우 좋아했기 때문에 현종은 양귀비가 감상할 수 있도록 적지 않은 석류를 길렀습니다. 현종은 양귀비가 술에 취한 모습을 보는 것을 좋아했기에 종종 양귀비를 취하게 만들어 그녀의 예쁘고 사랑스러운 자태를 바라보곤 했습니다. 석류는 술을 깨게 하는 작용도 있어 양귀비에게 먹여주기도 했습니다.

현종이 정사를 게을리 할 정도로 양귀비에게 빠져서 조정대신들은 참다 못해 양귀비를 좋게 보지 않았고 날마다 원성이 쌓여갔습니다. 그러니 양귀비도 대신들에게 불쾌한 감정이 생기게 되었지요. 하루는 현종이 대신들을 모아 연회를 열었는데, 양귀비에게 비파를 연주하여 흥을 돋우게 했습니다. 양귀비는 한창 멋들어지게 연주하다가 일부러 줄을 끊어버려 더 이상 곡조를 켜지 못하게 되었습니다. 현종이 그 연유를 묻자 양귀비는 곡조를 듣는 신하들이 그녀를 공경하지 않기 때문이라고 했습니다.

석류 치마 아래 절한다?

양귀비에 푹 빠져 있던 현종은 "어떤 대신이든 지위 고하를 막론하고 양귀비에게 무릎을 꿇고 절을 하도록 하라. 만약 그렇게 하지 않으면 죽여버리겠다"고 선언했습니다. 그때부터 대신들은 양귀비에게 땅에 엎드려 절했다고 합니다. 양귀비가 평소에 석류꽃이 그려진 치마를 즐겨 입었기에 대신들은 사석에서 "석류 치마 아래 절한다"라고 농담을 했지요. 그래서 남자가 여성을 숭배하는 것을 비유하는 속어로 "석류 치마 아래 절한다"라고 하게 된 것입니다.

석류의 원산지

원산지는 예전의 페르시아 지역인 이란을 비롯하여 터키·인도 북서부·파키스탄 등의 해발 300~1,000m 지대로, 인간이 재배하는 과일나무 중 가장 건조한 지역에서 자라는 나무입니다. 우리나라에 수입되고 있는 석류도 역시 터키·이란산이 대다수를 차지합니다.

예로부터 약효가 뛰어나 '생명의 과일', '지혜의 과일', '천국의 열매'라고 불리었는데, 중국 한나라 무제 때 장건張騫이 중앙아시아로 실크로드 개척에 나섰다가 돌아오는 길에 페르시아에 들러 석류나무의 아름다운 꽃을 보고 감탄하여 가져왔습니다. 페르시아의 한문 이름이 안석국安石國이었기에 안석류화安石榴花라고 부르다가 나중에 석류라고 부르게 되었나고 합니다.

한편, 가을이면 떠오르는 노래가 있지요. "밤이 지나고 햇살이 부실 때 빨간 알알이 석류는 웃는데, 차가운 별 아래 웃음이 지면서 메마른 가지에 석류 한 송이 가을은 외로운 석류의 계절." 1960년대에 나온 인기 가요 〈석류의 계절〉인데, 우리나라에서는 가을에만 열리지만 수입되는 석류는 어느 계절에나 구할 수 있습니다.

여성에게 석류가 좋은 이유는?

과일 중에서는 드물게 여성호르몬인 에스트로겐의 전구물질이 소량 들어 있기 때문입니다. 석류에는 씨가 매우 많은데, 씨에 에스트로겐을 비롯한 유효 성분이 들어 있습니다.

에스트로겐은 여성 갱년기 장애 증상의 개선에 효과가 있는데, 석류를 많이 먹는 페르시아 지역의 중년 여성들은 갱년기 장애 증상이 비교적 적다고 합니다. 그래서 일부 업체들이 대대적으로 선전했던 탓인지 석류 음료가 상당한 인기를 끌었습니다. 만약 양귀비나 클레오파트라가 각각 38세와 39세로 요절하지 않고 오래 살았더라면 석류가 세계 최고의 과일이 되었을지도 모를 일이지요.

여성호르몬인 에스트로겐은 피부에 얼마나 좋을까?

성호르몬은 성생활에만 관여하는 것이 아닙니다. 에스트로겐은 20~30대에는 피부 미용에 도움을 줘서 탄력을 잃어가는 피부 노화를 지연시키고 콜라겐 합성을 도와줍니다. 40~50대에는 노화와 갱년기 현상은 물론 뇌와 심장의 이상·요실금·뼈의 약화를 방지하는 등 여성의 아름다움과 젊음을 유지시켜주는 다양한 역할을 합니다. 그런데 여성호르몬제 한 알을 대신하려면 석류 700~800개를 씨까지 남기지 않고 먹어야 가능하다고 하니, 석류를 먹어서 갱년기 장애를 극복하기는 쉽지 않을 것 같습니다.

사실 식물성 에스트로겐은 콩에 훨씬 많이 들어 있습니다. 콩에 들어 있는 이소플라본 성분이 에스트로겐과 구조가 비슷하여 식물성 에스트로겐이라고 불리지요. 그래서 안면홍조·과민반응·수면장애 등의 갱년기 장애 증상의 개선에도 도움이 됩니다. 또한 그중 제니스테인genistein이란 물질은 뼈의 형성을 촉진하고 칼슘의 인체 흡수율을 높여서 골다공증을 예방하고 악성 종양의 증식을 억제하여 항암 효과를 나타냅니다.

석류에는 그 밖에도 포도당·과당 등의 수용성 당이 많으며, 포도당의 분해를 촉진하는 구연산·사과산·주석산, 칼륨·철분 등의 미네랄, 아미노산·아스파라긴산·플라보노이드·타닌 등이 있습니다. 또한 비타민 B_1·B_2·니아신도 약간 들어 있지요.

한의학에서 석류의 약효는?

따뜻한 성질에 달고 떫고 신맛입니다. 신맛이어서 건조한 계절인 가을에 좋으므로 가을은 석류의 계절이 맞지요. 갈증을 멎게 하므로 몸속의 진액이 손실되어 목이 건조하고 입이 마른 경우에 좋습니다. 떫은맛은 우리 몸에서 물질이 빠져나가는 것을 막아주는 효능을 나타내는데, 삽은 껄끄러울 삽 자로서 미끄러워진 장을 껄끄럽게 해준다는 뜻이지요. 그러므로 오래된 설사와 이질도 석류를 먹으면 그치게 됩니다. 그 밖에도 떫은맛은 몸에서 피가 새어 나오는 것도 막아주므로 대변과 소변에 피가 섞여 나오거나 잇몸 출혈·외상 출혈을 멎게 합니다.

또한 살충 효능이 있어 회충·촌충·조충 등의 장내 기생충 구제약으로도 좋습니다. 또한 항균, 항바이러스 작용도 있는데, 구내염으로 입안이 헐거나 편도선염이 있을 때 달인 물을 입에 머금고 있으면 효과가 있습니다. 세균성 이질에도 좋습니다.

석류는 많이 먹어도 괜찮을까?

석류를 많이 먹으면 폐와 치아를 손상시킬 수 있으므로 한꺼번에 많이 먹는 것을 주의해야 합니다. 위산이 많은 경우에도 주의해야지요.

석류의 꽃·잎·열매·뿌리 모든 부분이 한약재로 사용되어왔습니다. 열매는 신맛이 강한 것을 약재로 썼고, 주로 석류의 껍질이 약재로 활용됩니다. 석류꽃은 차로 달여 마셔도 좋습니다.

홍일점이란?

송나라의 시인으로 당송 팔대가의 한 사람인 왕안석이 석류꽃을 보고 시를 지었습니다. "만록총중홍일점 동인춘색불수다萬綠叢中紅一點 動人春色不須多", 즉 "온통 푸른 숲 가운데 빨간 꽃이 한 송이 있다. 사람의 마음을 들뜨게 하는 봄의 색은 굳이 많은 것을 필요로 하지 않는다"는 것입니다. 많은 남성들 틈에 아름다운 여인이 한 명 있다는 홍일점紅一點이라는 말이 여기서 생겨난 것이지요.

무화과
위와 장을 튼튼하게 하는 피부병 치료제

무화과無花果의 달콤한 맛을 좋아하는 사람이 많지요. 꿀맛 같다고 밀과 蜜果라는 이름도 있는 무화과는 뽕나무과에 속하는데, 꽃이 피지만 잘 보이지 않기에 꽃이 없는 열매라는 뜻으로 무화과라는 이름이 붙었다고 하지요.

무화과는 한의학적으로 어떤 약효가 있을까?

《동의보감》에서는 소화를 돕고 설사를 그치게 한다고 했는데, 약간 서늘한 성질로서 위장을 건실하게 하고 장을 튼튼하게 하는 효능이 있습니다. 비·위장이 허약하여 소화가 잘되지 않거나 입맛이 떨어진 경우에도 좋습니다. 장운동을 활발하게 하는 작용이 있으므로 설사·이질은 물론이고 변비·치질·장염 등의 치료에 효과가 있습니다.

설사가 오래도록 그치지 않는 경우에 무화과 5~6개를 달여 먹으면 낫습니다. 입맛이 없으면서 소화가 잘되지 않고 변비가 있는 경우에는 무화과 열매에 꿀을 넣고 끓여서 조청같이 만들어 장복하면 좋습니다. 특히 육식의 소화를 잘되게 하는데, 서양에서는 고기의 육질을 부드럽게 하는 데 활용됩니다.

피부병에 효과가 있는 무화과

열을 내리고 종기를 없애주며 해독하는 효능도 있어 목과 피부 질환의 치료에 좋습니다. 폐에 열이 많아 목이 쉰 경우에 무화과를 달여 마시면 되고, 목이 찌르듯이 아픈 경우에 무화과를 햇볕에 말려 가루로 만들어 목에 뿌려주면 됩니다.

그 밖에 기를 통하게 하며 가래를 삭여주는 효능도 있으며, 산모의 젖이 잘 나오지 않을 경우에 무화과를 돼지의 앞발과 함께 삶아 먹으면 좋습니다. 익지 않은 열매에서 얻은 흰 즙은 항암 효과와 혈압을 내리는 작용이 있다고 합니다.

피부에 바르기도 하는 무화과

아담과 이브가 처음으로 몸에 걸친 옷이 무화과의 잎이었다고 하는데, 피부병에 효과가 있기 때문이 아니었나 생각합니다. 갑자기 피부의 일부분이 붉게 부어오르면서 가렵거나 아픈 무명종독이 생긴 곳이나 종기가 난 곳에는 무화과를 가루 내어 들깨기름으로 바르면 낫게 됩니다.

싱싱한 무화과의 잎과 줄기 등을 꺾으면 흰 즙이 나오는데, 그것을 사마귀·무좀·치질 등에 바르면 없어지게 됩니다. 그렇지만 정상적인 피부에 묻으면 자극으로 인해 가려울 수 있으니 주의해야지요.

한편, 무화과 잎을 썰어서 응달에 말려두었다가 삶은 물도 효과가 있습니다. 무좀에 걸린 발을 담그면 낫게 되고, 목욕을 하면 치질이 있어 붓고 아픈 경우와 신경통·요통·냉증 등에 좋으며 피부 미용에도 도움이 됩니다.

한 권으로 읽는 상식&비상식 시리즈

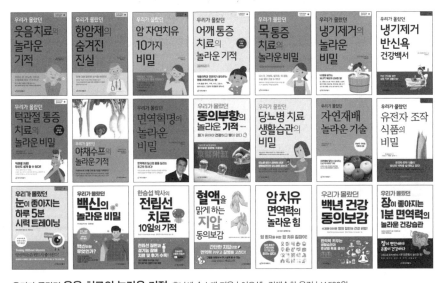

우리가 몰랐던 **웃음 치료의 놀라운 기적** 후나세 슌스케 지음 | 이요셉·김채송화 옮김 | 14,500원

우리가 몰랐던 **항암제의 숨겨진 진실** 후나세 슌스케 지음 | 김하경 옮김 | 14,500원

우리가 몰랐던 **암 자연치유 10가지 비밀** 후나세 슌스케 지음 | 이정은 옮김 | 13,500원

우리가 몰랐던 **암의 비상식** 시라카와 타로 지음 | 이준육·타키자와 야요이 옮김 | 14,000원

우리가 몰랐던 **마늘 요리의 놀라운 비밀** 주부의 벗사 지음 | 한재복 편역 | 백성진 요리·감수 | 12,900원

우리가 몰랐던 **어깨 통증 치료의 놀라운 기적** 박성진 지음 | 올컬러 | 16,000원 **eBook 구매 가능**

우리가 몰랐던 **목 통증 치료의 놀라운 비밀** 박문수 지음 | 13,500원 **eBook 구매 가능**

우리가 몰랐던 **냉기제거의 놀라운 비밀** 신도 요시하루 지음 | 고선윤 옮김 | 15,000원

우리가 몰랐던 **냉기제거 반신욕 건강백서** 신도 요시하루 지음 | 고선윤 옮김 | 14,000원

우리가 몰랐던 **턱관절 통증 치료의 놀라운 비밀** 로버트 업가르드 지음 | 권종진 감수 | 15,000원 **eBook 구매 가능**

우리가 몰랐던 **야채수프의 놀라운 기적** 다테이시 가즈 지음 | 예술자연농식품 감수 | 강승현 옮김 | 14,000원

우리가 몰랐던 **면역혁명의 놀라운 비밀** 아보 도오루·후나세 슌스케·기준성 지음 | 박주영 옮김 | 14,000원

우리가 몰랐던 **동의부항의 놀라운 기적** 기준성 지음 | 18,000원

우리가 몰랐던 **당뇨병 치료 생활습관의 비밀** 오비츠 료이치 외 지음 | 박선무·고선윤 옮김 | 15,000원

우리가 몰랐던 **자연재배 놀라운 기술** 기무라 아키노리 지음 | 도라지회 옮김 | 15,000원

우리가 몰랐던 **유전자 조작 식품의 비밀** 후나세 슌스케 지음 | 고선윤 옮김 | 15,000원

우리가 몰랐던 **눈이 좋아지는 하루 5분 시력 트레이닝** 로버트 마이클 카플란 지음 | 14,000원 **eBook 구매 가능**

우리가 몰랐던 **백신의 놀라운 비밀** 후나세 슌스케 지음 | 김경원 옮김 | 15,000원 **eBook 구매 가능**

한승섭 박사의 **전립선 치료 10일의 기적** 한승섭·한혁규 지음 | 15,000원

혈액을 맑게 하는 지압 동의보감 세리자와 가츠스케 지음 | 김창환·김용석 편역 | 25,000원

암 치유 면역력의 놀라운 힘 장석원 지음 | 15,000원 **eBook 구매 가능**

우리가 몰랐던 **백년 건강 동의보감** 한승섭·한혁규 지음 | 16,000원

우리가 몰랐던 **장이 좋아지는 1분 면역력의 놀라운 건강습관** 고바야시 히로유키 지음 | 박선무 감수 | 15,000원

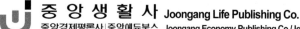

중 앙 생 활 사 Joongang Life Publishing Co.
중앙경제평론사|중앙에듀북스 Joongang Economy Publishing Co./Joongang Edubooks Publishing Co.

중앙생활사는 건강한 생활, 행복한 삶을 일군다는 신념 아래 설립된 건강·실용서 전문 출판사로서
치열한 생존경쟁에 심신이 지친 현대인에게 건강과 생활의 지혜를 주는 책을 발간하고 있습니다.

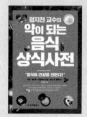

정지천 교수의 약이 되는 음식 상식사전

초판 1쇄 발행 | 2018년 10월 23일
초판 2쇄 발행 | 2022년 3월 15일

지은이 | 정지천(JiCheon Jeong)
펴낸이 | 최점옥(JeomOg Choi)
펴낸곳 | 중앙생활사(Joongang Life Publishing Co.)

대   표 | 김용주
책임편집 | 한 홍
본문디자인 | 박근영

출력 | 한영문화사 종이 | 에이엔페이퍼 인쇄·제본 | 한영문화사

잘못된 책은 구입한 서점에서 교환해드립니다.
가격은 표지 뒷면에 있습니다.

ISBN 978-89-6141-222-3(03510)

등록 | 1999년 1월 16일 제2-2730호
주소 | ⟨우⟩ 04590 서울시 중구 다산로20길 5(신당4동 340-128) 중앙빌딩
전화 | (02)2253-4463(代) 팩스 | (02)2253-7988
홈페이지 | www.japub.co.kr 블로그 | http://blog.naver.com/japub
페이스북 | https://www.facebook.com/japub.co.kr 이메일 | japub@naver.com
♣ 중앙생활사는 중앙경제평론사·중앙에듀북스와 자매회사입니다.

Copyright ⓒ 2018 by 정지천
이 책은 중앙생활사가 저작권자와의 계약에 따라 발행한 것이므로 본사의 서면 허락 없이는
어떠한 형태나 수단으로도 이 책의 내용을 이용하지 못합니다.

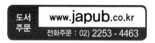

※ 이 도서의 국립중앙도서관 출판시도서목록(CIP)은 서지정보유통지원시스템 홈페이지(http://seoji.nl.go.kr)와
   국가자료공동목록시스템(http://www.nl.go.kr/kolisnet)에서 이용하실 수 있습니다.(CIP제어번호:CIP2018030653)

중앙생활사/중앙경제평론사/중앙에듀북스에서는 여러분의 소중한 원고를 기다리고 있습니다. 원고 투고는 이메일을
이용해주세요. 최선을 다해 독자들에게 사랑받는 양서로 만들어드리겠습니다. **이메일** | japub@naver.com